Kalium- und Ammoniumverbindungen in der Homöopathie

Massimo Mangialavori

Kalium- und Ammoniumverbindungen in der Homöopathie

Identifikation mit der Gesellschaft

Seminarmitschrift von Vicky Burley

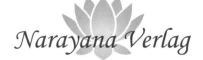

Narayana Verlag

Massimo Mangialavori
Kalium- und Ammoniumverbindungen
in der Homöopathie
Identifikation mit der Gesellschaft
Seminarmitschrift von Vicky Burley

Titel der englischen Original-Ausgabe:
Identifying with Society
© Matrix Editrice, Modena, Italien

1. deutsche Ausgabe 2009
2. deutsche Ausgabe 2016
3. deutsche Ausgabe 2021

ISBN 978-3-939931-57-7
Übersetzt von Karin Copper
Überarbeitet von Jeannette Hölscher-Schenke

Herausgeber:
Narayana Verlag GmbH, Blumenplatz 2, 79400 Kandern
Tel.: +49 7626 974970-0
E-Mail: info@narayana-verlag.de
www.narayana-verlag.de
© 2009, Narayana Verlag

Alle Rechte vorbehalten. Ohne schriftliche Genehmigung
des Verlags darf kein Teil dieses Buches in irgendeiner Form - mechanisch,
elektronisch, fotografisch – reproduziert, vervielfältigt, übersetzt oder gespeichert werden,
mit Ausnahme kurzer Passagen für Buchbesprechungen.

Inhaltsverzeichnis

Einleitung 7

Kalium-Verbindungen 11
Kalium carbonicum. 11
Kalium arsenicosum 27
Kalium bichromicum 39
Kalium ferrocyanatum 53
Kalium iodatum. 68
Kalium muriaticum. 84
Kalium bromatum 97
Kalium phosphoricum 111
Kalium nitricum 121
Kalium picrinicum 131
Kalium silicicum 144
Kalium sulphuricum 161
Causticum 171
Die Themen der Kalium-Mittel 184

Ammonium-Verbindungen 185
Die Themen der Ammonium-Verbindungen 185
Ammonium carbonicum 189
Ammonium bromatum 202
Ammonium iodatum 212
Ammonium valerianicum 225
Ammonium muriaticum 236
Ammonium sulphuricum 244

Erläuterungen zur Methode..........................260

Arzneimittelindex................................280

Einleitung

Bevor wir in diese Welt hinein geboren werden, befinden wir uns in einer Umgebung mit klar definierten Grenzen, innerhalb derer wir uns in vollkommener Sicherheit fühlen: im Mutterleib. Dann aber kommt schon das erste Trauma des Lebens auf uns zu: unsere Geburt, und wir spüren plötzlich nicht mehr den Halt und die Unterstützung, die uns die schöne und sichere Umgebung im Mutterleib bot, sondern Kälte, Licht und Lärm. Diese erste Erfahrung von mangelnder Unterstützung wird uns das ganze Leben hindurch begleiten.

Aber immerhin, auch nach der Geburt erfahren wir Unterstützung, durch unsere Eltern natürlich und durch ein Zusammenspiel verschiedenster Faktoren.

Zwei Aspekte sind dabei zunächst von wesentlicher Bedeutung:

1. Der Prozess des Wachsens, des Erwachsenwerdens beinhaltet **Lernen und Integration**. Unser System empfängt tagtäglich eine enorme Menge an Informationen, sowohl von innen als auch von außen. Wachstum bedeutet, diese Informationen ständig zu verarbeiten und zu integrieren. Diese Einflüsse sind wie Anregungen, Angebote, Vorschläge und Hinweise, die uns vom ersten Moment des Lebens an umgeben und auf die wir in irgendeiner Form reagieren. Bei den „Meeresmitteln" wird die Bedeutung dieser äußeren Einflüsse sehr deutlich

2. Wenn die Unterstützung und die Informationen, die uns von außen her angeboten werden, jedoch nicht ausreichen, dann suchen wir danach gezielt in unserem Innern (wie bei den *Magnesium*-Mitteln).

In diesem Seminar befassen wir uns noch mit einem anderen wesentlichen Schritt in unserem Wachstumsprozess: der **Entwicklung der individuellen Persönlichkeit**.

Jeder entwickelt eine bestimmte Art, wie er mit seiner Umgebung und mit sich selbst umgeht. Einerseits umfasst es alles, was ich tue, um ich selbst zu bleiben, als Person, um sagen zu können: „Das macht mich als Massimo aus"; andererseits bin ich nur „Massimo", weil ich viele Erfahrungen aus meinem Umfeld integriert habe. Jeder Mensch tritt im Laufe seines Lebens immer mehr und immer besser mit seinem Umfeld in Kontakt, das größer und größer wird. Die Schwierigkeit besteht darin, in dieser ‚Außenwelt' die eigene Individualität zu bewahren als jemand, der in der Lage ist, sich abzugrenzen – vom Mutterleib, von der Symbiose mit der Mutter, von der Familie, von den Freunden, von der Gesellschaft, usw. Dieser Prozess des Sich-Identifizierens, des Wachsens, des Sich-Weiterentwickelns und Sich-Abgrenzens, des fortwährenden Suchens nach der eigenen Identität dau-

Einleitung

ert ein Leben lang an. Es ist ein Prozess, den wir in jedem Mittel der Materia medica und in jedem Menschen beobachten können.

Für bestimmte Substanzen ist dieser Prozess der Selbstfindung ein wichtiges Thema. Bei ihnen ist dies der entscheidende Mittelpunkt des Denkens und Fühlens und zugleich der größte Schwachpunkt. Die Mittel, die wir jetzt untersuchen wollen, haben alle das Problem, ein Leben lang nach der eigenen Persönlichkeit zu suchen.

In *Phosphorus* finden wir als ein charakteristisches Thema den Prozess der Loslösung von der Familie. *Phosphorus* steht für die ersten Schritte weg von der Familie und für ein beginnendes Erkennen, dass man anders ist als seine Eltern - die meisten Jugendlichen befinden sich in diesem Prozess. Bei *Calcarea phosphorica* haben Sie es mit jemandem zu tun, der erwägt, sein sicheres Umfeld zu verlassen, aber noch nicht in der Lage ist, ein eigenständiges Individuum zu sein, weil noch eine tiefe Verbundenheit mit der symbolischen „Mutter" existiert.

Wenn man den Halt des einen Umfeldes zurücklässt, sucht man sich ein anderes, das diesen Halt bietet. Man sucht eine Gruppe, mit der man etwas gemeinsam hat, mit der man sich identifizieren kann und die einen unterstützt. So gesehen ist es wichtig, nochmals darüber nachzudenken, was wir bei der Beschäftigung mit dem Begriff „Unterstützung" herausgefunden haben. Natürlich sind wir als gesellige Wesen während unseres ganzen Lebens auf der Suche nach Unterstützung und Rückhalt.

Als wir uns Mittel wie die *Calciumsalze, Silicea-* und *Magnesium*-Verbindungen anschauten, haben wir gesehen, dass mangelnde Unterstützung als etwas sehr Wesentliches erlebt wurde: die Mutter, die Familie, die wichtigste Gruppe seit dem Beginn unseres Daseins hat keinen ausreichenden Halt geboten.

Dieser Mangel kann auf zweierlei Arten zu Tage treten:

1. Man bekommt nicht genügend Nahrung, Fürsorge, Hilfe (wie die *Magnesium*-Mittel).
2. Ein Mangel an Unterstützung kann auch durch jemanden entstehen, der dir nicht gestattet, zu wachsen – jemand, der übermächtig ist und dir stets sagt, was zu tun ist und dich daran hindert, eigenständig zu werden.

Bei bestimmten Mitteln, wie z.B. *Opium* und *Anhalonium*, sehen wir einfach einen deutlichen Mangel an Eigenständigkeit. Wir haben es mit jemandem zu tun, der nicht weiß, wer er ist. Es fehlt gewissermaßen jegliche Unterstützung. Bei *Cannabis indica* gibt es ein sehr tief sitzendes Gefühl der Isolation, du bist vollkommen allein im Universum. Oder das Gegenteil, wenn die symbolische „Mutter" dich als eigenständige Persönlichkeit nicht anerkennt mit eigenen Bedürfnissen und allem, was erforderlich ist, um selbständig zu werden. Diese erdrückende Übermächtigkeit hat zur Folge, dass das Kind sich wie ein Anhängsel der Mutter fühlt.

• *Einleitung* •

Die Unterstützung, die wir bekommen, unterliegt einer ständigen Veränderung. Sie kann sich zum Beispiel auch ausdrücken in Ideen und Gedanken, Idealen, Religion – irgendetwas, das als bedeutungsvoll erlebt wird, das uns einfach wichtig ist. So kann eine fundamentalistisch ausgerichtete Religiosität für manch einen Schutz und Stütze bieten: die Gruppe und die Religion sagen dir, wie du zu leben hast und so musst du dich mit der übrigen Welt nicht auseinandersetzen. Einer bestimmten Gruppe anzugehören ist ebenfalls eine Art von Unterstützung. Es kann sich sogar um Unterstützung in Form verschiedener Substanzen handeln, seien es Nahrungsmittel, Arzneimittel, Alkohol oder Drogen.

Das Hauptthema dieser Mittel jedoch ist ihre Beziehung zu ihrem gesellschaftlichen Umfeld. Es geht darum, wer man ist in Beziehung zur Gruppe, wo man seinen Platz innerhalb einer bestimmten Struktur hat. Einerseits bietet diese Struktur die gewünschte Unterstützung und ermöglicht die Entwicklung einer eigenständigen Persönlichkeit. Anderseits kann die Struktur aber auch als zu stark, starr und unflexibel erlebt werden, als etwas, das einen daran hindert, als Individuum weiter zu wachsen. Für manche Menschen wiederum ist das gerade das, was sie als positiv erleben. Das Problem ist dann nicht so sehr die Definition der eigenen Persönlichkeit, sondern die übertriebene Bemühung, bloß nicht aufzufallen.

In der Natur sieht man dieses Phänomen übrigens häufig: für Tiere, die nicht stark genug sind, um zu kämpfen oder nicht schnell genug, um einer Gefahr zu entkommen, ist es eine sehr gute Strategie, ihre äußere Erscheinung so zu verändern, dass sie aussehen wie der Stein, auf dem sie sitzen oder wie ein Blatt von dem Baum, auf dem sie leben und dass sie deshalb von ihren natürlichen Feinden nicht von ihrer Umgebung unterschieden werden können. Das andere Extrem gibt es auch: Vorsicht ist geboten, wenn wir so ein schillerndes, glänzendes Tier sehen, denn das ist meistens gefährlich oder giftig.

Ein Hauptproblem der *Kaliums*, um die es in diesem Seminar geht, ist, dass sie sich selbst nicht für stark oder gut genug halten, um sich zeigen zu wollen, wie sie wirklich sind. Das, was man ist, reicht nicht aus, um überhaupt als Persönlichkeit wahrgenommen zu werden. Deshalb versuchen sie sich zu verstecken: „Wie kann ich es schaffen, mit meinem Umfeld so zu verschmelzen, dass ich möglichst unsichtbar bleibe?" könnte z.B. *Kalium* fragen.

Wir haben sehr viele *Kalium*-Salze in unserer Materia medica, so wie es auch in der Natur sehr viele verschiedene Kaliumsalze gibt. Viele davon sind schon geprüft worden, aber nur sehr wenige sind aus den Prüfungen als interessante Arzneimittel hervorgegangen:

kali-ar./kali-bi./kali-br./kali-c./kali-chl./kali-cy./kali-fcy./kali-i./kali-m./kali-ma./ kali-n./kali-ox./kali-p./kali-s./kali-chr./kali-chls./kali-sil./kali-bit./kali-cit./kali-f./ kali-hp./kali-pic./kali-s-chr./kali-sal./kali-sula./kali-t./kali-tel./kali-acet./kali-picn./ kali-x./kali-l./kali-o./kali-aspar./kali-caust

• Einleitung •

Bei den *Kaliums* finden wir Menschen, die ihr Bestes tun, um „in" einem bestimmten System zu leben. Sie zeigen sich nicht so deutlich und heben ihre Identität und Individualität überhaupt nicht hervor. Sie sind das genaue Gegenteil der Schlangenmittel. Es ist auch interessant, wenn wir versuchen herauszufinden, was allen *Kaliums* gemeinsam ist. Denn wir werden nicht sehr viel finden, und das was wir finden, ist unspezifisch. Das ist schon sehr erstaunlich, da wir es ja bei den gut geprüften *Kaliums* mit einer großen Anzahl von Symptomen zu tun haben. Sie haben so viele Symptome, und trotzdem haben wir immer noch keine klare Vorstellung, was für diese Mittel charakteristisch ist. Das zeigt, dass die Überlebensstrategie dieser Patienten irgendwie unklar und versteckt ist. Es fehlen die ganz besonderen, die auffälligen, die individuellen Symptome, die Ecken und Kanten einer Persönlichkeit.

Sie gehören nicht zu den Personen oder Strukturen, die ihr Möglichstes tun, um verstanden und genau definiert zu werden, so wie andere Mittel in unserer Materia medica. Gerade bei den *Kalium*-Salzen muss sich deshalb unser Augenmerk auf den jeweils anderen Teil der Verbindung richten. So müssen wir bei *Kalium arsenicosum* die Charakteristika von *Arsenicum* betrachten, denn *Kalium* tut alles, um nicht gesehen und nicht verstanden zu werden. *Arsenicum* dagegen können wir sehr wohl gut erkennen.

Bei den *Phosphor*-Verbindungen findet man z.B. viele brennende Schmerzen, bei anderen Mitteln sind es andere, typische Schmerzqualitäten oder Modalitäten in der Empfindung oder im Ausdruck ihrer Leiden. In dieser Deutlichkeit findet man es nicht bei den *Kalium*-Mitteln, abgesehen von einer gewissen Starre und Steifigkeit. Sie präsentieren sich einfach nur mit einer großen Palette sehr unspezifischer Symptome. Daran sieht man wieder sehr deutlich, dass es kein individuelles Krankheitsempfinden bei ihnen gibt.

Von Anfang an haben Homöopathen immer auf eine verglichen mit den herrschenden Strukturen unkonventionelle Weise gearbeitet bzw. arbeiten müssen. Wir hatten von jeher - und haben noch heute – Schwierigkeiten, uns in die „normale" Medizin zu integrieren. Homöopathen sind vielleicht eine „andere" Art von Menschen. Wenn wir uns mit den *Kalium*-Persönlichkeiten befassen, haben wir es mit außerordentlich langweiligen, konventionellen Menschen zu tun! Für jemanden aber, der einen so neugierigen, selbstbewussten und unkonventionellen Geist hat und sich außerhalb der Gruppe zu bewegen zutraut, für den ist es nicht sehr aufregend und interessant, sich mit der Struktur von *Kalium* zu beschäftigen. Eine gute Beziehung zu *Kalium* aufzubauen, um es auf einer tieferen Ebene gut zu verstehen, das ist keine wahre Freude für den Homöopathen...

Kalium carbonicum

Fall 1: Erstanamnese

Eine 37-jährige Patientin, die in mir den Eindruck einer 50-jährigen erweckt und außerordentlich gleichförmig und sehr angepasst wirkt. Sie ist Italienischlehrerin und geht vollkommen darin auf, Teil der Institution Schule zu sein. Sie hat deutliches Übergewicht.

Die Patientin wirkt sehr schüchtern und es scheint ihr peinlich zu sein, mit einem Mann über ihre Probleme zu sprechen. Nach und nach stellt sich heraus, dass es ihr schon schwer fiel, überhaupt zu einem Homöopathen in Behandlung zu gehen. Eine unkonventionelle Medizin wie die Homöopathie passt nicht in ihr Weltbild. Außerdem ist es ihr unangenehm, einen jungen Arzt (ich war damals jünger als die Patientin) zu konsultieren. Sie hätte einem reiferen, älteren Arzt mit viel Erfahrung mehr vertraut.

Sie ist bei einem Psychologen in Behandlung wegen Depressionen und bei einem Kardiologen wegen einer Arrhythmie.

Sie berichtet:
„Ich nehme seit ungefähr sechs Jahren Antidepressiva. Seit mein Vater gestorben ist, ist alles immer schlimmer geworden bei uns. Das liegt zum Teil daran, dass meine Mutter in unserer Nähe lebt und sehr viele Probleme hat.

Zuerst bin ich zu einem Psychologen gegangen und dann, obwohl das sehr schwer für mich war, zu einem Neurologen. Ich habe mich sehr geschämt. Nach einer Weile erklärte er mir, dass ich Antidepressiva nehmen müsste, und so ging ich also zu einem Psychiater *(sie errötet)*. Jetzt geht es mir einigermaßen gut, aber ich möchte die Antidepressiva nicht mehr nehmen…"

Gibt es etwas, wodurch Sie sich besser fühlen?
„Wenn ich esse, geht es mir besser. Ich habe ja auch gehofft, dass es mir mit den Antidepressiva besser geht. Ich muss irgendwie etwas für meinen Magen tun."

Wann fingen die Depressionen an?
„Einige Monate nachdem mein Vater gestorben war. Davor hatte ich Eheprobleme …"

• *Kalium carbonicum* •

Was ist passiert?
„Eines Nachts ging mein Mann weg von zu Hause, aber er blieb nicht lange fort... Beim zweiten Mal war es ernster, da war er zwei oder drei Monate weg. Der ganze Ort wusste darüber Bescheid."

Und was geschah dann?
„Danach war ich wieder in Ordnung, aber jetzt fühle ich mich wieder etwas haltlos. Ab und zu überlege ich, ihn raus zu werfen, aber dann denke ich, dass er ja auch zu etwas nütze ist, denn zumindest gibt er mir Geld für die Kinder... Ich möchte schon gerne jemanden um mich haben, doch letztlich erinnert er mich nur daran, wie elend es mir geht... und dann bin ich noch deprimierter."

Wie war das, als Ihr Vater starb?
„Mein Vater starb unerwartet. Wir standen einander sehr nahe... Dann fühlte ich mich verlassen, ganz allein in der Welt. Ich habe keine Verwandten mehr, und was noch hinzukommt: ich kann nicht aus mir herausgehen - das konnte ich noch nie."

Und dann?
„Ich wurde total wütend ohne ersichtlichen Grund, und ich konnte das Weinen der Kinder nicht mehr ertragen... Ich habe mich gefragt, wie ich das alles bewältigen könnte. Es war mehr wegen der Kinder als meinetwegen."

Konnte der Psychologe Ihnen helfen?
„Es hat sich gut angefühlt, darüber zu reden, aber es hat nichts geändert. Ich bin genau wie vorher. Es tat gut, wenigstens zu versuchen etwas aus mir heraus zu bekommen... Ich kann nicht einmal den Schleim herausbringen, wenn ich eine Erkältung habe... Ich strenge mich sehr an, aber es geht nicht."

Wie ging es Ihnen denn damals?
„Ich war beim Aufwachen schon deprimiert darüber, dass ein neuer Tag begonnen hatte und dachte, dass es gar nicht so schlecht wäre, mit einem Auto gegen einen Baum zu fahren... Wenn ich in einer Krise bin, esse ich ein ganzes Glas Nutella und dann geht es mir noch schlechter als zuvor. Das habe ich schon als Studentin gemacht."

Was essen Sie gerne?
„Ich bevorzuge Süßes und Brot... Ich liebe Sahne, aber keine Eier. Ich mag gerne sehr scharfe Speisen... Doch wenn ich in einer richtigen Krise stecke, dann kotzt mich alles an... Nein, das ist kein schönes Wort... Was ich meine ist: es interessiert mich nicht mehr." (*Bisher hatte sie sich sehr gewählt ausgedrückt. Dann sagte*

sie dieses „unfeine" Wort und entschuldigte sich sofort dafür, obwohl dieser Ausdruck im Italienischen heutzutage ganz normal ist.)

„Ich habe ein Gefühl, als ob ein Stein in meinem Magen liegt und ich bis oben hin voll bin. Als ob es da keinen Platz mehr gibt und er nie wieder leer sein wird... *Meine Verdauung war schon immer sehr träge*, schon als ich noch ganz klein war... *Ich liebe Kaffee, und er muss sehr süß sein.* Es ist mehr Zucker drin als Kaffee... Sogar wenn ich nachts um 11.00 Uhr noch Kaffee trinke, schlafe ich tief, er hält mich nicht vom Schlaf ab... Das Einzige, das ich nie verloren habe, ist mein Schlaf."

Gibt es Träume an die Sie sich erinnern?

„Manchmal erinnere ich mich an meine Träume... Schon seit meiner Kindheit habe ich diesen Traum, in dem ein kleiner Vogel einen viel größeren Vogel füttert. Das war nicht sein eigenes, aber ein großes Baby *(dieser riesige Vogel ist das Kind eines kleinen Vogels)* und der kleine Vogel merkte, dass man sich darum kümmern musste... In meinen Träumen ist das ein bisschen so... Ich habe dann das Gefühl, dass ich mir etwas Gutes tun muss, aber es darf nicht zu viel sein, sonst merken die Leute, wie krank ich bin und ich befürchte, dass sie dann nichts mehr mit mir zu tun haben wollen..."

Gibt es noch andere Beschwerden?

„Über viele Jahre hinweg wurde ich mit massiven Kortisongaben behandelt, weil ich akuten Gelenkrheumatismus hatte. Als ich dann eine junge Frau wurde, haben sie gemerkt, dass ich keine Symptome mehr hatte. Alles was davon zurückgeblieben ist, sind die drei Finger breiten Dehnungsstreifen, die ich überall habe."

Und andere Kinderkrankheiten?

„Nein, ich hatte keine Kinderkrankheiten. Ich hatte das Gefühl, anders als meine Brüder und Schwestern zu sein, die alle in den Kindergarten gingen und sich wie all die anderen Kinder ansteckten... während ich mit meinem Rheuma zu Hause war."

Hatten Sie starke Schmerzen?

„Ich erinnere mich nicht mehr sehr genau an die Schmerzen, außer dass ich nicht schlafen konnte, weil ich mich im Bett hin und her wälzte. Ich konnte nicht auf der schmerzhaften Stelle liegen und musste ständig in Bewegung bleiben. Schon der Gedanke daran, ins Bett zu gehen, war für mich Folter. Und dann tagsüber, Ironie des Schicksals, konnte ich mich so gut wie nicht bewegen... Ich weiß wirklich nicht, wie ich die Schmerzen beschreiben könnte... nicht nur die Schmerzen, die ich damals hatte, auch die, die ich jetzt habe. Kann man Schmerz überhaupt beschreiben?"

Was war denn am schlimmsten?
„Ich weiß nur noch, dass meine Knie am meisten schmerzten und ich mich deshalb nicht bewegen konnte. Ich konnte nicht einmal gehen. Sogar jetzt noch... wenn ich Ischiasschmerzen habe, strahlen sie in die Beine aus und die Knie schmerzen... und dann kann ich mich nicht bewegen."

Gibt es sonst noch etwas?
„Ab und zu habe ich Herzrasen. Einige Male hat mich das so sehr erschreckt, dass ich ins Krankenhaus gegangen bin, aber dort haben sie mir gesagt, es käme von meiner Ängstlichkeit. Ich habe mich damit abgefunden und sage mir, dass ich mir deswegen keine Sorgen machen muss. Aber es ist nicht einfach."

Können Sie dieses Herzrasen näher beschreiben?
„Es fühlt sich an, als lastete ein riesiger Fels auf meiner Brust, der sich mit viel Anstrengung nach unten in Richtung Magen bewegt... und dann fängt mein Herz an zu rasen."

Was geschieht dann?
„Ich bekomme fast immer eine Panikattacke und dann gibt es nichts mehr woran ich mich klammern kann... Es fühlt sich an, als ob es sich von der Brust her über meinen ganzen Körper ausbreitet, und ich kann es nicht mehr kontrollieren."

Waren Sie deshalb schon mal in Behandlung?
„Ich gebe immer vor, dass alles in Ordnung ist. Nur wenige Menschen wissen davon. Es ist keine angenehme Sache, und ich möchte nicht als „diese verrückte Frau" bekannt sein... Geisteskranke Leute sind auf eine andere Art krank. Nicht jeder weiß, dass das Gehirn nichts anderes als eine große Drüse ist."

Und wenn Sie entspannen wollen...?
„Ich entspanne mich mit Strick- und Stickarbeiten. Wenn ich dazu Lust habe, bedeutet es, dass es mir gut geht, andernfalls... Ich kann nicht nur herumsitzen, fernsehen und nichts tun. Skifahren macht mir auch Spaß.

Am allerliebsten gehe ich bei Nebel mitten in der Stadt spazieren. Ich hasse windiges Wetter, dann werde ich ganz nervös und verwirrt."

Und im Nebel...?
„Bei Nebel sind alle Geräusche anders... gedämpft und langsamer...

Wenn ich noch etwas sagen darf: Ich erinnere mich, als ich klein war, mochte ich am allerliebsten die Tage, an denen es neblig war und noch Schnee lag. Man konnte auf der Straße herumschreien, und all die Töne und all die Farben... alles war grau und die Luft war wie eine schalldichte Mauer... wie in einem Aufnahmestudio...

Ich finde, jedes kleine Geräusch hört sich dann richtig an. Aber man braucht einen künstlich geschaffenen Raum dafür, denn in der Natur hört man die Töne nicht so. Selbst wenn spezielle Räume für Musikaufführungen gebaut werden, wird es nicht immer gut gemacht, und es ist nichts Natürliches… In der Natur vermischen sich die Dinge… Sogar all die Tierarten vermischen sich, und werden alle eine Rasse, obwohl sie aus verschiedenen Welten kommen… Ein bisschen wie die Amerikaner… Zuerst kamen sie aus vielen verschiedenen Ländern und jetzt sind sie einfach Amerikaner und die mächtigste Nation der Welt."

Wie geht es mit Ihren Kindern?
„Ich bin wie eine deutsche Mutter. *(Sie meint, dass sie sehr ernsthaft ist und klare Vorstellungen hat, wie Kinder erzogen werden sollen,* sehr streng.) Die Art und Weise wie die Kinder heutzutage Widerworte geben, das war früher nicht so. Sie haben überhaupt keinen Respekt… Ich verlange von meinen Kindern, dass sie sich gut benehmen. Bei bestimmten Dingen gebe ich nicht nach.

Wenn wir z.B. im Park sind, müssen sie zu mir kommen und mir sagen, wohin sie gehen. Sie müssen wissen, dass sie so und so weit gehen dürfen und nicht weiter. Ich finde es sehr wichtig, dass die Kindererziehung auch eine gewisse strenge und formelle Seite hat. Wenn ich sie in ein Geschäft mitnehme, dürfen sie nicht überall rumlaufen und alles anfassen oder zerstören… Aber manchmal mache ich mir auch Sorgen, dass ich sie zu sehr einschränke. Und insgeheim bin ich voller Zweifel, aber ich lasse sie das niemals spüren.

Eltern sind wie Stützpfeiler. Meine Eltern waren sehr wichtig für mich, besonders mein Vater. Ich mache mir immer Sorgen, ob ich wohl als Mutter gut genug für meine Kinder bin. Es ist mir nicht so wichtig, was sie jetzt von mir denken, vielmehr *wie* sie mich später in Erinnerung haben werden."

Die Kinder machen Ihnen zu schaffen…
„Es macht mir in der Tat etwas zu schaffen, sie sind ja doch immer eine gedankliche Belastung."

Und Ihre Arbeit?
„Meine Arbeit verrichte ich immer in Eile. Ich verschaffe mir einen Überblick über die Dinge, die ich zu tun habe, weil ich es nie schaffe, alles fertig zu bekommen, so wie es sein sollte. Ich muss es fertig stellen und kann nicht ruhen, bis ich es erledigt habe. Ich lese alles, um mir eine Orientierung zu verschaffen, und dann befasse ich mich mit den Einzelheiten. Ich brauche vor allem immer eine Vorstellung vom Gesamtkonzept."

Gibt es Zeiten wo es nicht so gut geht?
„Vor meiner Periode bin ich ein bisschen deprimiert und reizbar. Ich werde dann schnell ärgerlich und bin pessimistischer als gewöhnlich."

Mittelanalyse von Kalium carbonicum

Ideen der Seminarteilnehmer

- Sie stellt mit ihren ersten Aussagen sofort einen Bezug zu ihrer Familie her.
- Sie unterdrückt Wutausbrüche, Gefühle und alles was ihrer Identität Ausdruck verleihen könnte.
- Ihr Traum zeigt deutlich, dass es für sie schwirig ist, in der Entwicklung ihrer Individualität Sicherheit zu finden.
- Sie findet keine Sicherheit innerhalb ihrer eigenen Struktur und sucht sie außerhalb, indem sie sich an bestehende Regeln und Normen anpasst.
- Ihre Eltern waren lediglich eine Art Stützpfeiler, verkörperten nur die Regeln – sie gaben ihr nicht die Liebe, die sie brauchte. So ist sie in dem Traum der kleine Vogel, der das große Baby füttert.
- Wenn sie über ihre Kinder spricht, geht es nur um Pflichten und Regeln - was die Kinder tun müssen – liebevolle Gefühle werden nicht deutlich. Ähnlich geht es in ihrer Ehe nur um das, was ihr Mann ihr geben kann und wie sie mit dieser Ehe in ihrer Umgebung dasteht, nicht um eine Beziehung, die auf Liebe gegründet ist.
- Es herrscht Eile bei ihrer Arbeit, und Ruhelosigkeit mit Hin- und Herwälzen in der Nacht, aber andererseits eine langsame Verdauung.
- Das Gefühl eines Steins sowohl auf der Brust als auch im Magen.
- Starkes Verlangen nach Süßigkeiten.
- Zeitgefühl: Es ist ihr wichtig, was ihre Kinder einmal von ihr halten werden – als ob es keine Entwicklung und Veränderung im Lauf der Zeit gäbe. Es ist für sie, als ob alles immer gleich und unveränderbar bliebe.

Die *Carbonicums* erfahren nach einem Verlust der Vaterfigur für gewöhnlich eine schwere Dekompensation. „Seit mein Vater gestorben ist, ist alles immer schlimmer geworden." Als kohlenstoffhaltige Arzneien haben die *Carbonicums* etwas mit dem Stadium 10 des Periodensystems zu tun: *Graphites, Adamas, Carbo vegetabilis, Carbonicum sulphuratum, Carbo animalis*, usw. Es sind Mittel, die aus Kohlenstoff und etwas anderem bestehen. Wenn wir nur den Kohlenstoffanteil betrachten, müssten wir aber über die Hälfte aller Mittel unserer Materia medica aufführen!

Für die *Carbonicums* geht es um etwas, das verloren ist und nicht wiederhergestellt werden kann. Was auch immer verloren ging, es ist für alle Zeit verloren und kann nicht wieder ersetzt werden. Auch bei anderen Mitteln können wir bei Verlust eine deutliche Dekompensation beobachten, aber wir sehen auch die Fähigkeit dieser Menschen, alles Mögliche zu versuchen, um den Verlust auszugleichen: einen anderen Menschen zu finden oder etwas anderes, um das Problem zu überwinden. Für *Carbonicum* heißt es dagegen: „Von jetzt an ist es vorbei und es gibt keine Möglichkeit es wiederzubekommen."

• *Kalium carbonicum* •

Bei den *Carbonicums* geht es meist um die männliche Bezugsperson. Die Vaterfigur gibt Halt durch die Vorgabe von Lebensregeln und Anleitungen. Jetzt ist die Vaterfigur für immer verloren und es gibt keinen Ersatz, es wird nie wieder gut werden. „Von diesem Moment an hat sich mein Leben für immer verändert." Sie hat einen ihrer „Pfeiler" verloren und hat deshalb nichts mehr, das sie stützt.

Diese Unterstützung hat bei *Carbonicum* nichts mit Zuneigung zu tun. Es geht nicht um den Verlust von Liebe. Es ist der Verlust einer Art materieller Unterstützung oder eines Menschen, der einem Lebensregeln vermittelt: wie man atmet, wie man isst, wie man lebt. Wenn *Carbonicums* ihr Leben beschreiben, geht es meist um sehr grundlegende, einfache Dinge. Die Patientin in unserem Fall spricht über ihren Ehemann nur in Bezug auf das Geld, das er zur Verfügung stellt, nicht über seine Liebe.

Repertorisation

Allgemein; Speisen und Getränke und Trinken; Süßigkeiten; Verlangen

Gemüt; dogmatisch

Magen; Gefühl eines Steins

Magen; langsame Verdauung

Gemüt; Angst; allgemein; Tiere, vor; Vögel, vor

Brust; Ängstlichkeit, Herz, Region vom

Brust; Beengung

Allgemein; Ruhelosigkeit, körperlich

Gemüt; tadelsüchtig, kritisch

Gemüt; Eile, Hast; allgemein

Allgemein; Wetter; warm und feucht, schwül, amel.

Allgemein; Wetter; Wind; agg

Gemüt; Angst, Schmerzen, vor

Gemüt; Fürsorge, Sorgen; voll von

Gemüt; Abneigung; Familienmitglieder, gegenüber

Magen; Appetit, vermehrter, Hunger im Allgemeinen

Gemüt; Träume; Kind, Kinder über

Ein interessantes Merkmal für *Kalium zeigte* die Patientin, als sie darüber sprach, wie sie sich schämte, einen Psychiater und einen Neurologen zu konsultieren. Das ist generell eine Eigenschaft von *Kalium*. Alle möglichen Krankheiten werden als psychische Erkrankung wahrgenommen, mit der Befürchtung, aufgrund dessen von einem bestimmten Umfeld verstoßen zu werden. Es ist für sie wichtig, wie eine Krankheit im sozialen Kontext eingestuft wird.

Für *Kalium* ist es eine sehr ernste Angelegenheit, eine HIV-Infektion zu haben. Für einen *Kalium*-Patienten bedeutet es das Gleiche wie Tuberkulose vor 50

• *Kalium carbonicum* •

Jahren: jemand ist unheilbar und infiziert andere Menschen. In Afrika oder in Gegenden, wo man genauso gut an einer Lungenentzündung wie an einer HIV-Infektion sterben kann, ist diese Krankheit nicht von einem solch negativen gesellschaftlichen Aspekt geprägt.

Man hat z.B. herausgefunden, dass in Orten für Leprakranke nur 20% der Bevölkerung tatsächlich an Lepra erkrankt war. Die restlichen 80% hatten normale Ekzeme, wurden aber wegen dieser Ekzeme gesellschaftlich geächtet.

Für *Kalium* bedeutet Krankheit einen Defekt, eine Art Schande. Es ist nicht die Krankheit selbst, die als etwas Schlimmes empfunden wird, sondern das, was es für die anderen darstellt.

Die Patientin in unserem Fall tröstet sich, indem sie mehr isst. Ihr Ehemann ist von Nutzen, weil er zumindest etwas Geld für die Familie zur Verfügung stellen kann. Das finden wir häufig bei *Carbonicum*. Der emotionale Bereich ist ihnen nicht so wichtig. Wichtig ist für sie die Grundversorgung: Essen, Geld, die Dinge, die zum Überleben notwendig sind. Was über diese Grundversorgung hinausgeht, ist sozusagen optional.

Als ihr Mann sie verließ, bestand das Hauptproblem darin, dass das ganze Dorf davon wusste. Sie erwähnte mit keinem Wort, dass sie selbst sich verletzt fühlte.

Eine anderes typisches Merkmal von *Kalium* ist, dass Schwäche vor allem im Verdauungstrakt wahrgenommen wird, hauptsächlich im Magen. Mehr oder weniger jedes *Kaliumsalz* klagt über ein Gefühl von Schwäche. Es ist ein tiefes Gefühl von innerer Schwäche. Für die meisten *Kaliums* ist es, als ob sie nicht genügend Kraft hätten, etwas hervorzubringen – den Stuhlgang, den Herzschlag, die Fähigkeit sich zu behaupten und zu sagen „Das bin ich!". Etwas Sichtbares zu produzieren ist ein Hinweis auf das, was ich bin. Doch das ist zu schwer für *Kaliumsalze*.

Einer Gruppe anzugehören, die Schutz und ideellen Halt gibt, ist etwas ganz Fundamentales. „Ich muss zu irgendetwas gehören, was für immer stabil bleibt."

Ein Thema, das wir häufig bei den *Carbonicums* finden: nach dem Tod des Vaters fühlte die Patientin sich vollkommen allein. In vielen anderen Fällen findet man jemanden, der sagt: „Wenigstens hatte ich die Unterstützung meiner Mutter und meiner Freunde". Aber für die *Carbonicums* ist es der Verlust der einzigen schwachen Unterstützung, die sie überhaupt hatten.

Fast alle *Kaliums* haben offensichtliche Probleme mit ihren Kindern. Mutter oder Vater zu sein ist eine ernste Angelegenheit und ein schwerwiegendes Problem, aus vielerlei Gründen:

1. Sie haben ein Gefühl der Schwäche. Es besteht eine Art Ambivalenz: sie sagen etwas und dann wieder das genaue Gegenteil davon: „Auf der einen Seite das, was ich sein muss und andererseits das, was in mir ist." Stellen Sie sich vor, Ihr

ganzes Leben lang nicht Sie selbst sein zu dürfen. Sie dürften anderen nicht erzählen, wer Sie sind, oder Ihrem Selbst Ausdruck verleihen.
2. Es ist nicht möglich, eine Beziehung zu haben, die nichts mit Gefühlen zu tun hat. *Kalium* in eine emotionale Beziehung zu zwingen endet in Problemen, weil diese Menschen dazu nicht in der Lage sind. Eine Mutter und ihr Kind haben normalerweise eine Art nonverbale Kommunikation, und die Mutter versteht ihr Kind zwangsläufig. Die *Kalium*-Mutter kann das nicht. Und wenn das Kind dann in die Pubertät kommt, fällt es dem *Kalium*-Vater wiederum sehr schwer, ihm zu erlauben, seinen eigenen Weg zu gehen. Die *Kalium*-Eltern verstehen sich als eine Art Institution, die ihren Kindern bestimmte Dinge vermitteln muss (in Bezug auf Regeln, Vorschriften, Religion), aber sie haben nichts, das aus ihnen selbst kommt und was sie an ihr Kind weitergeben könnten.
3. Ein Kind zur Welt bringen, schwanger sein, fruchtbar sein, eine gute Beziehung zu ihren Kindern zu haben, ist für *Kalium* eine Katastrophe. In unserem Fall kann die Mutter ihre Elternrolle nur erfüllen, wenn sie wie eine „deutsche" Mutter agiert, streng und mit Regeln. Sie verzichtet auf eine gute Beziehung zu ihren Kindern zum jetzigen Zeitpunkt, damit die Kinder ihr später dankbar sein werden, weil sie ihnen klare, deutliche Regeln gesetzt hat. Diese Eltern können nur das vermitteln, was ihnen selbst Sicherheit gibt: eine klare und zuweilen starre Struktur.
4. Für *Kalium* ist ein Kind lediglich die Fortsetzung der Dinge, die schon waren. Sie werden kaum sehen, dass das Kind sich in eine andere Richtung bewegt als der Vater (ohne dass daraus ernsthafte Probleme für den *Kalium*-Vater entstehen).

Es ist bei mehr oder weniger allen *Kalium*-Patienten so, dass bei Schnupfen die Nase verstopft ist oder dass sie an Obstipation leiden. In einem größeren Zusammenhang gesehen deutet das darauf hin, dass bei ihnen alle Prozesse langsam ablaufen. Sie beschweren sich, dass alle Abläufe ineffektiv sind. Was auch immer hinausbefördert werden soll, in übertragenem Sinne: alles was ein Ausdruck ihrer eigenen Produktivität ist (vom ersten eigenen Stuhlgang des Neugeborenen an), wird zu einem ernsten Problem. Immer wenn sie etwas auswerfen, hinauspressen, ausdrücken oder darstellen sollen, hat man den Eindruck, dass es ihnen ausgesprochen schwer fällt.

Jeglicher Ausdruck von Individualität ist versteckt.

Kalium-Patienten sprechen häufig von einem Symptom, das sie als „Druckgefühl" beschreiben: von einem Stein, einem Gewicht, von etwas, das sie erdrückt oder nach unten presst. Sie haben den Eindruck, da sei etwas Schwerfälliges, Starres, Schweres, Erdrückendes, dem sie unterliegen. Irgendwie sehen sie sich als Opfer ihrer eigenen Symptome.

Oftmals steht hinter den Verdauungsproblemen von *Kalium* (vor allem *Kalium carbonicum*) die Idee, dass alles was Dir – im übertragenen Sinne - von der

Familie eingeflößt wurde, zwar im Magen verbleibt, aber es ist ein Problem, es zu verdauen und zu assimilieren. Du trägst es wie eine Art Mantel – einen Schutz - der dir aber nicht erlaubt, du selbst zu sein.

Was die Patientin über ihren Schlaf erzählte, ist ebenfalls von Bedeutung. Wenn wir mit *Carbonicums* zu tun haben, wird ihr Verhältnis zum Schlaf häufig zum Thema. Es ist für sie fundamental wichtig, gut schlafen zu können. Denken Sie an *Carbo vegetabilis, Carbo animalis, Graphites* und *Germanium*.

Der Mangel an Unterstützung ist noch nicht einmal eines der Hauptprobleme der *Carbonicums* – das eigentliche Problem ist noch viel älter. Es ist sozusagen die Schwierigkeit, in dieses Leben einzutreten und aktiv daran teilzunehmen. Wie jemand, der sein Möglichstes tut, um nur ja nicht den Mutterleib verlassen zu müssen. Und so möchten sie auch nicht vom Schlaf erwachen oder aus einer Situation herausgerissen werden, in der sie einfach nichts tun. „Das Leben ist zu schwierig, und ich bin zu schwach, all diese Dinge zu tun. Bitte, lasst mich doch dahin zurück, wo ich war."

Sogar in der symptomatischen Anwendung wird *Carbo vegetabilis* hauptsächlich bei ohnmachtsartigen Kollaps-Zuständen gegeben.

Der Schlaf als eine Art Rückzug und Flucht ist ein häufiges Thema bei den *Carbonicums*. Das muss man beachten, wenn man eine klare Vorstellung der *Carbonicum*-Mittel bekommen will. Für gewöhnlich können diese Menschen nie genug Schlaf bekommen.

Wenn man bedenkt, dass jeder, der in unseren Träumen auftaucht, etwas von uns selbst verkörpert, ist es interessant, dass diese Patientin von ihrer Kindheit geträumt hat. Das Kind in ihr ist riesengroß - es ist schwierig, für ihre kindlichen Bedürfnisse genügend „Nahrung" zu finden. *Carbonicum* hat oft das Gefühl, dass diese Seite in ihnen so viel fordert und das, was sie bekommen, ist so wenig. Sie bekommen nicht einmal genügend Schlaf. Wenn man bedenkt, dass die kindliche Seite in uns die emotionalste ist und zudem der Teil, der nach Aufmerksamkeit und Zuneigung verlangt, dann kann man verstehen, wie schwierig es für *Carbonicum* ist, diesem Teil seiner selbst genug Nahrung zu verschaffen.

Die Patientin betonte, dass sie das Gefühl hatte, anders zu sein als ihre Geschwister. Diese Verschiedenheit zeigte sich sogar darin, dass ihre Geschwister sich bei allen Kinderkrankheiten ansteckten, sie selbst jedoch nicht.

Jegliche Pathologie und jegliches Symptom, das zu einem Arzneimittel gehört, entspricht nur dessen Ausgangssubstanz. Hier sind die physischen Symptome undifferenziert, so wie es auch die Person ist. In unserem Fall kann sich die Patientin nicht einmal mehr vorstellen, wie sich ihre rheumatischen Schmerzen angefühlt haben. Nicht, dass sie sich nicht an die Schmerzen erinnert, doch sie kam niemals auf den Gedanken, dass man Schmerzen beschreiben könnte. „Kann man Schmerz überhaupt beschreiben?" fragt sie.

In der Mehrheit der *Kalium*-Fälle ist der Rücken betroffen, und zwar häufig in der Lendengegend. Die Patienten beschreiben ein deutliches Schwächegefühl, Lahmheit oder eine Unfähigkeit zu stehen. Dies repräsentiert sehr deutlich, wie sich das Leiden bei *Kalium* körperlich ausdrückt. Diese Starre ist oft eine Art Transformation: um aufrecht stehen zu können, muss ein schwaches System starr und steif werden. Für gewöhnlich tangiert es das ganze System. Sie haben an einer bestimmten Stelle Schmerzen, die sich dann im ganzen System ausbreiten. Als Folge dieser Leiden treten dann Steifheit und Unbeweglichkeit auf.

„Wenn ich diese Panikattacken habe, weiß ich nicht, woran ich mich festhalten kann"... *Carbonicum*-Patienten vermitteln oft den Eindruck von jemandem, der nur geringen, instabilen, zerbrechlichen Halt hat. Wenn sie diesen Halt verlieren, sind sie vollkommen hilflos und wissen nicht mehr weiter. Sie sind wie ein kleines Hündchen oder ein Baby: übermäßig abhängig und übermäßig fordernd, und immer bekommen sie zu wenig.

Die Patientin in unserem Fall lieferte eine weitere Indikation für *Kalium,* als sie sagte: „Nicht jedermann weiß, dass das Gehirn nur eine große Drüse ist." Sie wollen den Grund ihres Leidens möglichst nur im Physischen angesiedelt sehen. Normalerweise erzählen Patienten sowohl von ihren physischen als auch ihren psychischen Leiden. Doch *Kaliums* trennen sehr genau ihr Gehirn von ihrem physischen Körper.

Kaliums sitzen normalerweise nicht einfach herum und haben Freude am Fernsehen. Eigene Bedürfnisse zu erkennen und ihnen Raum zu geben, sich freuen und wohl zu fühlen, ist ihnen verboten.

In ihren Ausführungen über den Nebel spricht die Patientin davon, dass alles ineinander fließt und versteckt ist. Im Nebel kann man Leute nicht erkennen und alles vermischt sich.

Sie sagt, es sei wichtig, dominant und mächtig zu sein, und dass man das erreichen könne, indem man verschiedene Arten von Menschen miteinander vermischt. Das ist einer der wenigen hoffnungsvollen Ausblicke für *Kalium*. Sie wissen, wie schwach sie sind und die beste Möglichkeit in einer Gruppe starker Menschen zu bestehen, sehen sie darin, mit dieser Gruppe zu verschmelzen und sich selbst nur als Teil dieser Gruppe zu sehen. Sie identifizieren sich ausschließlich über die Gruppe.

Über ihre Kinder sagte die Patientin: „Ich verlange, dass sie gewisse Verhaltensnormen einhalten. Selbst wenn ich Zweifel an meinem Verhalten habe, zeige ich das nie. Meine Eltern waren wie Stützpfeiler. Es ist mir nicht so wichtig, was sie jetzt von mir denken, sondern *wie* sie mich später in Erinnerung haben werden."

Sie berichtet, dass sie sich bei der Arbeit zunächst einen Überblick verschaffen muss und dann, wenn nötig, geht sie ins Detail. Für *Carbonicum* dreht sich alles um Quantität. Das übermäßige Essen ist ein Beispiel dafür. „Je mehr ich bekommen kann, desto besser. Je mehr ich in mein System hineinstopfe, desto größer mein Gewinn". Die Menge ist wichtiger als die Qualität, wichtiger als der Genuss und die Freude am Essen. In unserer Materia medica wird *Carbonicum* nicht ohne Grund oft als ‚übergewichtig' dargestellt.

Die Patientin erhielt *Kalium carbonicum Q1*.

Fall 1: Verlauf

Zunächst hörte ich nichts mehr von ihr, doch dann nach zwei Monaten erschien sie wieder. Ihr Gesichtsausdruck und auch ihre Art zu reden und zu sitzen zeigten deutlich, dass sie nicht mehr so steif und starr war. Zudem berichtete sie offener über ihre Beziehung zu ihrem Mann.

Sie erzählt spontan:
„Ich weiß nicht, wie lange wir noch zusammenbleiben werden. Ich weiß nicht, was ich fühle. Das einzige, was mir Sorgen macht, sind meine Wutausbrüche gegenüber den Kindern. Es ist ihre Schuld, weil sie immer streiten…" (*Wieder sehen wir die schwierige Beziehung zu ihren Kindern. Es ist eine Verantwortung und eine Pflicht, doch nur selten eine Freude.*)

Und wie geht es Ihnen?
„Ich versuche einfach zu überleben. Es ist nicht das erste Mal, dass das passiert – ich weiß, dass mein Mann ein Verhältnis mit einer anderen Frau hat. Er sagt, er sei überhaupt nicht in sie verliebt, aber er sagt auch, dass er mich nicht von ganzem Herzen liebt. Ich glaube es ist jetzt ein bisschen besser, weil ich ihn immerhin dazu gezwungen habe, mir direkt zu sagen was er denkt. (*Das ist typisch für Carbonicum, vor allem für Kalium carbonicum: das Gefühl überleben zu können ist ihnen sehr wichtig. Sie leben nicht wirklich - es geht nur ums Überleben. Sie versuchen alles, nur um am Leben zu bleiben.*)… Manchmal ist es in Ordnung, und dann kann es sogar sein, dass er mich küsst… Er hat keinerlei Absicht, sich zu trennen. Manchmal habe ich Albträume, aber ich schlucke es runter und dann geht es schon.

Ich denke an diese andere Frau. Um mir einen Gefallen zu tun würde er sogar zu dieser Dame gehen, die wir getroffen haben, um eine Familientherapie zu machen." (*In Italien würden die meisten Leute einen Therapeuten „Herr Doktor" nennen. Aber für Kalium ist es normal, einen Doktor zur „Frau X" oder zum „Herrn Y" zu degradieren, denn einen „Doktor" oder „Arzt" aufzusuchen bedeutet, dass sie krank sind.*)

Die Patientin fährt fort:
„Ich bin alleine zu dieser Dame gegangen. Ich glaube, ich bin bloß hingegangen, um meine Energie abzubauen. Mir war klar, dass ich nicht beabsichtige, mich zu

ändern. Ich habe nicht das Bedürfnis, ich kann es nicht und ich glaube auch nicht, dass es richtig wäre." (*Dies ist eine typische Carbonicum Aussage. Wann immer sie unter einem Problem leiden und es deutlich wird, dass sie etwas ändern müssen, ist ihre Forderung „Ich bin so. Ich will das Problem loswerden, aber ich möchte so weitermachen wie bisher."*)

Warum wäre es nicht richtig?
„Ich glaube, schon seit der Steinzeit haben Paare solche Probleme. Selbst wenn man in einer Höhle zusammenlebt, braucht man ein paar Regeln, ein paar Konventionen und Gesetze, die natürlich immer sowohl negative als auch positive Seiten haben... Ich bin total gegen die Ehescheidung. Ich erinnere mich, dass meine Eltern radikal dagegen waren, als es eine Volksabstimmung darüber gab, ob Ehescheidung erlaubt werden sollte. Meine Eltern steckten einen starren, soliden Rahmen ab, innerhalb dessen ich mich bewegen muss." (*Dies ist eine anschauliche Beschreibung von Kalium. Die Eltern zeigten keine Möglichkeiten auf, die ihr erlaubt hätten, sich selbständig zu entwickeln. Sie sagt, sie gaben ihr einen starren Rahmen vor.*)

„Ich glaube, dass sich seit der Steinzeit nichts wirklich geändert hat. Höchstens an der Oberfläche, und das hat viele Familien nur in Krisen gestürzt. Glauben Sie, dass es den Leuten in China oder im Mittleren Osten, wo die Eltern für einen den Ehepartner aussuchen, schlechter geht? Wenn man glaubt frei zu sein, weil man sich seinen Partner selbst aussucht, dann stimmt das einfach nicht. Was wirklich zählt, ist zu wissen, wohin man sich innerlich bewegt, sonst ist es Anarchie.... „

Sie wechselt das Thema:
„Letztes Mal habe ich Ihnen nicht erzählt, dass ich erbrechen muss, wenn ich sehr nervös bin. In der letzten Zeit habe ich allerdings weniger als früher gegessen, und auch wenn ich es nicht geschafft habe, eine Diät einzuhalten, so hat es mir doch nicht so viel ausgemacht, sogar wenn ich sehr aufgeregt war. Es ist allerdings eine andere Art der Aufregung, ich weiß nicht, wie ich es erklären soll."

Sie weiß nicht, warum sie weniger nervös war und ein wenig von ihrer Kontrolle über sich selbst aufgeben konnte. Sie konnte zugeben, dass sie Bulimie hatte; für sie ein großer Schritt.

„Ich musste einen leeren Magen haben. Es war unangenehm, einen vollen Magen zu haben, vor allem wenn ich wirklich nervös war. Das ist jetzt kein Problem mehr. Jedes Mal, wenn ich etwas Verbotenes aß, hatte ich das Gefühl mich übergeben zu müssen. Es war dann ein Gefühl, als ob dieses Essen wie ein Stein im Magen läge.

Das Wichtigste seit ich mit ihrer Behandlung begonnen habe ist, dass ich aufgehört habe, die Antidepressiva zu nehmen. Das ist die wichtigste Neuigkeit für Sie. Aber meinem Arzt und meinen Freunden habe ich nichts davon gesagt."

Warum nicht?
„Meine Freunde haben kein Vertrauen in die Homöopathie, und für mich ist es etwas sehr Persönliches." *(Stellen Sie sich vor, was für eine Art Freundschaft das ist!)*

Wie geht es mit Ihren Kindern?
„Jeden Morgen habe ich solche Wutausbrüche wegen meiner Kinder. Wie verrückt renne ich den ganzen Tag hierhin und dorthin und muss dieses Leben ertragen, und alles nur ihretwegen. Ich mag nicht mehr… Wissen Sie, meine Tochter sagt, dass ich zu Hause wie eine Lehrerin bin und nicht wie eine Mutter… Ich weiß nicht, was sie meint. Ist es denn nicht so, dass Eltern dazu da sind, einen zu erziehen und einem etwas beizubringen? Was wäre ohne die Erziehung und die Anleitung meiner Eltern aus mir geworden? Deshalb haben wir doch so viele merkwürdige Menschen auf der Welt."

Für sie war es vollkommen klar. Wie könnte irgendjemand daran zweifeln, dass die Elternrolle darin besteht, zu erziehen und zu lehren?

Sie fährt fort:
„Ich habe Ihnen noch nicht erzählt, dass ich viele merkwürdige Angewohnheiten habe, was meinen Mann betrifft. Es gab eine Zeit, da habe ich die „Pille Danach" genommen, obwohl ich eine Spirale hatte. Wenn ich meinen inneren Frieden haben will, muss ich das tun…

Ich musste die Spirale herausnehmen lassen, als ich durch eine Freundin während eines gemeinsamen Abendessens herausfand, dass die Spirale ja nicht wirklich die Empfängnis verhindert, sondern eine Art Abtreibungsmittel ist… *(Als sie das herausfand, fühlte sie sich so schuldig, dass sie vom Abendessen aufstand und einen Gynäkologen aufsuchte, der ihr die Spirale sofort herausnahm. Sie konnte den Gedanken nicht ertragen, dass sie so etwas wie ein Abtreibungsmittel in sich trug.)*…

Ich verfiel in eine solche Panik, dass ich zur Toilette musste und mich übergab."

Gibt es noch andere Probleme?
„Manchmal habe ich schlimme Momente, vor allem morgens wenn ich aufwache…

Jeden Morgen beim Aufwachen habe ich das Gefühl, mich in einem Käfig zu befinden, so groß wie unsere Stadt…

Doch das Schwierigste ist, dass unsere Kinder sich ständig streiten. Ich sage ihnen, sie sollen wenigstens leise sein wenn sie kämpfen. Wenn sie sich gegenseitig treten und dabei leise sind, kann ich es ertragen."

Sie soll weiterhin Kalium carbonicum nehmen als Q3. Nach 3 Monaten, während derer es keinen telefonischen Kontakt gab, kommt sie wieder und hat 10 Kilo abgenommen.

• *Kalium carbonicum* •

Sie sagt:
„Ich habe nicht angerufen, weil ich Sie nicht stören wollte. Der Kardiologe sagte, es wäre gut, wenn ich abnähme, und ich fühle mich wirklich besser. Ich konnte ihm sagen, dass ich homöopathische Mittel nehme. Außerdem habe ich dem Psychiater gesagt, dass es nicht seine Behandlung ist, sondern *meine*."

Was haben sie dazu gesagt?
„Ihre Reaktionen waren sehr verschieden. Beide haben kein Vertrauen in die Homöopathie. Der Kardiologe war sehr verärgert und sagte mir, es gäbe keinen Grund weiter zu ihm zu kommen, wenn ich über die Behandlung selbst entscheide. Doch auch der Psychiater war ganz offensichtlich sehr ärgerlich."

Sie wollte betonen, dass sie selber etwas für sich gewählt hatte. Das ist für sie ein Zeichen, dass es ihr besser geht.

Und wie geht es Ihnen?
„Ich fühle mich besser. Und das reicht. Selbst wenn es noch manchmal Höhen und Tiefen gibt."

Und Ihre Kinder?
„Letztendlich haben meine Kinder keine Probleme. Aber wenn man sich die Situation bei uns zu Hause anschaut, ist es ja klar, dass sie nervös und gereizt sind… *(weint)* Ich habe herausgefunden, dass ich eigentlich keine Mutter sein will. Vor allem wollte ich nie die Mutter der Kinder meines Mannes sein. Ich weiß, dass ich jetzt wie ein Monster erscheine, aber glauben Sie mir, ich konnte nie jemandem davon erzählen. Ich habe ihnen nie erzählt, dass mein Vater und meine Familie den Mann für mich ausgesucht haben. Mein Mann ist ein typischer Abkömmling der besseren Gesellschaft in unserer Stadt. Für meinen Vater bedeutete es eine Ehre, dass wir uns verlobten. Wir waren im Gymnasium in derselben Klasse."

Dieser Mann gehörte einer wohlhabenden Familie an. Ihr Vater fühlte sich geehrt, dass solch eine reiche Familie sich mit einer normalen, gewöhnlichen Familie wie der seinen verbinden könnte. Die Familie des Ehemannes wollte nicht, dass er sie heiratete und verweigerte ihm die finanzielle Unterstützung. Deshalb musste sie am Anfang wie verrückt arbeiten, um mit für die Familie aufzukommen.

Sie erzählte weiter:
„Ich habe sogar Literatur studiert, meinem Vater zuliebe. Das einzige, das ich für mich tat, war ein Magister in alten Sprachen. Meinem Vater hat das nicht sehr gefallen, aber es war ihm wichtig, dass ich Lehrerin wurde."

Sie beschäftigen sich mit dem Altertum?
„Ich liebe die Antike. Es ist Schönheit darin, aber gleichzeitig ist es so deprimierend festzustellen, dass sich die Welt niemals verändert. Die menschlichen

Probleme sind heute mehr oder weniger dieselben wie zur Zeit der Griechen. Sie hatten Dichter, die so etwas wie Anarchisten waren."

Anarchisten?

„Ja, das ist eine totale Verfälschung. Zu ihrer Zeit wurden die Dichter nicht beachtet, sie waren so gut wie tot, weil sie sich mit dem was sie schrieben gegen die Gesellschaft wandten. Aber nach und nach hat man sie in das gesellschaftliche System integriert, so dass man sie heute sogar in der Schule studiert... (*Sogar wenn man Anarchist ist und sich total gegen die Gesellschaft stellt, ist die Gesellschaft so mächtig, dass sie einen ummodeln kann und am Ende alles, was auch immer man getan hat, Teil der Gesellschaft wird.*)... Und selbst der Heilige Franziskus wurde von der Katholischen Kirche erst anerkannt, nachdem er so viel erlitten hatte."

Sie möchte nochmals unterstreichen, dass es überhaupt nichts nützt, irgendetwas anders machen zu wollen. Es hat keinen Sinn zu argumentieren oder der Illusion zu verfallen, es würde sich etwas ändern auf der Welt. Der Heilige Franziskus wurde der Schutzpatron Italiens, obwohl er ein Revolutionär war.

„Ich wollte niemals so weiter machen, weil ich nicht stark genug bin... Die Situation zu Hause ist einigermaßen stabil... Letzte Woche war ich allerdings bei einem Anwalt und ich habe mich entschieden, was ich tun werde. Als ich mit dem Brief vom Rechtsanwalt zurückkam und ihn meinem Mann zeigte, begann er zu lachen.

Er konnte es nicht glauben, dass sie sich endlich entschieden hatte, sich zu trennen."

Weitere 4 Monate später hatte sie nochmals 20 Kilo abgenommen. Doch dann war ihr Mann völlig schockiert, als er letztendlich realisierte, wie überaus ernst ihr Entschluss war, sich von ihm zu trennen. Er erinnerte sich, dass es ihr Traum war, auf dem Lande zu leben. Und eines Tages kam er mit dem Schlüssel zu einem Landhaus an. Sie beschloss, dass es wohl am besten sei, zu versuchen eine gute Beziehung aufzubauen. Sie arbeiteten ernsthaft mit einem Familientherapeuten zusammen, und schließlich wurde ihre Beziehung besser.

Ich habe immer noch Kontakt zu dieser Patientin. Seit mehr als 4 Jahren nimmt sie immer wieder dasselbe Mittel. Sie hat 35 Kilo abgenommen, die Antidepressiva abgesetzt und hat kein Herzklopfen mehr. Es geht ihr sehr gut.

Kalium arsenicosum

Fall 2: Erstanamnese

Der Patient ist um die 50 Jahre alt und arbeitet bei einer Bank (eine typische Arbeit für *Kalium*!). Seinem Verhalten und Aussehen nach wirkt er viel älter. Er hat eine scheußliche Blepharitis (Ekzem auf den Augenlidern), alles ist voller Schuppen. Er ist zudem ein Mensch, der extrem langweilig auf mich wirkt.

Er hat Probleme mit dem Dickdarm. Als ob es ein Gespenst in seinem System gäbe, das Dickdarm heißt! Er brachte alles mit diesem armen Dickdarm in Zusammenhang!

Er wirkte deutlich hypochondrisch – total fixiert auf seine etwaigen Krankheiten, übermäßig jammernd wegen seiner Krankheiten, doch letztendlich war er überhaupt nicht krank. Er hatte lediglich ein paar Geräusche im Unterleib, der angeschwollen und aufgetrieben war.

Jedes Mal, wenn ich versuchte, die Konsultation auszuweiten, um etwas über sein Leben, frühere Krankheiten usw. zu erfahren, sagte er „Ja, aber mein Darm...".

Er war bei den besten Spezialisten in Italien, um eine Diagnose zu bekommen. Er wollte vor allem einen Namen für seine Krankheit. Das Problem war, dass niemand in der Lage war, ihm genau zu sagen, an welcher Krankheit er litt. Es war, als ob alles viel besser wäre, wenn er nur den Namen der Krankheit wüsste.

Der Patient berichtet:
„Ich war eigentlich immer ziemlich gesund, aber jetzt bin ich 49 Jahre und 7 Monate alt, und da fängt so manches an...

Vor sechs Monaten, als es kalt war, bekam ich einen schlimmen brennenden Schmerz im Unterleib. Der Schmerz kam und ging und zog sich zur Magengrube. Ich hatte Muskelschmerzen oberhalb des Nabels, so wie wenn man zu viel Gymnastik gemacht hat, als ob sich in all meinen Muskeln Milchsäure bilden würde.

Ich machte mir wegen dieser Probleme da unten Sorgen, und mein Arzt riet mir, einen Prostataspezialisten aufzusuchen. Seither hatte ich viele Untersuchungen; ich war auch beim Urologen. Keiner der Tests brachte irgendein Ergebnis, deshalb riet mir der Urologe, einen Harnröhrenabstrich machen zu lassen, doch sie fanden nur eine Staphylokokkeninfektion. Ich bekam alles Mögliche zum Einnehmen und nach einer Weile verschwanden die Schmerzen. Aber ich hatte immer noch dieses schwere Gefühl im Bauch, und deshalb ging ich zu einem anderen Spezialisten. Das Problem wurde jedoch nicht gelöst. Eine Untersuchung zeigte stark erhöhte Bilirubin-Werte. Man machte auch eine Darmspiegelung, aber es kam

• *Kalium arsenicosum* •

nichts dabei heraus. Dann wurde eine Magenspiegelung gemacht, und die brachte eine Kardia-Insuffizienz und eine übermäßige Sekretion von Magensäften zum Vorschein.

Mir wurde gesagt, dass es keine spezifische Behandlung dafür gibt. Aber sie meinten, dass mit der Zeit ein Magengeschwür daraus werden könnte. Und mit einem Magengeschwür weiß man ja nie, denke ich...

Dabei hat man es dann belassen. Nicht einmal ein Name für meine Krankheit kam dabei heraus, und das nach so vielen Untersuchungen. Ich hatte noch immer dieselben Probleme wie zuvor, aber dafür weniger Geld in der Tasche.

Jetzt habe ich dieses permanente... ich weiß nicht, wie ich es beschreiben soll, es ist die ganze Zeit da, aber manchmal ist es schlimmer als sonst.

Da bin ich nun mit dieser Last, die auf meinen Magen drückt und mich psychologisch einschränkt."

Wie war es genau als diese Schmerzen anfingen?
„All diese Schmerzen in meinem Unterleib kamen zur selben Zeit... das Gefühl eines Gewichts auf meinem Oberbauch, das Gefühl, als ob alle meine Muskeln sich zusammenziehen und die Müdigkeit ebenfalls. Als ob ich Klimmzüge gemacht hätte."

Gibt es Zeiten zu denen es schlimmer ist?
„Im Hintergrund ist es immer vorhanden... So gegen 18.00 Uhr ist es etwas schlimmer. Aber an manchen Tagen habe ich es die ganze Zeit..."

Haben Sie noch andere Beschwerden?
„Letztes Jahr fiel mir auf, dass ich etwas hohen Blutdruck hatte, und ich konnte auf kurze Entfernung nicht so gut sehen. Ich werde jetzt etwas weitsichtig – früher war ich kurzsichtig. Es war nicht nur eine Ermüdung der Augen, sondern das Lesen war tatsächlich schwierig."

Haben Sie irgendetwas unternommen?
„Ja, ich ging zu einem Sportmediziner, und der Kardiologe sagte mir, dass mein Blutdruck ein wenig erhöht sei... und dafür nehme ich jetzt Tabletten...
Anfangs war der untere Wert so um 96 und der obere Wert wurde schnell wieder normal."

Haben Sie noch andere Probleme?
„Ein anderes Problem, das ich seit meiner Kindheit habe, ist die Blepharitis (*Entzündung der Augenlider*). Man sagte mir, dass es jetzt chronisch sei... Meine Augen sind oft gereizt... Sie brennen, und ich kann Licht nicht ertragen.

• *Kalium arsenicosum* •

Ich glaube, ich gab mein erstes erspartes Geld für eine Sonnenbrille aus… Die anderen Kinder machten sich über mich lustig, sie dachten ich sei ein Angeber. Ich bin nicht gerne in Gesellschaft, und ich kann Licht nicht ausstehen, nicht einmal im Winter.

Wie Sie sehen, sind meine Augenlider geschwollen und entzündet. Wenn es sehr kalt ist, wird die Haut sehr trocken und reißt sogar auf."

Und wie geht es mit dem Sehen?
„Ja, das ist noch eine andere Geschichte, über die ich mir große Sorgen mache: je älter ich werde, desto schwieriger wird das Lesen, und das ist nicht nur eine Sache der Dioptrienwerte."

Haben Sie noch andere Beschwerden?
„Ja, ich habe abwechselnd mit dem einen oder dem anderen Nasenloch Probleme, und vor allem nachts funktioniert nur eine Verbindung. *(Er benutzt einen ungewöhnlichen Ausdruck und meint damit, dass nur ein Nasenloch offen ist.)*… Das habe ich schon eine Weile... seit Jahren… Wenn ich aufwache, bemerke ich, dass eine Nasenöffnung offen ist, und die andere erst nach einer Weile aufgeht."

Ist irgendetwas Besonderes geschehen, bevor Ihre Beschwerden anfingen?
„Mein Lebensweg war immer recht gleichmäßig, es gab nie Höhen und Tiefen… Ich bin jetzt 50… das macht mir zu schaffen, weil es jetzt mit den Problemen anfängt. Nach und nach merkt man, wie das Leben so läuft."

Womit beschäftigen Sie sich gerne?
„Ich bin ständig mit der Erforschung und dem Studium der Hermetik *(esoterische Geheimlehre)* beschäftigt. Es geht um die Logik der Dinge. Mir wurde bewusst, dass sieben mal sieben 49 ist, und dass ich am Beginn eines neuen Zyklus stehe. Ich bin mir nicht sicher, ob es mit dem Karma zusammenhängt oder mit einem Ernährungsmangel zu tun hat."

Essen Sie gerne?
„Nein, ich habe keine Freude am Essen… Ich esse nur, weil ich muss… Bis zu einem gewissen Punkt mag ich es, aber ich habe nur zu bestimmten Zeiten Hunger… Bei Neumond faste ich immer den ganzen Tag, und es macht mir überhaupt nichts aus."

Gibt es etwas was Sie gerne mögen?
„Paprika mag ich sehr gerne, aber ich kann sie nicht mehr verdauen. Nahrungsmittel, die ich nicht mag, verursachen dieses schwere Gefühl… Fleisch mag ich nicht."

• *Kalium arsenicosum* •

Und Ihre Arbeit….?
„Ich mache meine Arbeit, aber sie interessiert mich nicht sehr, denn die wirklich wichtigen Dinge des Lebens sind etwas ganz anderes… Ich bin sicher, sie wissen, wovon ich rede… Ich bin ein ziemlicher Einzelgänger und nicht gerne in Gesellschaft. Auch zu Hause habe ich das meiner Frau gleich von Anfang an klar gemacht. Ich glaube, jeder von uns hat auf seine Weise seinem eigenen spirituellen Pfad zu folgen: letztendlich treten wir alleine vor Gott und unser eigenes Gewissen."

Haben Sie Kinder?
„Es war nicht leicht, mich zu überreden, ein Kind in die Welt zu setzen, aber letzten Endes bekamen wir eines… Ich weiß, dass ich ihm ein guter Vater sein muss. Jetzt werde ich bald Großvater…

Ich glaube, das Wichtigste, was ich meinem Sohn beigebracht habe, ist, dass man im Leben nur auf sich selbst zählen kann. Das war auch für mich eine harte Lektion, aber ich denke, dass jeder einsehen muss, dass wir *alle* von einer natürlichen und unabdingbaren Portion Egoismus angetrieben werden, sowohl auf der materiellen als auch auf tieferer Ebene.

Ich habe gelesen, dass sogar ein Fötus im Mutterleib sich alles nimmt, was er braucht… Ich bin fasziniert von der Idee, dass das Leben ein ständiger Kampf ist zwischen unserem Bedürfnis nach Schutz und gegenseitiger Unterstützung, und dem Verlangen, in sich selbst ein Gleichgewicht zu finden."

Was meinen Sie damit?
„Ich will damit sagen, dass ich letztendlich niemandem wirklich traue. Das hat mich das Leben gelehrt, aber auch meine Erfahrungen in der Familie und bei der Arbeit."

Ihre Familie…?
„Ja, erzählen Sie mir nicht, dass Sie das Sprichwort von unserer ‚Parenti Serpenti' nicht kennen (*wörtlich: „Familien-Schlangen", ein italienischer Ausdruck, der besagen will, dass man sich auf die Menschen, denen man am meisten vertrauen sollte, nämlich die eigene Familie, nicht verlassen kann*). Man sieht doch in der Tat, dass die schlimmsten Betrügereien innerhalb von Familien stattfinden, dort wo dies nach gesellschaftlicher Konvention eben nicht sein sollte… Die Gerichte sind voll ausgelastet mit solchen Fällen.

Und dasselbe passiert in kleinen Büros. Deshalb habe ich immer bei großen Banken gearbeitet. Ich mag persönliche Beziehungen nicht. Ich glaube nicht daran, dass es am Arbeitsplatz Freundschaften gibt. Da steckt doch immer jemand dahinter, der versucht, deinen Schwachpunkt zu finden. Sogar im Gefängnis, unter Zellengenossen, mit denen man mehr Nähe teilt, als jemals mit einem anderen

Menschen, sogar mehr als mit der eigenen Frau… Letztendlich will er doch nur wissen, wo man die Beute versteckt hat… und wenn er dich nicht hereinlegt, wenn er als Erster rauskommt, dann findet er irgendeinen Weg, wie dich ein anderer hereinlegen kann, der schon draußen ist. Das ist ein Gesetz. Ich weiß, dass die Welt so funktioniert und deshalb verhalte ich mich entsprechend."

Könnten Sie mir noch etwas über ihre Hautprobleme erzählen?
„Ja, wenn Sie mich untersuchen, werden Sie feststellen, dass ich sehr trockene Haut habe. Heute habe ich extra keine Creme aufgetragen, und ich habe schon in den letzten Tagen sehr wenig benutzt, damit Sie das Problem sehen, wie es wirklich ist… Die Haut schält sich wie Fischschuppen und ist immer kalt wie Fischhaut. Ein Fisch auf dem Trockenen."

Sie hatten das schon als Kind?
„Ja, als ich ein kleiner Junge war, bekam ich alle möglichen Behandlungen und habe weiß Gott wie viel Kortisonsalbe verschrieben bekommen. Jetzt verwende ich sie so wenig wie möglich, aber manchmal lässt es sich nicht vermeiden, vor allem im Winter, wenn die Kälte mir so zusetzt… Sobald ich dann ausgezogen bin, könnte ich mir die Haut vom Leib reißen… Es kann richtig brennen, vor allem wenn ich von der Kälte in die Wärme komme… Wenn ich mich ins Bett lege und gut zudecke, fängt sofort der Juckreiz an, dann möchte ich mir die restliche Haut vom Leib reißen, die ich noch nicht beim Ausziehen zerkratzt habe."

Mittelanalyse von Kalium arsenicosum

Ideen der Seminarteilnehmer

- Eine sehr „gleichförmige" Persönlichkeit – er kommt immer wieder auf seinen Darm zu sprechen!
- Er sorgt sich um Kleinigkeiten / sehr wählerisch – ein Ausdruck seiner Unsicherheit.
- Körperliche Symptome: offensichtliche Hautprobleme, trockene Haut, Ekzem, Blepharitis, Druckgefühl auf Magen und Darm.
- Er sagt, er fühlt sich wie ein „Fisch auf dem Trockenen"; unbeabsichtigt bringt er damit sein Lebensgefühl zum Ausdruck.
- Er betrachtet jeden als möglichen Feind, deshalb hat er mit niemandem Kontakt; er möchte mit niemandem kommunizieren, denn man könnte seine Schwachstelle entdecken.

In der Art, wie er mit sich selbst beschäftigt ist, drückt sich sein Egoismus aus. Allerdings versucht er nicht, sein Image zu polieren und andere damit zu überrollen oder zu kontrollieren.

Für dieses Salz ist die Selbstbezogenheit typisch. Wenn Sie am Ende der Konsultation Ihre Aufzeichnungen noch einmal lesen und nur überdenken, was die vorherrschende Empfindung ist, die der Patient Ihnen vermittelt, werden Sie merken, dass „ich, ich, ich und ich" im Zentrum von allem steht.

Ein charakteristisches Merkmal aller wirklich giftigen Substanzen (*Mercurius, Arsenicum, Nux vomica*) sind Wahnvorstellungen. Es ist keine richtige Paranoia, aber sie nehmen ihre Umgebung als eine Welt voller Feinde wahr. Wenn sie egoistisch sind, erlangen sie eine Position, von der aus sie alles beobachten können, was um sie herum (und unter ihnen) vor sich geht. Doch diese Menschen sind nicht auf der Suche nach Macht. Anerkennung verschafft ihnen keine Befriedigung. Es geht mehr darum, in dieser Position zu bleiben, da sie Sicherheit bietet. Es ist also eher paranoid als egoistisch, eine übermäßig defensive Haltung.

Eine *Kalium*-Strategie ist es, in einem weiten Umfeld zu arbeiten, um enge persönliche Kontakte zu vermeiden.

Was bedeutet „Angst vor Krebs? Welch ein Gefühl wird damit verbunden? Allgemein wird unter Krebs eine Krankheit verstanden, die langsam voranschreitet und die einen abhängig macht von der Unterstützung anderer. Es ist wichtig, zu verstehen, in welchem sozialen Zusammenhang Krebs gesehen wird, um die Bedeutung dieser Angst zu verstehen. Unser Repertorium ist voller Symptome, die am Ende alle in die gleiche Richtung zeigen. In der Regel steht „Angst vor Krebs" mit der „Angst vor dem Tod" in Zusammenhang; der Angst vor einem schwarzen Loch, einem Niemandsland.

Dieser Patient ist erst 49 Jahre und 7 Monate alt und hat doch die Ängste eines alten Menschen. Es ist die Angst vor dem körperlichen Verfall. Als ob er sich eines offensichtlich schnell voranschreitenden Zerfallsprozesses bewusst wäre, dem er anheimgefallen ist. Er drückt den Zustand eines Menschen aus, der seinen Körper als etwas Schlechtes empfindet, etwas das zerfällt und verfault.

Auch hat er das Gefühl von Feinden umgeben zu sein. Deshalb ist es für ihn sehr schwer, mit irgendjemanden in engeren Kontakt zu treten. In seinen Augen sind sogar die eigene Mutter, der Vater, die Geschwister, Arbeitskollegen und Mithäftlinge potenzielle Feinde. Wer auch immer einen vertrauten intimen Raum mit einem teilt, der kann gleich auch der schlimmste Feind sein.

Das ist ein ganz typisches Merkmal von *Arsenicum*.

Repertorisation

Augen; Entzündung; Lider, Blepharitis
Allgemein; Schmerz; brennend
Gemüt; Argwohn, Misstrauen
Gemüt; Argwohn, Misstrauen; Freunden, gegenüber

Kalium arsenicosum

Gemüt; Argwohn, Misstrauen; Familie, gegenüber
Gemüt; Angst, Gesundheit, um seine
Gemüt; anspruchsvoll
Nase; verstopft; allgemein
Allgemein; abends, 18–21 Uhr agg.
Augen; Fotophobie
Magen; Appetit; fehlend
Gemüt; Angst; allgemein; Krebs, vor
Gesicht; Ausdruck; alt aussehend

Wenn diese Patienten einem also Einblicke in ihr Innerstes gewähren, findet man oft eine Art Perversion. Bei diesem Patienten war es so, dass ihn seine Ehefrau verlassen wollte, weil er sie bat, mit einem anderen Mann Sex zu haben, während er zusah. Daran wird deutlich, wie schwer es für diese Menschen ist, wirkliche Nähe zuzulassen.

Einerseits haben sie das Bedürfnis, mit anderen zusammen zu leben und sich in eine Gruppe einzufügen, doch andererseits sind diese Menschen ja ihre Feinde, da es diejenigen sind, die es darauf abgesehen haben, einem zu schaden.

Dieser Patient ist ein richtiger Hypochonder! Er hat eine solche Angst von Feinden umgeben zu sein und so große Angst vor Krankheit, doch gleichzeitig - und das ist typisch für *Arsenicum* - lässt er jede nur mögliche invasive Untersuchung durchführen - Urethra, Rektum etc. Er erlaubt seinen Feinden, all das mit ihm anzustellen, nur um den Namen seiner Krankheit zu erfahren.

Schon zu Beginn der Konsultation wird einem klar, dass diese Patienten nicht zu einem kommen, um Unterstützung zu erhalten. In der Regel kommen Patienten und bitten um Vorschläge für eine medizinische Behandlung, manche suchen auch menschliche Unterstützung. Aber in diesem Fall sehen wir nicht einmal das. Alles was er will, ist den Namen seiner Krankheit zu erfahren.

Im Gegensatz zu anderen *Kaliums* vermittelt einem *Kalium arsenicosum* eindeutig das Gefühl von Misstrauen und Argwohn. Dieser Patient hat eigentlich ja nur nach dem Namen seiner Krankheit gefragt und man fragt sich, warum man diese ansonsten freundliche Person nicht mag (wie alle *Arsenicums* legen sie ein sehr formelles, korrektes Verhalten an den Tag).

Die meisten von uns hätten in diesem Fall wohl *Arsenicum album* verschrieben. Warum ist dies aber ein *Kalium arsenicosum* Fall?

Der Patient brachte ziemlich deutlich zum Ausdruck, dass er weiß, wie wichtig es ist, mit anderen zusammen zu leben und seinen Platz in der Welt der anderen zu finden. So spricht kein *Arsenicum*, sie sind in der Regel viel selbstbezogener.

Zum Schluss sagte dieser Patient: „Wir stehen allein vor Gott und unserem eigenen Gewissen", eine Aussage, die typisch ist für alle *Arsenicum*-Salze. Aber er betonte auch, wie wichtig es für ihn ist, mit anderen zusammenzuleben und sein eigenes Gleichgewicht innerhalb der Gruppe zu finden. *Arsenicum* würde so etwas nicht als Naturgesetz akzeptieren, sie kämpfen ein Leben lang dagegen an.

Er sagt: „Ich bin fasziniert von der Idee, dass das Leben ein kontinuierlicher Widerstreit ist zwischen dem Bedürfnis nach Schutz, Zusammenhalt, gegenseitiger Unterstützung einerseits und andererseits muss man sein inneres Gleichgewicht finden und in sich selbst ruhen." Dieser Satz bringt am deutlichsten das Charakteristische von *Kalium arsenicosum* zum Ausdruck. So etwas findet man bei *Arsenicum album* und den anderen *Arsenicum*-Salzen nicht.

Er vergleicht sein Ego im Prinzip mit dem Fötus im Mutterleib, wie diesen muss man sein eigenes Ego pflegen und ausbilden, um imstande zu sein, mit anderen auf die bestmögliche Art und Weise umzugehen.

Es ist außerordentlich schwierig, mit *Kalium*-Patienten eine Beziehung aufzubauen. Wenn man unsere homöopathische Vorgehensweise betrachtet, die nämlich den Einzelnen als Person so wichtig nimmt, dann ist das genau das Gegenteil der Strategie von allen *Kaliums*.

Der Patient erhielt *Kalium arsenicosum* Q1.

Fall 2: Verlauf

Er rief mehr oder weniger wöchentlich an und wollte beruhigt werden, dass alles einen ordnungsgemäßen Verlauf nimmt. Ich hatte den Eindruck, dass er nur langsam auf das Mittel reagierte. Nach einem Monat machten wir mit Q3 weiter. Die nächste Konsultation fand drei Monate später statt.

Er sagte:

„Ich möchte Ihnen mitteilen, dass mir etwas aufgefallen ist, aber ich weiß nicht, warum es passiert ist. Während der letzten Zeit habe ich viel besser geschlafen, und normalerweise bedeutet das, dass ich nicht allzu viele Probleme habe… Ich hätte nicht gedacht, dass diese Behandlung auch auf meinen Schlaf Einfluss haben könnte. Das ist ein sehr interessantes Ergebnis, und ich muss gestehen, dass ich auch bei der Arbeit weniger Probleme habe."

Können Sie das näher beschreiben?

„Ich mache mir weniger Gedanken, wenn ich zur Arbeit gehe, aber ich glaube nicht, dass das mit Ihrer Behandlung zu tun hat, denn es gab schon immer Zeiten, in denen es mir besser oder auch viel schlechter ging."

• Kalium arsenicosum •

Seine Strategie während dieser zweiten Konsultation zielte offensichtlich darauf ab, mir mitzuteilen, dass seine Symptome sich verbessert hatten, aber nicht aufgrund der Behandlung. Ich fragte ihn, ob sich sonst noch etwas verändert hätte.
„Ich spüre das Gewicht in meinem Magen viel weniger. Aber ich habe auch eine neue Diät begonnen, nachdem ich bei Ihnen war. Sie hatten ja vorgeschlagen, ich solle meine Ernährung verändern… Sogar meinem Darm geht es besser. Ich habe etwas Auffälliges bemerkt, aber ich weiß nicht warum… Ich weiß wirklich nicht, was passiert ist. Ich kann es Ihnen gar nicht genau beschreiben, aber ich habe ein anderes Gefühl in meinem Bauch, so als ob alles entspannter wäre. Aber Sie wissen ja, wenn man älter wird ist alles entspannter. Mein Bauch war sehr angespannt, aber jetzt ist er entspannt."

Er wollte nicht zugeben, dass sich irgendetwas aufgrund des Mittels gebessert hatte.
„Wissen Sie, ich habe im Internet viel über Homöopathie gelesen *(so wie es jeder Arsenicum Fall tun würde)*. Das ist sehr interessant – aber was Sie mir da gegeben haben, ist das „mein Mittel" oder ist es eher, dass Sie es noch suchen? Ich möchte das wissen, damit ich verstehen kann, was da passiert. Ich habe im Internet nicht viel Information gefunden über das Mittel, das Sie mir gegeben haben, und ich befürchtete, diese übliche homöopathische Verschlimmerung zu bekommen… Doch andererseits mache ich mir Sorgen, weil ich eben keine Verschlimmerung bekam, und bin mir deshalb nicht sicher, ob die Behandlung wirklich anschlägt."

Haben Sie denn Änderungen bemerkt?
„Ich habe eine deutliche Verbesserung meiner Augen festgestellt, ganz spontan habe ich meine Sonnenbrille zu Hause gelassen. Die Augenreizungen sind auch weniger geworden, aber zu dieser Jahreszeit ist es ja sowieso nie so schlimm. Ich habe sogar versucht, die Medikamente gegen Bluthochdruck zu reduzieren, und die Werte sind die gleichen wie zuvor. Aber ich weiß nicht, ob das ein gutes Ergebnis ist, denn diese Veränderungen hätten ja auch ohne jegliche Behandlung eintreten können. Nach nur drei Monaten kann man noch nicht sagen, ob die Behandlung wirkt."

Und das Problem mit Ihrer Nase?
„Das mit der Nase ist besser, aber es ist ja jetzt auch nicht so kalt, und normalerweise habe ich das Problem im Winter."

Hat sich in der Beziehung zu Ihrer Familie etwas verändert?
„Mit der Familie könnte es besser gehen. Ich habe meiner Frau geraten, zu Ihnen zu kommen. Wenn Sie uns beide kennen, können Sie sich ein besseres Bild von der Situation machen… Ich habe Ihnen ja bereits letztes Mal erzählt, dass die

Beziehung zu meiner Frau eine Art Routine ist. Sexuell war die Beziehung nie gut. Ich denke, es liegt an mir, doch ich verstehe das nicht so richtig."

Warum denken Sie, dass es an Ihnen liegt?
„Ich habe auf diesem Gebiet einige Probleme… Meine Frau sagt, ich hätte so viele schlechte Eigenarten. Für mich ist eben der reine Geschlechtsakt eine langweilige Angelegenheit… Kurz gesagt, brauche ich noch irgendetwas dazu, um es interessanter zu machen. Meine Frau sagt, ich sei ein bisschen pervers. Jetzt sagt sie, ich sei ein bisschen langweilig, und manchmal würde ich ihr richtig weh tun *(Er zwickt sie in die Brustwarzen oder kratzt sie)*. Sie sagt, sie fühle sich nicht mehr so weiblich und attraktiv, weil mein Interesse an ihr nachgelassen hat. Dann hat sie herausgefunden, dass ich manchmal zu Prostituierten gehe. Aber wissen Sie, das sind saubere Frauen, keine Straßenprostituierten."

Wie war das für Ihre Frau?
„Es war kein so großer Schock für sie, denn vor einigen Jahren hatte sie eine Affäre mit einem ihrer Kollegen und ich habe nicht viel Aufhebens davon gemacht. Und dann haben wir alles klären können… Es ist nicht, dass ich sie weniger attraktiv fände. Aber ohne einen gewissen Stimulus finde ich Sex wirklich langweilig. Es fehlt die Würze."

Er bezahlte einen Mann dafür, dass dieser Sex mit seiner Frau hatte. Offensichtlich gibt es für ihn eine Beziehung zwischen Sex und Geld. Er nimmt nicht direkt teil, aber er bezahlt dafür.

Er wechselt das Thema:
„Ich spüre, dass irgendetwas naht. Und eines Tages werde ich in der Lage sein, die andere Seite des großen Flusses zu erreichen."

Was meinen Sie damit?
„Den einen, den jedes menschliche Wesen überqueren muss. Viele Mystiker haben es beschrieben. Es ist interessant, darüber zu lesen, aber ich empfinde es nicht als etwas, das zu mir gehört. Die Vorstellung ist schön, aber am Ende ist doch jeder von uns in diesem Moment allein, selbst wenn auf der anderen Seite des Flusses jemand auf einen wartet. Man muss schwimmen und allein den Fluss überqueren."

Nach ungefähr einem Jahr stellte sich heraus, dass dieser Mann von Anfang an wusste, dass er Morbus Crohn hatte, aber es mir nicht sagen wollte, um zu sehen, ob ich es herausfinden würde! Alles, was er zu Beginn erzählt hatte, war nur vorgetäuscht, weil er herausfinden wollte, ob ich ohne Kortison den Morbus Crohn behandeln könnte.

• *Kalium arsenicosum* •

Nach 9 Monaten

Warum sind Sie zu mir gekommen?
„Ein Kollege von mir, der dieselbe Krankheit hat, wurde von Ihnen geheilt. Er riet mir, zu Ihnen zu kommen. Ich wollte sehen, wie es ist, und ich muss sagen, es war ein guter Rat.

Ich glaube, dass ich mich sehr verändert habe, und ich habe das Gefühl, ich bin nicht mehr so rigide wie zuvor. Es hat mir nicht gefallen, als sie sagten, ich sei rigide. Mein Leben lang haben die Leute gesagt, ich sei kalt und rigide. Es ist viel schwieriger, sich dazu durchzuringen Antipathie zu zeigen anstatt Sympathie. Es ist viel schwerer ein unangenehmer Mensch zu sein, als ein netter. Ich habe meine Regeln und halte mich an sie, anstatt auf eine Art zu sprechen und eine andere Art zu handeln."

Er hatte einen sehr interessanten Traum:
„Es war erstaunlich, mein Schlaf wurde immer besser und ich träumte wie damals, als ich 10 Jahre alt war. In dem Alter habe ich aufgehört zu träumen, nach dem Tod meines Vaters… Er starb an Darmkrebs. Ich hing nicht sehr an ihm, aber er war ein gutes Vorbild. Meine Mutter deckte weiterhin den Tisch für drei Personen, bis ich von zu Hause auszog (*Sie hatten bei jeder Mahlzeit einen Toten am Tisch*)… Nachdem ich mein Elternhaus verlassen und mein Diplom gemacht hatte, starb auch meine Mutter – an Blasenkrebs."

Was geschah in dem Traum?
„Ich kann mich schlecht an meine Träume erinnern. Aber ich wache jeden Tag auf mit dem Gefühl, geträumt zu haben. Ich habe ein Gefühl, als ob etwas in meiner Nähe wäre. Es ist etwas sehr Albernes und Dummes, nur so eine Art Präsenz, die mich an Pirandello erinnert (*Er hatte einen kleinen Hund. Wann immer er allein war, ging er in sein Zimmer und verschloss die Tür. Dann nahm er den Hund an den Hinterbeinen hoch und schob ihn umher wie einen Schubkarren! Da das so etwas total Ungewöhnliches ist, kann man es nur hinter geschlossenen Türen tun und es ist vollkommen unmöglich, es jemanden zu erzählen.*)

Es ist sehr aufschlussreich, dass dieser Patient sich sehr für Esoterik interessiert, denn für *Arsenicum* ist es besonders charakteristisch, eine irgendwie ungewöhnliche Beziehung zu Gott zu haben. Häufig sehen wir eine sehr fanatische Persönlichkeit, oftmals mit einer fundamentalistischen Einstellung.

Sehr deutlich drückt sich das in *Arsenicum sulphuratum flavum* aus. Diesem spezifischen *Arsenicum* fällt es schwer, Kontakt mit anderen Menschen zu pflegen. Deshalb verfolgen sie häufig die Strategie, sich „über" das Problem zu stellen. Der Einzige, der wirklich in der Lage ist zu vergeben, abzuwägen, zu organisieren usw. ist nicht menschlich, sondern über-menschlich.

Doch für paranoide Menschen gibt es nicht den Gott der Liebe. Einer *Arsenicum*-Persönlichkeit fällt es schwer, sich auch nur vorzustellen, dass Gott ein Gott der Liebe sein könnte, der vergibt und versteht. Für sie ist Gott einfach jemand, der sehr spezifische und genaue Gesetze vorschreibt, die man absolut befolgen muss.

Für *Arsenicums* ist die Vorstellung von Gott völlig selbstbezogen. Sie sind nicht wie die Mönche im Kloster, in deren Vorstellung Gott Liebe verkörpert und die deswegen hinausgehen in die Welt, um zu missionieren und anderen Leuten zu helfen. *Arsenicum* braucht auch keinen weltlichen Verbindungsmann wie einen Priester oder einen Mönch. Es ist ein sehr direkter Kontakt, und es geht nicht um die Beziehung zu jemandem, die einem helfen könnte menschlicher zu werden, sondern es geht darum, dem rechten Gesetz zu folgen, sich selbst zu entfalten und ein weiser Mensch zu werden.

Dieser Patient sagt:

„Um ehrlich zu sein, hat mich meine Forschung (*er nennt seine Beziehung zu Gott „Forschung"*) an eine Art Grenze gebracht. Dies ist der engste Kontakt, den ich mit anderen Menschen haben kann… (*Die einzige Möglichkeit zu überleben besteht für ihn darin, innerhalb der rechten Grenzen zu bleiben. Das ist die Kalium-Seite.*) … Ohne meine Forschungen und ohne einen Weg, der mich so nahe wie möglich an den Sinn der Dinge heranführt, wäre das Leben vollkommen unerträglich. Ich könnte die Strukturen und die Art und Weise, wie wir auf dieser Welt leben, nicht ertragen. Ich würde mich von den anderen erdrückt und zerquetscht fühlen. Ich könnte mich nicht als Teil dieser Gesellschaft betrachten, sowie ich mich auch nie als Teil meiner Familie empfunden habe."

Mit welchen Büchern beschäftigen Sie sich?
„Die Bücher, die ich lese, kann sich jeder in der Bücherei ausleihen, aber mein Weg ist eine Art esoterische Forschung in meinem Inneren. Selbst wenn niemand weiß, was ich da tue… sehen Sie, in letzter Zeit bin ich in eine Krise geraten mit dieser Art von Forschung. Ich finde es zu theoretisch und nun ist es ein wenig langweilig, weiterhin diese Dinge zu studieren."

Irgendwie fängt er also an zu begreifen, dass das, was er betrieben hat, Spekulation war – und eine Art Rückzug und Flucht.

Warum ist es nicht *Arsenicum album*? Der Patient sagte, dass er Beziehungen zu Menschen braucht, aber dass er sie auf Distanz halten muss. *Arsenicum album* möchte im Gegensatz dazu eine höhere Position erlangen, um andere Menschen zu kontrollieren. Das ist der Unterschied.

Kalium bichromicum

Fall 3: Erstanamnese

Ein 37 Jahre alter Mann. Offensichtlich verbringt er viel Zeit im Fitness-Studio und im Solarium. Er ist sehr, sehr elegant. Er arbeitet in der Modebranche für eine bekannte und große italienische Firma, die Kosmetika herstellt. Obwohl er recht jung ist, bekleidet er einen der Haupt-Managerposten der Firma; er ist zuständig für Schulungen.

Innerhalb weniger Minuten wird deutlich, welch eine leere und einfältige Person sich hinter dieser schillernden Erscheinung verbirgt. Er verwendet mehr oder weniger all seine Energie darauf, seine äußere Erscheinung zu pflegen. Ihm fehlt es an innerer Substanz. Als ich ihn fragte, wer er sei, und nicht, was er tut, geriet er beinahe in Panik. Am Ende der Konsultation war er stocksteif und hatte Arme und Beine verschränkt.

Direkte Fragen konnte er sehr präzise beantworten. Waren die Fragen jedoch unbestimmt und offen, geriet er in Panik.

Was haben Sie für Beschwerden?
„Ich bin immer erkältet, mehr oder weniger das ganze Jahr über. Es vergeht mal für ein oder zwei Tage, aber dann kommt es wieder. Manchmal schwillt am Morgen die Nase an, nur auf einer Seite, ungefähr eine viertel Stunde nach dem Aufstehen. Aber auch zu anderen Zeiten tritt die Schwellung ohne ersichtliche Ursache auf, und es kann zwei oder drei Tage dauern bis es zurückgeht."

Haben Sie das schon lange?
„Ich habe das fast ständig, seit ungefähr zwanzig Jahren, und die Nase ist fast immer verstopft… Es fing ziemlich plötzlich an… bevor ich meinen Schulabschluss gemacht habe – so mit 18 Jahren."

Gibt es noch andere Symptome?
„Ja, ich muss auch oft eine halbe Stunde am Stück niesen, und dann hört es auf einmal wieder auf. Oder ich muss alle paar Minuten meine Nase schnäuzen… aber es nützt nichts."

Wie ist die Beschaffenheit dieser Absonderungen?
„Normalerweise ist es wässrig. Mein Taschentuch wird total nass und wenn ich es in die Hosentasche stecke, wird die Hose auch nass… und mir wird kalt."

• Kalium bichromicum •

Und Papiertaschentücher...?
„Papiertaschentücher finde ich nicht so elegant, und man muss immer mehrere Päckchen dabei haben. Das sieht dann aus, als ob man krank wäre...

Das Schnäuzen verschafft mir keine Besserung – es gibt kein Gefühl der Erleichterung, so wie es normalerweise der Fall ist, wenn man sich ordentlich die Nase putzt.

Ich habe Allergietests gemacht und man hat mir gesagt, ich hätte eine Hausstauballergie. Aber ich glaube das nicht, denn ich habe ja diese Probleme auch im Urlaub… Ich war mehrmals für zwei Wochen auf den Malediven, und es hat sich auch dort nicht verändert... Doch es stimmt, dass ich Allergien habe. Als Kind hatte ich Heuschnupfen, dann wurde es nach und nach komplizierter und jetzt habe ich es das ganze Jahr über.

Ich bin zu einem Hals-Nasen-Ohren-Arzt gegangen, und der sagte, es sei kompliziert, weil ich entweder eine Sinusitis, eine Allergie oder geschwollene Nasenmuscheln oder Polypen habe, und eine Badekur sei das Einzige, was mir helfen könne."

Gibt es noch andere Beschwerden?
„Ich habe auch oft Halsschmerzen… Meine Mandeln sind so groß wie Kastanien, obwohl sie nicht entzündet sind. Aber ich habe immer das Gefühl, als ob da etwas sei in meiner Kehle, und ich glaube nicht, dass es die Mandeln sind, denn ich spüre es weiter unten."

Wie fühlt sich das an?
„Es ist ein Gefühl, als ob etwas die hereinströmende Luft behindert, wie zusammengeschnürt.... Und da sitzt immer schrecklich viel Schleim, den ich kaum herausbekommen kann. Das ist ein Problem, wenn ich in der Öffentlichkeit bin, da ich mich immer räuspern muss, um das herauszubekommen, und oft will es gar nicht heraus."

Schmerzt es?
„Ja, aber die Schmerzen bleiben fast nie an derselben Stelle – sie sind mal im Magen, mal in den Ohren."

Was ist das für ein Schmerz?
„Es ist nicht direkt ein brennender Schmerz, obwohl das schon mal sein kann... es wechselt... Ich habe immer Halsschmerzen, aber im Lauf der Jahre hatte ich alle möglichen Arten von Schmerzen. Ich kann es nicht genau sagen. Vielleicht könnten Sie mir mit einer etwas präziseren Fragestellung helfen."

Was genau tut weh?
„Mein Hals tut weh, aber ich habe eigentlich nie richtig darauf geachtet. Nächstes Mal werde ich besser Acht geben."

Und der Magen?
„Mein Magen ist total blockiert. Tagsüber fühlt er sich wie verschlossen an, als ob da etwas verengt wäre (*zeigt zum Mesogastrium*)."

Ist es schmerzhaft?
„Manchmal habe ich brennende Schmerzen im Abdomen, aber… es geht dann nicht weg, und es bewegt sich überhaupt nichts… oftmals steigen die Schmerzen dann wieder hoch bis zur Kehle."

Und sonst?
„Ich bin oft müde, wenn ich morgens aufstehe. Ich fühle mich nicht erfrischt, ich fühle mich ein wenig blockiert, körperlich sowohl als auch im Allgemeinen… Es ist ein Gefühl von Müdigkeit, und mein Magen ist blockiert.

Das macht mir auch beim Autofahren zu schaffen… Als ob mein Magen sich um diesen Punkt herum zusammenzieht (*unterhalb des Sternums*)."

Gibt es etwas wodurch es schlimmer wird?
„Hm, vielleicht ist es schlimmer, wenn ich esse… aber ich weiß nicht, was ich sagen soll… außer vielleicht Bier, das ich sehr gern mag… es macht mir wirklich Beschwerden. Wenn ich es trinke, muss ich noch mehr niesen."

Haben Sie Vorlieben beim Essen?
„Ich esse fast immer dieselben Sachen. Ich esse selten etwas anderes. Ich bin ein Gewohnheitsmensch und esse das, was man mir vorsetzt… Ich weiß, dass es nicht gut ist, zu viele unterschiedliche Dinge zu essen, deshalb habe ich mir angewöhnt, Standardgerichte zu essen, internationale Küche. Ich reise viel, und da behalte ich meine Gewohnheiten bei und esse immer das Gleiche, das stresst mich nicht so sehr.

Je weniger Zeit ich mit dem Essen verbringe, desto besser. Wenn ich nicht müsste, würde ich gar nichts essen. Ich weiß, dass ich zu wenig Obst und Gemüse esse, wenn man nach dem geht was man so liest… Aber mich interessiert das Zeug einfach nicht… Es ist meistens zu kalt und wässrig."

Sie haben vorhin gesagt, dass Sie nicht gut schlafen?
„Ich schlafe regelmäßig, aber wenn ich aufstehe, fühle ich mich noch genauso wie abends als ich ins Bett ging… Ich schlafe ruhig, aber ich wache auf und fühle mich nicht erfrischt… so als ob es nur ein ganz kurzer Schlaf war und der Tag niemals endet…"

Schlafen Sie lange?
„Ich schlafe mindestens acht Stunden. Ich bin ein Gewohnheitstier und habe gelernt, überall zu schlafen… Das ist meistens so, auch wenn ich im Urlaub bin."

Und sonst?
„Ich habe das Gefühl, meine Gesten und Bewegungen sind blockiert… nicht locker. Es wird besser, wenn ich etwas herumlaufe… aber ich kann nie so richtig bis zur Erschöpfung gehen… Mein Körper fühlt sich ein bisschen verkrampft an, aber ich weiß nicht, ob das mit meiner Atmung zu tun hat. Ich bin ein sehr nervöser Mensch und immer in Eile."

War das schon immer so?
„Ja, es war so, wenn wir in der Schule Klassenarbeiten geschrieben haben oder bei Prüfungen… Als Kind war ich sehr ängstlich."

Was machen Sie in Ihrer Freizeit…?
„Ich spiele Fußball und treibe gerne Sport. Früher habe ich geangelt, ich bin gerne am Meer… Ich gehe tanzen, in Discotheken. Ich gehe gern in die Disco, mir gefällt die Musik… Ich höre zu, das ist alles… Ich mag Discomusik, schon immer…. Sie hilft mir, mich zu entspannen oder in Schwung zu kommen… es hilft für beides."

Können Sie sich an Träume erinnern?
„Manchmal erinnere ich mich. Ich hatte wiederkehrende Träume, aber ich kann mich nicht an sie erinnern."

Und andere Träume…?
„Ich erinnere, dass ich geträumt habe, dass sich mein Haus bewegt… und ich war im Begriff zu fallen… und ich war voller Angst… Oftmals träume ich von einer Ex-Freundin, mit der ich vor langer Zeit zusammen war… sechs Jahr waren wir zusammen. Ich träume von ihr, obwohl ich überhaupt nicht in sie verliebt war… Ich hatte wirklich Glück, dass sie mit mir ging. Sie war das beliebteste Mädchen an der ganzen Schule, eine echte Schönheit. Wir waren ein schönes Paar, aber dann ging ich zum Studium in eine andere Stadt und dort habe ich andere Leute kennen gelernt.

Als Kind träumte ich oft, es wären Monster auf unserem Dachboden… wie Frankenstein. Auch jetzt habe ich noch manchmal Albträume. Einmal bin ich mit einem Schrei aus dem Bett gesprungen, in totaler Panik. Doch jetzt ist es, als ob ich im Bett festklebe… Früher bin ich aufgewacht und habe mich hin- und hergewälzt, jetzt fühlt es sich an, als ob ich am Bett festklebe…"

Was geschah im Traum mit den Monstern?
„Es war nur einmal ein wirklich schrecklicher Traum, und ich erinnere ihn nur ungenau. Frankenstein saß auf meiner Brust, wie die Löwenbändiger im Zirkus wenn sie ein wildes Tier bändigen ..."

Auf Nachfrage:
„Meine Stimmung ist wechselhaft. Das macht mir auch zu schaffen, aber ich kann es nicht ändern. Ich weiß nicht, ob es eine Depression ist... Vielleicht habe ich Zweifel und nicht so viele Interessen... Ich bin mir meiner selbst nicht immer so sicher und zweifle oft an dem, was ich tue, und ob ich es gut oder schlecht mache."

Auf die Frage nach seiner Familie:
„Meine Leute machen sich über alles Sorgen... wenn ich z.B. unterwegs bin. Ich bin ein Einzelkind, aber sie sorgen sich über unnötige Dinge... Sie machen sich Sorgen wegen meiner Ernährung, obwohl ich fast vierzig bin."

Gibt es sonst noch etwas Besonderes?
„Meine Schulter ist oft blockiert (*rechter Trapezius*). Einmal bin ich deshalb sogar ins Krankenhaus gegangen und habe eine Spritze bekommen, dann war es besser.

Ich habe auch Ischiasschmerzen (*rechte Seite*)... Ich war bei einem Osteopathen, der meinte es käme von der Hüfte. Als ich klein war, trug ich wegen einer Fehlstellung eine Spreizhose. Es hieß, ich sei vollständig geheilt, aber es hat den Anschein, dass dem nicht so ist."

Gab es noch andere Erkrankungen in Ihrer Kindheit?
„Ich erinnere mich nur, dass ich als Kind häufig Ohrenentzündungen hatte. Wenn ich krank war, war es immer wegen der Ohren. Es wurde dann besser, das sagt zumindest meine Mutter, aber es scheint, als ob kurz darauf die Allergien anfingen."

Mittelanalyse von Kalium bichromicum

Ideen der Seminarteilnehmer
- Wie die anderen *Kaliums* ist auch er depressiv, müde, viel beschäftigt, möchte einen guten Eindruck hinterlassen; er ist kalt, blockiert und destruktiv.
- Doch mehr als die anderen will er einen perfekten Eindruck machen. Er träumt noch immer von der Frau, die er nicht liebte – aber sie war schön, und deswegen träumt er immer noch von ihr.
- Seine Blockaden betreffen Nase, Abdomen und Gefühle.
- Er mag Bier, aber es verschlimmert.
- Er mag kein Obst und Gemüse.

- Er hat keine wirklich lebendige Beziehung zu irgendjemanden auf der Welt – er träumt von Frankenstein, der eher von Menschenhand erschaffen wurde, nicht von Gott.
- Es hat keine echte Substanz, aber er poliert sein Image auf.

Normalerweise ist es nicht so schwierig wie in diesem Fall, den anderen Bestandteil einer Kalium-Verbindung zu erkennen.

Repertorisation

Nase; verstopft; allgemein
Brust; Beengung
Nase; Absonderung; wässrig
Hals; Entzündung; wunder Hals; Mandeln
Allgemein; Speisen und Getränke; Bier, Verlangen nach
Abdomen; Schmerzen; brennend, schmerzend
Schlaf; nicht erfrischend
Allgemein; Speisen und Getränke; Obst; Abneigung
Nase; Schnupfen; allgemein; alljährlich, Heuschnupfen
Nase; Schnupfen; allgemein; morgens; agg.; Wachzustand
Nase; Völlegefühl
Nase; Schnupfen; allgemein; chronisch, langwierig
Extremitäten; Steifheit; allgemein
Magen; Ball; Empfindung, breitet sich zum Hals aus
Gemüt; Auffahren, Schlaf im
Magen; Verdauung, gestoppt, als ob
Allgemein; Speisen und Getränke; Bier, agg.

Sein Erscheinungsbild ist ihm sehr wichtig. In gesellschaftlicher Hinsicht scheint er ein erfolgreicher Mensch zu sein (er hat eine gute Arbeit und genügend Geld), aber letzten Endes fehlt ihm etwas sehr Wichtiges. All die Dinge, die er tut, geben ihm eigentlich nichts.

Die „langweilige" Einstellung der *Kaliums* zeigt sich auch in der Tendenz, eher eine chronische Symptomatologie zu entwickeln als eine wirkliche chronische Krankheit. Sie werden häufig sehen, dass sie jahrelang dieselben Symptome haben. Es hat fast den Anschein, dass sie zu ihrer Krankheit eine gewisse Zuneigung entwickeln. Sie sind konservativ und möchten nichts verändern, nicht einmal bei ihrer Krankheit.

Auch die Aussage: es sei ihm unmöglich sich besser zu fühlen, da das Gefühl blockiert zu sein bestehen bleibt, wenn er versucht Katarrh und Absonderungen los zu werden, finden wir häufig bei den *Kaliums*.

• *Kalium bichromicum* •

Eines seiner Hauptprobleme ist, in der Öffentlichkeit aufzutreten, da er diese Stofftaschentücher braucht. Denn irgendwie schämt er sich und befürchtet aufgrund der Krankheit den Eindruck zu erwecken, anders zu sein als die anderen.

Angst, Menschenmenge, in einer

Er spürt Schmerzen nicht an einer bestimmten Stelle, vielmehr ist das ganze System betroffen.

Für *Kalium bichromicum* ist es in der Regel extrem wichtig, es dem Therapeuten recht zu machen. Das ist für diese Patienten eine ernste Angelegenheit. In diesem Fall war es für den Patienten ein großes Problem, dass er nicht in der Lage war, die „richtige" Antwort zu geben. Er fühlte sich, als ob er sich schlecht auf eine Prüfung vorbereitet hätte. Er hatte keine Ahnung, wie die homöopathische Konsultation ablaufen würde. Es war ihm unmöglich, zu improvisieren und einfach zu sagen, wer er wirklich ist.

Im Vergleich zu anderen *Kalium*-Fällen sind bei diesem Patienten die Fixiertheit auf seine äußere Erscheinung und die Angst vor falschem Verhalten besonders ernst und schwerwiegend. *Kalium bichromicum* empfindet es als seine Pflicht, zu einer Art „Oberschicht" innerhalb der Gruppe zu gehören. Doch wie auch die anderen *Kaliums* spüren sie sehr deutlich, dass sie das nicht verdient haben. Sie haben nicht genügend Energie, um diesen Status aufrecht zu erhalten, und eigentlich ist es auch nicht das, was sie wollen. In diesem Fall beklagt der Patient, dass er aufgrund seiner so genannten „Schwäche" nicht fähig ist, die Leistungen zu erbringen, die von ihm erwartet werden. In der Regel handelt es sich dabei nicht nur um eine körperliche Schwäche, sondern um etwas, was für sie sehr schwierig ist, auf korrekte Art durchzuführen, weil sie keinen Gefallen daran finden.

Es ist das Empfinden, dass man die Position, die man sich so schwer erkämpft hat, leicht verlieren kann. Oftmals findet dieses Thema Ausdruck im Traum: in der Angst zu fallen, oder der Angst vor leeren Räumen, in denen es nichts gibt, woran man sich festhalten kann. Es ist das Gefühl, innerhalb der Struktur, die einen umgibt, keine Sicherheit zu finden. Es ist, als ob die gehobene Position nur in der äußeren Erscheinung begründet ist, aber im Innern haben sie das Gefühl, diese Position nicht verdient zu haben.

Wofür verwenden wir Chrom? Wir benutzen es, um andere Materialien zu beschichten, damit sie glitzernd, glänzend, edel, klar und unberührbar aussehen. Aber es ist nur die äußere Schicht. Es ist etwas anderes als ein Stück Gold – es ist nur eine Beschichtung, die etwas bedeckt, damit es als etwas erscheint, was es nicht ist.

So empfinden alle *Chromiums*: „Ich muss mich anstrengen, um eine bestimmte Position zu erlangen, aber tief drinnen weiß ich genau, dass ich diese Position nicht verdient habe und sie mir nicht zusteht". Es ist nicht meinetwegen, sondern nur aufgrund dessen was ich vortäusche zu sein. Und so besteht das Gefühl, diese Position schnell wieder verlieren zu können.

In diesem Fall hat der Patient das Gefühl, blockiert und immer wieder blockiert zu sein. Es ist nicht eine Schwere, die ihn zu Boden drückt. Es ist eher eine Art der Starre und Steifigkeit.

Typischerweise findet man bei *Kalium bichromicum* jemanden, der offenbar fähig ist, Leistungen zu erbringen, die von der Gesellschaft anerkannt werden, doch gleichzeitig vermitteln sie den sehr deutlichen und tiefen Eindruck, dass sie nicht das tun, was sie wirklich wollen. Innerlich sind diese Menschen total unzufrieden.

Dies bei *Kalium bichromicum* herauszufinden ist nicht so schwer. Man muss nur ein wenig an der Oberfläche kratzen, und das ist nicht allzu schwierig. Sie kommen oft mit oberflächlichen Beschwerden. Am Ende fragt man sich oft, warum diese Person so unzufrieden ist. Diese Menschen scheinen so erfolgreich zu sein, doch dann benutzt der Patient in unserem Fall einen albernen Schnupfen, um sein miserables Leben zu beschreiben. Sie brauchen ein oberflächliches, scheinbar dummes altes Symptom, um einen Grund zu haben, mit einem Arzt zu reden und über ein viel tiefer liegendes Problem zu klagen.

Wenn Sie diese Patienten fragen, was los ist, eröffnen sie Ihnen eine Möglichkeit, einem Teil ihrer selbst gegenüberzutreten, den sie selbst sich niemals gestatten würden anzuschauen. Wenn Sie sie fragen, was sie empfinden, wenn sie Musik hören, so ist es, als würden Sie sich nach dem letzten Wochenendausflug zum Jupiter erkundigen. Sie empfinden es als eine total törichte Frage, die ihnen niemals in den Sinn kommen würde.

Sie haben ein Gefühl innerer Stärke, das sie nicht zeigen dürfen. Interessant ist, dass in einem Traum des Patienten Frankenstein auf dem Dachboden lebte, oder wie ein Löwenbändiger dem Patienten auf der Brust saß. Man bekommt hier einen Eindruck, wie viel bei *Kalium* unterdrückt und vernachlässigt ist.

Der Patient bekam *Kalium bichromicum* Q1. Die erste Konsultation fand am Ende vom Winter statt. Normalerweise hat er am Frühjahrsbeginn Heuschnupfen.

Fall 3: Verlauf

Nach ein paar Tagen sagte er, es ginge ihm besser, doch sobald der Pollenflug einsetzte hatte er einen kleinen Rückfall. Er nahm die Q1 mehrmals am Tag. Es ging ihm besser, aber die Besserung war nicht vollständig. Er bekam dann Q3, und damit zeigte sich eine signifikante Besserung.

Kalium bichromicum

Er berichtet:

„Es ist das erste Mal seit ich Allergien habe, dass es mir viel besser geht. Meine Nase ist immer offen. Ich sehe nicht mehr wie ein Wrack aus. Ich kann besser atmen. Meine Nase ist frei und ich bin nicht mehr so blockiert. Ich habe auch weniger Probleme mit meinem Magen... Manchmal habe ich ein Brennen gespürt, sogar beim Autofahren. Ich weiß nicht, ob es aufgrund von Nervosität war. Jetzt geht es mir besser, und auch das Schweregefühl ist nicht mehr da.

Ich kann sogar mehr essen... Früher musste ich gewisse Nahrungsmittel meiden, weil ich immer das Gefühl hatte, sie seien schlecht für meine Verdauung. Jetzt habe ich mehr Lust zu essen, und die Verdauung bereitet keine Schwierigkeiten."

Klinisch habe ich die Beobachtung gemacht, dass die meisten Kalium bichromicum eine schwere Allergie gegen Hefe haben. Es geht ihnen bedeutend besser, wenn sie Hefe aus ihrer Diät streichen.

Der Patient erzählt weiter:

„Seit Jahren hatte ich in jedem Frühling einen schuppenden Ausschlag an den Füßen. Den habe ich jetzt nicht mehr... Ich fühlte mich wie ein Fisch auf dem Trockenen. Die Fische im Wasser schuppen sich nicht. Ich habe Glück gehabt, dass ich dieses Symptom nur an den Füßen hatte."

Wie meinen Sie das?

„Stellen Sie sich doch vor, was das sonst für ein Problem wäre für jemanden wie mich."

Das ist eine weitere typische Beobachtung bei Kalium bichromicum: Oft haben sie Hautausschläge an Stellen, die man nicht sieht – niemals etwas, das ihre äußere Erscheinung beeinträchtigen könnte.

Wie geht es Ihnen beruflich?

„Ich liebe meine Arbeit, weil ich dabei immer mit so vielen Menschen zu tun habe. Gleichzeitig macht mich das jedoch sehr nervös. Doch so nach und nach schaffe ich es, die Schwierigkeiten zu überwinden."

War es schon immer schwierig für Sie mit vielen Menschen zu tun zu haben?

„Ja, im Gymnasium war ich nicht einmal in der Lage, vor der Klasse zu sprechen. Mein Vater hat mir dann eine Arbeit besorgt; ich musste von Haus zu Haus gehen und Enzyklopädien verkaufen... Ich habe meinen Vater dafür gehasst, denn er hätte mir nichts Schlimmeres antun können als das. Doch inzwischen denke ich, er hätte nichts Besseres tun können. Zumindest war ich dem äußeren Anschein nach fähig, erwachsen zu werden."

Wie meinen Sie das?

„Es bedeutet für mich immer großen Stress, mit so vielen Menschen zu tun zu haben, noch dazu mit so vielen verschiedenen Menschen, und dann vor allem mit dieser Art von Menschen mit denen ich zu tun habe. Sie sind alle ganz besondere Kunden. Es sind alles Menschen von denen ich etwas lernen kann. Mein Vater sagte immer, ich solle mich an Leute halten, die besser sind als ich, denn von den anderen könne man nichts lernen."

Was meint er mit „besser"? Für ihn bedeutet es, sich in der „besseren Gesellschaft" zu bewegen. Er ist so glücklich darüber, dass er in der Welt der Mode und Kosmetik arbeitet. Ihm erscheint das als großer Vorteil, und es ist ihm sehr wichtig, denn so kann er im Umfeld von Menschen sein, die er als viel besser als sich selbst einstuft.

Hatten Sie Erfolg als Verkäufer?

„Ich wurde innerhalb kürzester Zeit ein sehr guter Verkäufer, weil ich genau wusste, was die Leute hören wollten. Ich kann sie alle zufrieden stellen."

Das ist genau das Thema von Kalium bichromicum. Sie haben ganz klare Vorstellungen vom dem, was sie tun müssen, um es anderen recht zu machen. Kalium-Menschen müssen sich verstecken oder eingliedern und irgendeinen Weg finden, sich in die Gesellschaft zu integrieren. Im Falle von Kalium bichromicum ist es so, dass sie die Regeln kennen und wissen, was einzelne Menschen von ihnen erwarten.

„Meine Karriere hat sich schnell entwickelt, aber in meiner Firma weiß niemand, wie viel mich das gekostet hat."

Wie meinen Sie das?

„Am Ende der Woche wiege ich immer drei bis vier Kilo weniger. Ich fahre den ganzen Tag nur im Auto herum."

Damit drückt er aus, dass er keinen körperlichen Stress hat wie durch Herumlaufen oder Rennen, doch psychisch fühlt er sich stark gestresst.

„Ich habe immer das Gefühl, nicht geschlafen zu haben. Oft ist es nur so ein Gefühl. Manchmal schlafe ich nachmittags eine Weile, aber früher hatte ich Rückenschmerzen sobald ich mich hingelegt habe."

Die schwache Wirbelsäule ist ein Symptom, das viele Kalium-Mittel gemeinsam haben. Der Körperteil, der den Menschen aufrichten und ihn halten sollte, funktioniert nicht richtig. Kalium-Menschen versteifen sich, um aufrecht stehen zu können. Sie finden es oft schwierig, im Bett liegen zu bleiben, weil das so aussieht, als seien sie faul, so als ob sie nicht arbeiten wollen und ihre Pflicht erfüllen würden. Vor der Einnahme des Mittels war es dem Patienten wegen der Rückenschmerzen nicht möglich, sich auszuruhen. Jetzt kann er es.

• *Kalium bichromicum* •

Wie geht es jetzt mit dem Rücken?
„Die Rückenschmerzen werden besser. Ich bin auch weniger nervös bei der Arbeit... Ich weiß nicht warum, denn äußerlich hat sich ja nichts verändert... Ich weiß nicht. Früher war ich immer alleine und bin im Auto umhergefahren... Jetzt bin ich noch öfter allein... Früher war ich ständig in Kontakt mit vielen anderen Leuten, aber jetzt fange ich an, mein eigenes Gleichgewicht zu finden."

Er hat erkannt, wie wichtig es ist, sich selbst Raum zu geben. Er sagt auch, dass er in der Wahl seiner Nahrungsmittel nicht mehr so eingeschränkt ist, seine Verdauung funktioniert besser und er kann ohne Probleme mal wieder ein Bier trinken.

Treiben Sie immer noch so viel Sport?
„Ich habe aufgehört, so viel Sport zu treiben."

Das ist eine weitere Gemeinsamkeit der Kalium-Patienten. Sie treiben Sport, um fit zu wirken, aber es macht ihnen eigentlich keinen Spaß.

Machen Sie etwas anderes stattdessen?
„Jetzt gehe ich hauptsächlich tanzen. Ich habe ein nettes Mädchen kennen gelernt, das ich sehr interessant finde, aber ich bin total überfordert. Ich verstehe überhaupt nichts davon... Ich glaube, ich bin da ein bisschen dumm. Ich mag sie wirklich gerne, obwohl sie eigentlich nicht mein Typ ist... Einmal war sie sehr beleidigt, weil wir uns zufällig in der Kneipe begegnet sind. Ich war mit meinem Freund da und tat, als hätte ich sie nicht gesehen."

Warum?
„Ich weiß nicht, was ich Ihnen sagen soll. Ich schäme mich, es zuzugeben... Es stimmt auch nicht wirklich, dass sie nicht meine Idealfrau ist. Ich spüre eine große Anziehungskraft und glaube, dass sie mich mag, auch wenn ich überhaupt nicht so bin wie sie."

Wie meinen Sie das?
„Nun, sie ist eine ganz normale Frau, die niemals irgendein Make-up benutzt. Sie geht nur tanzen, weil sie eine langjährige Beziehung mit einem Mann hatte, der ihr Salsa beigebracht hat, und jetzt tanzt sie sehr gut... Der Mann ist gestorben, aber sie tanzt weiter."

Was macht diese Frau für Sie so anziehend?
„Ich sehe in ihr etwas Reines, Authentisches.... etwas, das ich empfinde, aber mir nicht erklären kann. Sie ist für mich ein Mensch, den ich nie erreichen kann."
„.... Ich hatte einen Traum, und ich glaube, er hat damit zu tun. Und auch mit meinem früheren Leben. Es ist etwas Dummes, um ehrlich zu sein, aber ich muss-

te diese Frau retten. Etwas wie... Sie wissen schon, wie die Ritter im Mittelalter beim Duell. Ich musste gegen jemanden kämpfen, der eine Rüstung trug, während ich mit nackter Brust gekämpft habe. Und er hat mich ständig mit seinem Florett berührt. Letztlich konnte ich ihn töten, aber das lag nicht an meinen Fähigkeiten. Es war so etwas wie in dem Film ‚Highlander' *(wenn das Haupt abgeschlagen ist, gehen sie in ein anderes Leben ein und werden stärker).* Doch am Ende zerquetschte seine gewaltige Rüstung ihm die Brust, und er konnte sich nicht mehr bewegen. Die Dame versuchte, ihm beim Aufstehen zu helfen. Aber es war ihm unmöglich, da er zerquetscht war unter dieser gewaltigen Rüstung... Was halten Sie davon? Ist das nicht ein alberner Traum? Es ist wohl auch wichtig, Ihnen zu erzählen, dass der Kopf, den ich abschnitt, mein Gesicht trug. Denken Sie, das könnte etwas bedeuten?"

Er machte mit der Q5 weiter. Und zum ersten Mal seit vielen Jahren erlebte er einen Frühling ohne irgendwelche allergische Symptome.

Nach drei Monaten
Nach drei Monaten kam er wieder, diesmal zusammen mit der Frau, von der er beim letzten Mal erzählt hatte. Er trug seine schöne, italienische Jet-Set-Kleidung und die Frau trug Turnschuhe, Jeans und ein T-Shirt!

Wie geht es Ihnen?
„Das Brennen im Magen ist verschwunden... Das ist so ziemlich in Ordnung. Das bisschen Brennen, das ich noch habe, kommt von den Zigaretten. Ich habe Ihnen bisher nicht erzählt, dass ich rauche, weil ich mich dafür schäme. Nicht einmal mein Vater weiß, dass ich rauche.

Wissen Sie, in letzter Zeit bin ich sehr angespannt, und ich muss etwas tun, um diese Spannung abzubauen... Mein Schlaf ist viel besser. Ich schlafe ruhiger. Am Morgen habe ich nicht mehr das Gefühl schlecht geschlafen zu haben. Und ich bin so erstaunt, dass ich es schaffe, all meine Probleme selbst zu lösen, ich allein, egal was andere denken."

Das war früher nicht so...?
„Nein, es war wirklich ein großes Chaos. Ich habe für diese Firma gearbeitet und Kosmetika verkauft. Die Arbeit hat mir nie wirklich Spaß gemacht. Der Boss der Firma ist ein sehr guter Freund meines Vaters, und es ist die beste Firma auf diesem Gebiet, die wir in Italien haben. Es ist also ein guter Job, der mir die Gelegenheit gab, Karriere zu machen und viel Geld zu verdienen."

Was ist dann das Problem?
„Nun, das Problem lag darin, dass ich mir diese Arbeit nicht selbst ausgesucht hatte. Ich mochte diese Arbeit von Anfang an nicht, und ich merkte, wie ich anfing sie zu hassen und wusste nicht warum. Jeder würde diese Stelle ohne

zu zögern annehmen, und viele Leute würden eine solche Position mit Gold aufwiegen.

Sehen Sie, ich wusste seit Jahren, dass das nicht mein Platz war. Doch es geht um noch viel mehr ..."

Für Sie hat das noch eine tiefere Bedeutung ...
„Ja, schon als Kind wusste ich, wo immer ich auch war, dass ich da nicht hin gehörte."

Was war das für ein Gefühl?
„Mein Leben lang haben sich andere für mich darum gekümmert. Ich war niemals in der Lage, etwas nur für mich zu tun. Es ist mein eigener Fehler. Ich musste mich nie anstrengen, etwas zu schaffen. Oft hatte ich innerlich das Gefühl, anders zu sein, als es den Anschein hatte. Zum Beispiel musste ich dieses T-Shirt mit dem Krokodil kaufen, weil es gerade Mode war, auch wenn mir das T-Shirt überhaupt nicht gefiel. Die Welt der Kosmetik war für mich einen Haufen verrückter Leute, in der man nur mit Düften enorm viel Geld verdienen kann. Und ich habe es geschafft eine Menge Geld zu verdienen und in dieser Welt sehr berühmt zu werden."

Er hält diese Dinge für wertlos, aber er war sehr gut in diesem Job.

Und wie war das früher?
„Wissen Sie, als ich 14 Jahre alt war, hatte ich den großen Wunsch, ein kleines Motorrad zu fahren. Damals habe ich auch jahrelang versucht, in einer Band Gitarre zu spielen, weil alle, die so etwas machten, immer viele Mädchen um sich hatten."

.... und wie war Ihr Kontakt zu den Mädchen?
„Die Mädchen, mit denen ich bisher zusammen war, waren so etwas wie leere Kokons. Ich war mit ihnen zusammen, weil wir Samstag nachmittags gemeinsam in der Stadt spazieren gehen konnten."

Seine jetzige Beziehung ist etwas anderes. Er berichtet, wie seine Umgebung darauf reagiert:

„Meine Familie war eine Katastrophe. Ich hatte einen heftigen Streit mit ihnen. Ich musste mich sogar von meinem Freundeskreis trennen, und alle denken, ich sei total verrückt geworden. Stellen Sie sich vor, mein Vater ging sogar zur Polizei und sagte, ich hätte Drogen zu Hause. Die denken, sie sei eine Art Hexe und dass ich total ihrem Willen und ihrer Macht unterworfen bin."

• *Kalium bichromicum* •

Und was bedeutet diese Beziehung für Sie?

„Sie verändert mein Leben und es ist, als ob ich endlich Kleider ablegen kann, die zu klein geworden sind. Nun fühle ich mich irgendwie nackt und mir ist ein wenig kalt.

Allgemein bin ich entspannter und in der Lage, etwas Neues auszuprobieren. Wir haben eine sehr gute Beziehung. Ich bin zu Hause ausgezogen. Jetzt, mit 38, tue ich Dinge, die ein normaler Mensch mit 18 tun sollte."

Sie sind zusammen nach Sardinien gefahren und haben sich archäologische Stätten angesehen. Da gab es Türme mit kleinen, engen Nischen, in denen sich die Krieger aufgehalten haben. Der Reiseführer erzählte ihnen, dass die Lebenserwartung der Menschen zur damaligen Zeit 35 Jahre betrug.

„… bis vor kurzem war das Problem, dass ich es nicht für möglich hielt, dass ich so etwas tun könnte. Jetzt jedoch habe ich einen Weg gefunden, den ich nicht mehr verlassen möchte."

Kalium ferrocyanatum

Fall 4: Erstanamnese

Eine 26-jährige Frau, die als Verkäuferin arbeitet. Sie sieht sehr alt aus und erweckt den Eindruck eines extrem schwachen Menschen. Sie ist deutlich untergewichtig, sehr blass und leidet an Exophthalmus (sichtbar an hervortretenden Augäpfeln). Beharrlich behauptete sie, dass alles in Ordnung sei und sie keine besonderen Probleme habe.

Hauptsächlich klagt sie über Schwäche und ihre Unfruchtbarkeit. Sie hätte gerne ein Kind, aber bisher hat es nicht geklappt. Zumindest stellt sie es so dar, dass sie darunter leidet, obwohl sie einem nicht das Gefühl vermittelt, dass ein starker innerer Wunsch dahinter steht. Ihr Mann ist zeugungsfähig, das haben all die Untersuchungen, denen sich das Paar unterzogen hat, gezeigt. Deshalb hat sie sich kürzlich einer Operation unterzogen.

Was haben Sie für Beschwerden?
„Ich bin oft müde, und die Tests weisen auf eine Anämie hin. Doch weil ich schon wegen etwas anderem in Behandlung bin, wollen sie mir nicht noch mehr Tabletten geben… Wenn ich nicht sehr viel schlafe, fühle ich mich immer total erschöpft."

Haben Sie diese Müdigkeit schon lange?
„Hm, früher habe ich acht Stunden am Tag gearbeitet und dann habe ich meiner Mutter im Haushalt geholfen und abends noch Gymnastik gemacht… Doch nun bin ich immer sehr müde... vier Stunden Arbeit fühlen sich an wie zehn Stunden... und wenn ich mich hinlege, fällt es mir sehr schwer, wieder aufzustehen...

Ich war schon immer sehr anämisch, und von klein auf habe ich Eisenpräparate bekommen. Zum letzten Mal vor einem Monat. Das Merkwürdige ist, dass die Ärztin eigentlich annahm, die Anämie habe sich gebessert. Doch als sie die jetzigen Testergebnisse mit den früheren verglich, zeigt sich, dass die Werte stattdessen schlechter geworden waren. Auch meine Schilddrüse wurde getestet und die Ergebnisse zeigten, dass es da ein Problem gibt. Ich verstehe das alles nicht und habe in nichts mehr Vertrauen…. Ich habe schon so viele Behandlungen bekommen, aber wenn ich jetzt nicht weitermache, bin ich wieder da wo ich angefangen habe."

Haben Sie noch andere Beschwerden?
„Ein weiteres Problem ist, dass ich zunehmen sollte, aber es geht nicht. Es ist nicht so, dass ich nichts esse, ich esse: alles und jedes. Aber ich nehme kein Gramm zu...

• *Kalium ferrocyanatum* •

Waren Sie schon immer so dünn?
„Ich war immer die dünnste Person, die ich kannte, schon als kleines Kind ..."

Sie erwähnten, dass Sie noch wegen etwas anderem in Behandlung seien?
„Vor einem Jahr hatte ich eine Operation. Wegen einer Zyste wurde ein Teil meines linken Eierstocks entfernt und gleichzeitig fast der gesamte rechte Eierstock, weil ich, wie sie sagten, Endometriose hatte... und ich hatte Darmprobleme. Mit der Operation haben sie mir wirklich den Rest gegeben. Ich wog nur noch 47 Kilo und aufgrund der Injektionen hatte ich eine 6-monatige erzwungene Menopause. Ich fiel in eine tiefe Depression, die bis vor einigen Monaten andauerte. Vor vier Monaten setzten die Monatsblutungen wieder ein… aber nur weil ich die Pille nahm. Und der Zyklus war auch nicht normal. Man hat mir gesagt, dass die Pille die einzige Behandlungsmöglichkeit bei Endometriose ist.

Als ich operiert wurde, war ich anämisch, aber auch ohne die Menstruationsblutungen bin ich so anämisch wie ich es jetzt bin."

Leiden Sie schon seit langem an Anämie?
„Über Jahre hinweg haben die Testergebnisse nie gezeigt, dass etwas mit mir nicht stimmt. Erst letztes Jahr, vor meiner regulären Kontrolluntersuchung, wurde ich während der Periode sehr krank und drei Tage später wurde ich in ziemlicher Eile operiert."

Warum wurden Sie operiert?
„Ich hatte sehr schlimme Menstruationsschmerzen, aber die hatte ich schon immer… Es waren stechende Schmerzen im linken Eierstock und auch Rückenschmerzen. Wenn ich mich nicht hingelegt hätte, wäre ich verrückt geworden. Mir war heiß und kalt und ich hatte die ganze Zeit Fieber."

Wie alt waren Sie als die Menstruation einsetzte?
„Die erste Menstruation hatte ich mit 12 Jahren."

Und wie war es damals?
„Der Zyklus war regelmäßig wie ein Uhrwerk und die Blutung dauerte fünf Tage. Die Blutungen setzten *pünktlich* ein, aber haben manchmal eine Woche oder einen Monat übersprungen. Sie kamen alle 28-29 Tage und bei den Kontrolluntersuchungen war immer alles in Ordnung.
Ich war schon immer *mehr als normal*. Ich habe zwar gelitten, *aber ich war normal*."

Hatten Sie Beschwerden bevor die Menstruation einsetzte?
„Am Tag davor fühlte ich mich meist sehr krank, mehr gestresst, und ich aß nicht so viel wie sonst... Wenn ich mich aufrege, schlägt mir das immer auf den Magen und den Bauch, und dann kommen Probleme mit der Schulter."

• *Kalium ferrocyanatum* •

Können Sie die Schulterprobleme näher beschreiben?
„Ich weiß wirklich nicht, wie ich den Schmerz in der Schulter beschreiben soll. Vielleicht weil ich immer diese Schmerzen bei der Menstruation hatte... es ist, als ob die Menstruation jeden Moment kommen könnte.

Ich bekomme auch Rückenschmerzen, und es fällt mir dann schwer, mich auf den Beinen zu halten. Es ist nur erträglich, wenn ich mich zusammenkrümme. Meine Schwester hat das auch... Wäre ich berufstätig, würde ich etwas dagegen einnehmen. Ich habe immer getan, was zu tun war, selbst wenn ich starke Schmerzen hatte."

Wo genau beginnen die Schmerzen?
„Am Anfang habe ich im unteren Rückenbereich Schmerzen. Die werden schlimmer wenn ich mich vornüber beuge oder herumgehe. Ich muss sitzen bleiben und meine Beine anziehen oder Schmerzmittel nehmen und im Bett bleiben, dann ist es nicht so schlimm."

Haben Sie starke Blutungen?
„An den ersten beiden Tagen ist es immer sehr viel, dann wird es weniger... Und dann sind da diese stechenden Schmerzen, die nach unten ziehen, sie ziehen mich runter und machen mich ganz klein. Diese stechenden Schmerzen bremsen mich aus, egal was ich gerade tue."

Hat sich nach der Operation etwas verändert?

„Vor der Operation ging ich jeden zweiten Tag zur Toilette, seither jeden Tag. Die Regelmäßigkeit hat sich verändert. Man hat mir gesagt, dass die Verstopfung von der Zyste kam. Jetzt gehe ich jeden Tag, immer zur selben Zeit."

Auf Nachfrage:
„Als ich die Spritzen bekam, war es wirklich, als ob ich im Klimakterium wäre, mit vielen Hitzewallungen und ich war sehr deprimiert... Zwei Wochen lang war meine Stimmung im Keller, und ich habe wenig geschlafen. Ich wachte nachts auf und musste duschen, weil ich von Kopf bis Fuß nass geschwitzt war.

Während der letzten Wochen ging es mir gut, aber dann bekam ich wieder andere Injektionen. Es hört nicht auf, es ist wie eine Tretmühle... Meine Güte, wurde ich durcheinander gewirbelt!

Aber ich habe diese Angst noch nicht überwunden: Zunächst wusste man nicht, ob sie (*die Zyste*) gutartig oder bösartig war... Dann sah es so aus, als ob ich deswegen unfruchtbar sein könnte, und dass die Depression damit zusammenhängt...

Der Arzt wollte immer in meiner Nähe sein... Aber ich lasse niemanden in meine Nähe, wenn ich krank bin... Sogar wenn ich mich sehr schwach fühle, möchte ich nicht, dass mich jemand so sieht. Ich kann es nicht ausstehen, wenn Leute mit mir Mitleid haben. Ich halte es nicht aus, anders zu sein als andere, nur wegen irgendwelcher erbärmlichen Beschränkungen meines elenden Körpers...

Eine Zeitlang hatte ich keine Lust mehr auszugehen oder zu essen. Und es kam häufiger vor, dass ich mich total schlecht fühlte oder grundlos weinte. Auch jetzt noch breche ich manchmal wegen Kleinigkeiten in Tränen aus... aber nur manchmal. Da muss eigentlich nur jemand direkt auf mich zukommen oder irgendetwas anfassen, das mir gehört.

Wenn es Schwierigkeiten gibt, dann kommt gleich alles zusammen."

Wie meinen Sie das?

„Ich weiß nicht genau, wie ich das meine, aber wenn sie kommen, dann hauen sie mich um und ich kann sie einfach nicht bewältigen *(Sie meint damit, dass es für sie schwierig ist, sich der jeweiligen Situation anzupassen).*

Und was geschah weiter?

„Nachdem ich diese künstliche Menopause hatte, bekam ich eine Candida-Infektion, danach Trichomonaden und dann noch Staphylokokken. Danach hatte ich keine Lust mehr herauszufinden, wer mein neuester Gast war. Das hat dann nur noch den Gynäkologen interessiert. Für mich machte es keinen Unterschied."

Wie sah der Ausfluss aus?

„Ein weißer Ausfluss, ziemlich zäh und dick... Es war, als ob die Menstruationsblutung es verdrängen wollte, aber danach kam es gleich wieder, und zwar stärker als zuvor."

Hatten Sie noch andere Operationen?

„Nur am Blinddarm, vor zehn Jahren. Es passierte ziemlich plötzlich... ich hatte bereits eine Peritonitis... Ich hatte nicht viel geklagt, für mich war es wie die üblichen Bauchschmerzen. Dann kam mich ein Freund meines Vaters besuchen, ein sehr berühmter Chirurg. Er sah mich und brachte mich sofort in den OP-Saal, ohne jegliche Untersuchung. Er hatte Recht... ich wäre sonst gestorben. Weil das Risiko einer Sepsis bestand, war ich danach fast einen Monat lang im Krankenhaus... Im Krankenhaus bekam ich dann noch die Windpocken."

Aber Sie müssen doch starke Schmerzen gehabt haben...

„Ich habe ein besonderes Verhältnis zum Schmerz. Ich spüre den Schmerz und weiß, dass ich nicht die Kraft habe, ihn auszuhalten. Deshalb isoliere ich ihn."

Wie machen Sie das?

„Ich hatte schon so oft Zahnschmerzen und habe gelernt, den betroffenen Teil im Mund abzugrenzen; oder wenn ich Magenschmerzen habe, diesen Teil des Bauches."

Und das funktioniert?
„Es funktioniert und es funktioniert nicht... Ich meine, ich spüre den Schmerz nach einer Weile in einem anderen Körperteil... Bei den Zahnschmerzen ist mir das sehr bewusst geworden, denn dann tat nach einer Weile ein anderer, total gesunder Zahn weh. Oder ich bekam Halsschmerzen oder Bauchschmerzen; oder es war immer der Rücken. Als ich hierher kam hatte ich das Gefühl, dass die Schmerzen am Ende ihrer Kette angelangt waren *(Wenn der Schmerz durch das ganze System gewandert war, kam er am Ende immer zur Lendenregion, und dann konnte sie nichts mehr dagegen tun.).*"

Wie meinen Sie das?
„Ich meine, in diesem Moment war die Toleranzgrenze bei mir erreicht... Von da an bekam ich Panik, und dann kam die Verzweiflung... Ich dachte, ich würde sterben... Und dass ich nicht die Kraft haben würde, dies noch länger zu ertragen...

Aber ich habe noch nie weinen können. Vielleicht früher einmal... In diesen Momenten möchte ich in Ruhe gelassen werden. Wehe dem, der sich mir nähert."

Und Ihr Mann... ?
„Ich könnte meinen Mann mit der Kraft meiner Verzweiflung in Stücke reißen *(Sie benutzte im Italienischen den Ausdruck ‚verschlingen' – wie ein Wolf seine Beute verschlingt).* Ich habe dann das Gefühl, dass ich nichts mehr zu verlieren habe."

Träumen Sie?
„Ich träume viel, oft zwei Mal in einer Nacht, und ich erinnere mich immer an meine Träume."

Wovon Träumen Sie?
„Ich träume oft, ich würde fliegen. Das ist ein klassischer Traum, den ich mindestens zwei Mal in der Woche habe... Ich bin drei oder vier Meter über dem Boden und fliege überall herum, und dann wache ich langsam auf."

Wo sind Sie im Traum?
„Normalerweise bin ich in den Bergen, wo saftige Wiesen sind. Ich bin nie zu Hause, ich bin immer viel draußen. Unter mir sehe ich meine Freunde und Verwandten. Und oft werde ich sehr müde und verliere dann an Höhe... Ich sage, dass ich auf Reisen gehe, und dann bin ich alleine in meinen Träumen.

Neulich habe ich von vielen Kindern geträumt. Ich glaube es ist entweder mein Kopf, oder irgendetwas außerhalb... Vielleicht ist es ein Wunsch, der nicht erfüllt werden kann. Und dann frage ich mich tief drinnen, ob ich wirklich ein Kind möchte... Es ist kein angenehmes Gesprächsthema, aber ich glaube, dass es für viele Frauen fast so etwas wie eine Pflicht ist, ein Kind zu bekommen. Ansonsten ist man keine richtige Frau... Ich kann es nicht ertragen, nicht zur Herde zu gehören."

Wie meinen Sie das?
„Obwohl es mich oft gestört hat und ich mich manchmal über mich selbst ärgerte, hatte ich immer die „richtigen" Jeans an *(d.h. modische)* ... die „richtige" Sonnenbrille... und all das andere, damit ich wie alle anderen war. Anderseits hasste ich diese Dinge, die dazu geführt haben, mich auf eine bestimmte Art zu kleiden, schon seit ich im Gymnasium war. Nur damit man „dazu" gehört.

Heutzutage ist es noch schlimmer. Haben Sie sich einmal die Kinder von heute angesehen? Ich sehe es an den Kindern meiner Freunde. Ich habe sogar amerikanische Freunde, von denen ich dachte, sie seien Nonkonformisten. Aber wenn die Bluse nicht als cool gilt, dann tragen sie sie nicht."

Würden Sie es anders machen?
„Nein, ich glaube nicht. Ich glaube, ich wäre keine gute Mutter. Ich hätte das Gefühl, nicht ehrlich zu sein, wenn ich von meiner Tochter erwarten würde, dass sie anders ist, während ich gleichzeitig dieses schlechte Beispiel einer Frau gebe, die es nicht schafft, sie selbst zu sein *(weint)*."

Auf Nachfrage:
„Wenn ich über meine Unfruchtbarkeit nachdenke, wird mir schlecht. Der Gynäkologe sagt, wenn es mit der Endometriose so weitergeht, werde ich unfruchtbar. Ich weiß nicht, ob ich es schaffe. Mein wirkliches Problem ist, dass ich immer gesagt habe, ich möchte drei oder vier Kinder. Aber nach der Operation... *(weint)*."

Auf die Frage nach ihren Essensgewohnheiten:
„Ich esse gerne Süßes und ich liebe Pasta. Vor allem mag ich kalte Süßigkeiten, die man löffeln kann. Ich esse jedoch auch Salziges; man sagt von mir, ich sei eine Ziege. Und ich esse nichts ohne Brot... Und meinen Milchkaffee am Morgen lasse ich mir nicht nehmen.

Kurz gesagt, esse ich alles und oft. Mein Magen fühlt sich oft leer an und ich habe das Gefühl, essen zu müssen. Ich glaube auch, dass alle meine Gefühle sich da versammeln."

Gibt es etwas was Sie gerne tun?
„Ich bewege mich gerne, und wir lieben es beide zu tanzen."

Mittelanalyse von Kalium ferrocyanatum

Ideen der Seminarteilnehmer

- Es gibt viele *Kalium*-Themen: Konformismus, zur Herde gehören wollen – aber sie hat durchaus Zugang zu ihren Gefühlen hinsichtlich dieser Dinge.
- Sie ist eher dünn und untergewichtig als kräftig.
- Sie hat nicht diese kompakte Struktur; in ihrem Körper zu sein ist für sie nicht so einfach.
- Ein starkes Schwächegefühl ist vorhanden; sogar in ihren Träumen ist sie nicht stark genug, ihre Flughöhe zu halten.
- Sie versucht, den Schmerz von ihrem eigenen Körper abzutrennen: d.h. sie vernachlässigt ihr Leiden. Sie wollte das Leiden auslöschen und das Resultat war eine Sepsis.
- Sie ist unfruchtbar, weil sie sich wegen ihrer Schwäche nicht in der Elternrolle sehen kann.

Sie kann in diesem Körper nicht leben, denn darin zu leben bedeutet, nicht sie selbst zu sein. Aber sie kann nicht daraus entkommen, denn sonst würde sie sterben. Es ist, als ob man in einem Körper lebt, der nicht zu einem passt; als ob man innerhalb einer Struktur lebt, die man nicht richtig versteht.

Wenn wir diesen Fall mit den ersten drei Fällen vergleichen, erscheint uns diese Patientin depressiver als die anderen. Sie bringt das Gefühl der Leere deutlich zum Ausdruck, und man kann ein starkes Gefühl von Ärger bei ihr wahrnehmen, das bei den anderen nicht so zum Vorschein kam.

Repertorisation

Gemüt; Berührung; Abneigung

Allgemein; Taubheit, Unempfindlichkeit; Körperteile; einzelner

Weiblich; Tumore; allgemein; Eierstöcke

Allgemein; Schmerzen; wandernd

Menses; schmerzhaft, Dysmenorrhö; Blutfluss; agg.; je stärker der Blutfluss, desto stärker die Schmerzen

Gemüt; Träume; fliegen

Allgemein; Berührung; agg.

Allgemein; Speisen und Getränke; Süßigkeiten; Verlangen

Allgemein; Speisen und Getränke; Brot; Verlangen

Rücken; Schmerzen; allgemein; Lendengegend, Lumbago; Beugen; amel.; nach vornüber

Weiblich; Metrorrhagie; schmerzlos

Weitere Allgemeinsymptome dieses Mittels:

Anämie.

Anämie: Bildung roter Blutkörperchen beeinträchtigt: Eisenmangel, von, Chlorose.

• Kalium ferrocyanatum •

Berührung: agg.
Puls: klein.
Puls: schwach.
Puls: unregelmäßig.
Schmerzen: allgemein.
Schmerzen: neuralgisch.
Schmerzen: wandernd.
Schwäche, Erschöpfung, Entkräftung, Gebrechlichkeit.
Schwäche, Erschöpfung, Entkräftung, Gebrechlichkeit: geistige Anspannung, Berufstätigkeit: agg.
Schwäche, Erschöpfung, Entkräftung, Gebrechlichkeit: Infektion, nach.
Schwäche, Erschöpfung, Entkräftung, Gebrechlichkeit: Krankheit, akuter, in
Taubheit, Gefühllosigkeit: äußerlich.
Taubheit, Gefühllosigkeit: Körperteile: einzelne.
Zittern: allgemein.
Zittern: äußerlich.

Gemütssymptome:

Angst.
Angst: allgemein.
Angst: Magen im.
Angst: Tod, vor dem.
Berührung: Abneigung.
Beschwerden durch: Herbst, geistige oder emotionale Symptome.
Beschwerden durch: Kummer, Leid, Sorge.
Beschwerden durch: Kummer, Leid, Sorge: Weinen, kann nicht.
Einbildung, Illusion.
Einbildung, Illusion: Herz: Krankheit, hat eine, und stirbt.
Kummer: allgemein.
Kummer: stiller.
Reizbarkeit: allgemein.
Reizbarkeit: Familie, gegenüber ihrer.
Reizbarkeit: Menses, vor.
Reizbarkeit sehr schnell
Tod: Gewissheit vom
Träume: erotische.
Traurigkeit, Verzagtheit, Depression, Melancholie:
Traurigkeit, Verzagtheit, Depression, Melancholie: im Wechsel mit: Zorn.

Traurigkeit, Verzagtheit, Depression, Melancholie: Weinen unmöglich.
Weinen, weinerliche Stimmung: allgemein.

Ungeachtet der Pathologie in diesem speziellen Fall ist dies kein so genanntes weibliches Mittel. Die männlichen Patienten, die dieses Mittel benötigen, machen sich ähnliche Sorgen über ihre Elternrolle. Es ist, als hätten sie die Besorgnis, als ob damit das letzte bisschen ihres „Selbst" ausgelöscht würde. Sie schenken ihrem Selbst ja ohnehin schon so wenig Beachtung. Wären sie auch noch für andere verantwortlich, gäbe es überhaupt keinen Platz mehr für sie selbst.

Fall 4: Verlauf

Nachdem die Patientin das Mittel einige Tage in der Q1 genommen hatte, bekam sie starke Bauchschmerzen, in der gleichen Art wie während der Menstruation. Für diese Patientinnen stellt schon die Vorstellung einer Monatsblutung einen Energieverlust dar. Ich schlug vor, das Mittel nur noch zwei Mal wöchentlich zu nehmen.

Die nächste Konsultation war zwei Monate später angesetzt, aber sie sagte ein paar Tage davor ab. Das „Problem" war, dass sie schwanger geworden war und zur Gynäkologin musste. Diese meinte, sie solle jede Art von Behandlung abbrechen, vor allem die homöopathische, denn da würde man mit toxischen Substanzen arbeiten, die das Kind gefährden könnten.

Fast ein Jahr lang hörte ich nichts von ihr. Einige Wochen nach der Geburt rief sie an und bat um einen dringenden Termin. Sie litt an einer schweren Wochenbettdepression und hatte einen ernsten Streit mit ihrer Gynäkologin, die nichts gegen die Depression tat. Sie brauchte schnell einen Termin wegen ihrer großen Probleme.

Sie sagt:
„Ich bitte Sie um Verzeihung für mein Verhalten. Aber ich war sehr wütend auf Sie."

Warum?
„Ich sehe ein, dass ich mich schlecht benommen habe, denn ich kam hierher zu Ihnen und Ihre Behandlung schlug recht gut an. Ich hatte Ihre Adresse von zwei Freundinnen bekommen, die Sie wegen Unfruchtbarkeit behandelt hatten, und sie bekamen auch Kinder... Sie hätten mir als Fachmann zumindest sagen können, dass ich so schnell schwanger werden könnte! ... Vor einem Jahr hatte ich den Plan gefasst, und ich wollte nicht den ganzen Sommer mit so einem dicken Bauch herumlaufen *(weint)*.

Im Grunde ist ja das Problem, dass ich nicht sicher bin, ob ich dieses Kind wirklich wollte. In der Vergangenheit bekam ich massenweise Behandlungen, und nichts hat genützt. Ich habe die homöopathische Behandlung nur begonnen, um meine Familie und meinem Ehemann zufrieden zu stellen, weil eine Frau ja keine richtige Frau ist, wenn sie keine Kinder hat."

Sie wollten es allen recht machen...
„Ja, ich war der Überzeugung, wenn ich alles versuchte, sogar eine homöopathische Behandlung, ich meiner Pflicht Genüge tun würde. Sie haben letzten Endes meine Pläne durchkreuzt... Ich hätte das Kind am liebsten an ihrer Haustür abgesetzt. Ich wäre froh gewesen, wenn Ihre Behandlung während der Schwangerschaft ihm Schaden zugefügt hätte. Ich ging aber mit meinem Mann zur Gynäkologin, und sie untersagte mir, hierher zu kommen. Ich war sehr wütend auf Sie und wollte Sie nie mehr sehen."

Wie war denn Ihre Schwangerschaft?
„Meine Schwangerschaft verlief recht gut. Ich habe nur ab und zu das Mittel genommen, weil ich dachte, es könnte gegen meine Anämie helfen. Meine Gynäkologin erzählte mir, sie sei selbst eine gute Homöopathin, aber sie gehört einer anderen Schule an. Sie sagte, dass die Art wie Sie Homöopathie praktizieren, sehr veraltet ist. Als ich ihr dann sagte, dass ihre Behandlung mir bisher nicht geholfen hat, nahm sie mir das übel."

Haben Sie denn das Mittel während der Schwangerschaft genommen?
„Ja, ich nahm das Mittel während der Schwangerschaft, und die Anämie war viel, viel besser. Das Eisenpräparat, das mir die Gynäkologin verschrieb, habe ich nicht genommen. Im 5. Monat ungefähr hörte ich mit dem Mittel auf, denn wenn das gestimmt hätte, was meine Gynäkologin sagte, hätte ich ein abnormales Kind bekommen können. Ich bin gläubig, sehr katholisch, und ich hätte mir niemals eine Abtreibung gestattet.

Während meiner ganzen Schwangerschaft hatte ich schreckliche Träume und ständig Angst, ein Monster zur Welt zu bringen... Aber an Stelle eines Monsters bekam ich ein hübsches kleines Mädchen. Sie nuckelt sehr gerne an der Brust, aber ich habe keine Milch, und mit der Ersatznahrung geht es ganz gut. Sie isst gut, aber sie hat große Schwierigkeiten mit dem Schlafen und ich bin ganz erschöpft... Ich fühle mich leer."

Das ist für Kalium ferrocyanatum eine typische Ausdrucksweise.
„Ich habe eine Wut auf die ganze Welt und glaube, dass ich dieses Leben nicht länger ertrage. Ich habe ernsthaft über Selbstmord nachgedacht. Aber ich bin mir sicher, dass ich an einer schlimmen Krankheit sterben werde. Deswegen brauche ich nicht mit einem Schuldgefühl aus dem Leben zu scheiden, das ich hätte, wenn ich mich erschießen würde."

• Kalium ferrocyanatum •

Und was führt Sie jetzt zu mir?
„Ich bin nicht hier, weil Sie so ein netter Mensch sind, das überhaupt nicht. Es ist nur so, dass von all den Behandlungsversuchen, die ich bisher unternahm, das, was Sie mir gegeben haben, das Einzige ist, das verdammt noch mal eine Wirkung hatte. Jetzt sind sie dran und müssen ihrer Verantwortung nachkommen!"

Gibt es Träume an die Sie sich erinnern?
„Warum interessieren Sie sich für meine Träume? *(Sie wird ärgerlich.)* Wenn ich darüber reden wollte, hätte ich zu einem Psychiater gehen können... Das wäre das Letzte, das ich tun würde. Ich weiß schon, was ein Psychoanalytiker mir sagen würde. Also: tote Menschen, Kriege, Zerstörung, Leichenteile. Reicht Ihnen das? Ich habe den Eindruck, dass ich nur diese Bilder betrachte und keine Kraft habe, irgendetwas zu tun. Ich habe das Gefühl, zu wissen, was meine Pflicht ist, aber ich habe keine Energie mehr zum Kämpfen. Wenn ich aufwache, bin ich in einer fürchterlichen Stimmung und es ist mir unmöglich, das Bett zu verlassen. Doch ich muss, weil ich für mein weinendes Kind sorgen muss. Und sie ist erst glücklich, wenn ich sie an meine Brust nehme und mit ihr kuschle.

Wahrscheinlich interessiert es sie, dass es bei mir im Haus noch drei Frauen gibt: meine Mutter, meine Schwiegermutter und eine Haushaltshilfe. Die sind alle da, um mir zu helfen. Meine Mutter schläft neben meinem Bett, damit sie mir in der Nacht helfen kann, für meine Tochter zu sorgen."

Welche Beschwerden haben Sie?
„Morgens wache ich mit fürchterlichen Kopfschmerzen auf, wie früher als Teenager, immer auf der rechten Seite. Eine klassische Migräne, die anscheinend unheilbar ist. Als ich meine erste Menstruation bekam, verschwand die Migräne. Doch jetzt gibt es nichts, wodurch ich sie loswerden kann.

Es fühlt sich an, als ob sich mein Magen in die Nabelgegend abgesenkt hat. Während der Schwangerschaft habe ich mich so oft übergeben, dass mein Magen versucht, sich so weit wie möglich vor meinem Mund zu verstecken... Wenn dieses Gefühl kommt, schlägt mein Herz wie verrückt.

Und ich habe noch immer diese Schmerzen in der Gebärmutter und das permanente Gefühl, dass meine Menstruation gerade anfängt."

Das ist ein häufiges Symptom von Kalium ferrocyanatum.

Und Ihr Mann... ?
„Mein Mann... wenn der nur versucht, etwas zu sagen, erschieße ich ihn vor den Augen der ganzen Welt. Er darf mich nicht mehr anfassen und jetzt hat er nur zwei Möglichkeiten zur Auswahl: entweder seinen Penis abzuschneiden oder sich eine Geliebte zuzulegen, denn ich habe beschlossen, mich sterilisieren zu lassen."

• *Kalium ferrocyanatum* •

Sie wollte mit dem Mittel nicht weitermachen, weil es für sie eine Katastrophe sei. Sie hatte solche Furcht, das Mittel könne eine weitere Schwangerschaft verursachen, dass sie nicht mal mehr den Namen ausgesprochen hören wollte. Ich habe die Apotheke gebeten, den Namen auf dem Etikett zu ändern.

Einige Tage später rief sie an, um sich zu beschweren. Sie hatte versucht, Informationen über das neue Mittel *(dessen Namen vollständig erfunden war)* herauszusuchen und weder im Internet oder in Büchern etwas gefunden. Sie sagte, das sei kein gutes Verhalten für einen Arzt und beschwerte sich.

Ein paar Minuten später rief ihr Ehemann an. Als erstes stellte sich heraus, dass er Mediziner ist, was sie nie erzählt hatte. Zweitens ist er Psychiater. Er war furchtbar aufgebracht und drohte, mich bei der Ärztekammer wegen unprofessionellen Verhaltens anzuzeigen.

Nach einigen Tagen beschloss sie jedoch, das Mittel trotzdem zu nehmen. Ihr Schlaf wurde besser, sie wurde kräftiger und nach zehn Tagen waren die Kopfschmerzen vorbei und das Baby schlief auch. Nach zehn Tagen rief ihr Ehemann nochmals an und entschuldigte sich für sein Verhalten.

Das nächste Mal kam sie mit ihrer Tochter und ihrer Mutter.

Sie sagt spontan:
„Ich muss zugeben, dass Sie diesmal Recht hatten und ich muss Ihnen wirklich danken. Es fällt mir schwer, Ihnen Danke zu sagen, aber ich möchte Sie auch um Entschuldigung für mein Verhalten bitten. Bitte versuchen Sie, mich zu verstehen. Ihnen gegenüber meinen Ärger herauszulassen, bedeutet für mich, eine ganz persönliche Seite von mir preiszugeben, denn ich zeige meinen Ärger nur ganz wenigen Leuten, mit denen ich sehr vertraut bin. Als ich das letzte Mal aus Ihrer Praxis gegangen bin, war ich in einer noch viel tieferen Krise, weil ich nicht mehr wusste, was ich denken sollte... Mein Mann ist Psychiater, das hätte ich Ihnen wahrscheinlich erzählen sollen. Jetzt ist er derjenige, der zugibt, dass die Behandlung anschlägt. Er lässt Ihnen ausrichten, dass er sich nicht professionell verhalten hat und respektlos war und dass es ihm leid tut. Es ist für uns beide eine schwere Zeit. Zum Glück haben wir dieses schöne Kind."

Sie freuen sich jetzt über Ihr Kind?
„Ich könnte nicht sagen, dass ich mich irgendwie als Mutter fühle. Ich habe lange darüber nachgedacht, und auch über unsere Entscheidung, ein Kind zu haben. Denn sie hat wahrscheinlich meinen inneren Widerstand gespürt und sich nicht sehr willkommen gefühlt auf dieser Welt."

Was ist dann das Mädchen für Sie, wenn Sie sich nicht wie eine Mutter fühlen?
„Ich betrachte sie als eine Art Gast, der für eine lange Zeit in meinem Haus bleiben wird. Früher habe ich jahrelang ehrenamtlich mit alten Leuten gearbeitet. Ich

habe auch schon mal versucht, mit Babys zu arbeiten, aber ich kann mit Kindern nicht umgehen. Jetzt scheint es, als ob ich diese Erfahrung machen muss, also versuche ich mein Bestes zu tun. Sie ist sehr hübsch, auch wenn ich nicht verstehen kann, warum sie den ganzen Tag lächelt."

Sie berichtet spontan:
„Ich hatte einen sehr ernsten Streit mit meiner Mutter. Sie war diejenige, die bei uns zu Hause die Hosen an hatte. Sie behandelte mich, als sei sie ein General der Heilsarmee... Zuerst war da unsere Pflicht, dann unsere Pflicht und dann unsere Pflicht. Und nur dann konnte man vielleicht darüber nachdenken, sich eine Weile auszuruhen. Jahrelang hätte ich ihr gerne gesagt, was ich über sie dachte, aber ich hatte immer die Angst, dafür ins Exil geschickt zu werden. Am Ende sprach ich mit meinem Onkel und meinem Bruder darüber, dass ich es nicht mehr aushielt. Ich liebe sie und meinen Vater, und mein Vater würde so etwas nicht aushalten. Mein Bruder war schon mit 16 Jahren drogenabhängig. Er war das schwarze Schaf und die Schande meiner Familie. Aber auch eine totale Niederlage für meine Mutter, die einen Herzinfarkt bekam. Letztendlich verwies sie ihn des Hauses und er kam nie zurück. Ich liebe ihn so wie man einen älteren Bruder nur lieben kann, den man bewundert und der all das repräsentiert, was man nie im Leben erreichen kann."

Sie war total in diesen wunderbaren Bruder verliebt, doch sie hatte das Gefühl, niemals so sein zu können wie er.

„Er ist älter. Ich bin klein und weiblich (*weint*) ... Anfangs war ich auf der Seite meiner Mutter, denn ich fühlte mich von ihm hintergangen, weil er mich alleine zu Hause zurückgelassen hatte... aber ich konnte mich nicht wehren und gegen die ganze Familie und deren Freunde ankämpfen. Ich hatte das Gefühl, das alleine nicht zu schaffen. Ich hatte keinen Mut und habe ihn immer noch nicht. An diesem Hof war ich immer wie ein Lord Chamberlain (*Jemand, der nachgiebig und untertänig gegenüber dem König ist*), der viel Ärger in sich trägt und es am liebsten hätte, wenn das ganze Königreich aufstehen und rebellieren würde."

Sie erzählt von einem Traum:
„Dieses Mal hatte ich einen sehr interessanten Traum, und mein Mann sagte, ich solle Ihnen davon erzählen. Ich war mit ein paar Bauarbeitern gerade dabei, die Grundstücksgrenze auf dem Bauland zu markieren, wo ich mein Haus bauen sollte. Das Problem war, dass das Grundstück nicht eben war, sondern an einem steilen Hang lag. Hinzu kam, dass der Boden aus Kalkstein bestand und deshalb nicht so hart wie Felsgestein war. Es war schwierig, ein Stück hartes Felsgestein zu finden, auf dem wir unser Haus bauen konnten. Am Ende musste ich einen Geologen holen. Das kostete mich ein Vermögen, weil wir so tiefe und lange Ausgrabungen machen mussten und erst nach vielen Metern festes Gestein fanden. Ich habe den Traum nicht verstanden und warum ich so verärgert war... Das Fundament zu errichten war letzten Endes teurer als der Hausbau selbst."

Mittelanalyse von Kalium ferrocyanatum

Häuser repräsentieren in Träumen oft das eigene Selbst. Sie muss an einem steilen Hang bauen und muss tief graben, um festes Gestein zu finden.

Das zentrale Thema bei diesem Mittel ist, dass alles auf einem schwachen Grund aufgebaut ist. Alles, was in mir ist, kommt auch nach außen. „Auch wenn ich ein Kind bekomme, dies ist die letzte Möglichkeit, ich selbst zu sein." Erst jetzt ist sie in der Lage, sich mit der Existenz ihres eigenen Hauses zu befassen.

Obwohl: dies ist nicht der Traum eines geheilten Menschen. Es ist ein Traum, der einen Anfang für eine gute Arbeit am Selbst darstellt.

Die Patientin hat das Mittel dann auch über Jahre hinweg genommen.

Sehr oft, wenn wir ein solch tiefes Gefühl der Leere, eines Nichts im Inneren, antreffen, sehen wir heftigen Ärger als eine der häufigsten Reaktionen. Der Ärger und die Reizbarkeit geben dem Nichts eine Struktur. In solchen Patienten ist der Ärger ein fundamentales Gefühl. Wenn Sie diesen Ärger auf irgendeine Art beseitigen, ist da nichts mehr, oder im besten Fall eine schwere Depression.

Wie ist es mit *Kalium ferrocyanatum* bei Männern?

Bei Männern fiel mir als erstes auf, dass auch sie oft über eine extreme Schwäche klagen, vor allem im Genitalbereich und vor dem Hintergrund einer möglichen Elternschaft.

Was bedeutet es, Vater oder Mutter zu sein? Das ist natürlich eine sehr komplexe Angelegenheit. Im metaphorischen Sinne wird alles, was mit unserer Kreativität zu tun hat und etwas zum Ausdruck bringt, das über unser eigenes Leben hinausgeht, als Zeichen unserer Existenz auf diesem Planeten zurückbleiben. Auf irgendeine Art fahren wir fort zu existieren. Diese interessante Betrachtungsweise sollten wir immer in Erwägung ziehen, wenn wir mit dem Problem der Unfruchtbarkeit oder Sterilität zu tun haben.

Die mit diesem Mittel behandelten Fälle hatten Prostatitis oder andere lang anhaltende, chronische Entzündungen; letztlich ziemlich einfache Symptome, die sich jedoch nicht besserten. Die psychologische Seite geht in die gleiche Richtung. Es ist jemand, der extrem schwach erscheint oder der nicht genügend Stärke hat, sich selbst als Individuum zu behaupten. Wie bei den meisten *Kaliums*, die ja zum Thema haben, nichts hervorbringen zu können, was eine Projektion ihrer Selbst sein könnte, weil der Preis dafür zu hoch ist. Es kostet sie so viel Energie, dass sie eigentlich nicht mehr existieren können. Sie wollen in der ihnen seit langem vertrauten Situation verharren, weil es ihnen sonst zu viel wird. Zum Beispiel können sie sagen, dass sie sich so sehr anstrengen mussten, um eine bestimmte Position zu erlangen und all ihre geringe Energie dafür brauchen, um darin zu bestehen. Würden sie mehr tun, würden sie alles, was sie haben, wieder verlieren.

Häufig trifft man auch auf das Gefühl von Verlassenheit. Was auch immer sie haben, es bleibt ein Gefühl der Leere. Oft ist das Einzige, was dieses starke Gefühl der Leere und Unausgefülltheit überdeckt, ein sehr starker Ärger.

Bei den Folgebehandlungen dieser Patientin wird ein weiteres gemeinsames Thema deutlich: das der Selbstaufgabe. Oft scheint es so, als müssten diese Menschen sich mehr oder weniger vollständig aufgeben, um die Familie zusammenzuhalten, selbst wenn sie innerhalb der Familie keinerlei Anerkennung erhalten. Als ob es für sie zu anstrengend ist, gleichzeitig in einer Beziehung zu sein und familiäre Beziehungen zu pflegen und dann noch Energie in ihre eigene Selbstverwirklichung zu stecken. Also lassen sie ihre Energie auf Kosten des eigenen Selbst und zugunsten der Gruppe (der Familie) sozusagen ausbluten.

Kalium iodatum

Fall 5: Erstanamnese

Ein 60-jähriger Mann kommt mit schwerem Asthma und Emphysem. Es ist ein trockenes Asthma mit geringer Schleimproduktion.

Ich hatte große Schwierigkeiten, mit ihm in Kontakt zu treten. Er war ausgesprochen anstrengend. Es war nicht einfach, mit ihm zu sprechen. Er war extrem verschlossen, unfreundlich, sehr angespannt, und ich gewann den Eindruck, dass er nicht gerne mit anderen Menschen zu tun hat. Er legt keinen Wert auf freundliche Begegnungen; mehr oder weniger bringt er deutlich zum Ausdruck, dass ein Arzt für ihn lediglich jemand ist, der Medikamente verschreibt, sonst nichts.

Er hat einen starken Ausschlag im Gesicht, eine Art Acne rosacea, und er leidet an einer schweren chronischen Pharyngitis. Diese ist sehr auffällig, und bei der körperlichen Untersuchung war eine blaurote Verfärbung des gesamten Rachenraumes festzustellen.

Was haben Sie für Beschwerden?

„Ich habe Asthma und kann nicht atmen. Eines Abends war ich in einer verzweifelten Lage, als ich mit meiner Frau zu Hause war, sie war krank. Sie hatte einen Tumor, und an diesem Tag hatte mein Sohn einen Autounfall. Die Verzweiflung, die damals über mich kam, löste einen Anfall aus. Ich hatte schon zuvor ab und zu Asthmaanfälle, und sie wurden häufiger. Der Geruch von Holz und der Staub setzten mir zu, ich war gegen so viele Dinge allergisch, dann wurde ich dagegen geimpft.

Es ist immer noch sehr schlimm, ich bin in einer schweren Krise.

Es ist eine richtige Plage mit diesen Sprays... Sobald ich ins Bett gehe, ist meine Nase verstopft. Das ist bis vor ein paar Wochen nie passiert. Jetzt ist sogar meine Nase zu und ich kann nicht atmen."

Der Autounfall Ihres Sohnes hat Sie schwer getroffen...

„Ich hatte einen schweren Schock, und als mein Sohn nach Hause kam, hinkte er. Seit diesem Abend habe ich von Zeit zu Zeit Rückfälle."

Wodurch werden die ausgelöst?

„Es muss nicht unbedingt etwas Schwerwiegendes sein, das sie auslöst. Es kann auch nur ein kleiner, trockener Husten sein, mit dem es anfängt. Und dann bekomme ich ohne einen Grund diese Atemnot...

• *Kalium iodatum* •

Mittlerweile fängt es ganz plötzlich an, aus dem geringsten Grund. Ich benutze alle zwei bis drei Stunden das Spray, obwohl der Arzt sagt, ich solle es nicht so oft benutzen. Aber was soll ich denn machen?"

Wann ist es besonders schlimm?
„Wenn das Kind *(sein Enkelsohn)* etwas hat oder ich mich über irgendeine Kleinigkeit aufrege."

Gibt es auch Zeiten wo es besser ist?
„Wenn ich von den Problemen zu Hause weg bin, geht es besser. Aber zu Hause erscheint mir eine Mücke als Elefant."

Kamen die Anfälle zu bestimmten Zeiten?
„Die Anfälle kamen immer regelmäßig. Ich bekam jeden Morgen beim Aufwachen einen Anfall, und dann gegen 17.00-18.00 Uhr. Um diese Zeit komme ich nach Hause, draußen zu sein tut mir gut. Wenn ich nach Hause komme, muss ich sofort alle Fenster öffnen.

Jetzt ist mein Zustand so kritisch, dass es wirklich lästig ist. Ich kann nichts mehr ertragen. Ich möchte alleine sein und mich mit meinen eigenen Dingen beschäftigen und niemanden mehr sehen... Und ich kann mich kein bisschen mehr anstrengen."

Gibt es etwas wodurch es besser wird?
„Ja, schon als Kind ging es mir am Meer besser... Aber jetzt... Ich fühle mich in der Hitze überhaupt nicht wohl... Obwohl ich wenigstens nicht huste... Von klein auf habe ich immer Halsschmerzen gehabt."

Haben Sie auch jetzt noch Probleme mit dem Hals?
„Ja, bei jedem Wechsel der Jahreszeit oder wenn ich den Hals nicht bedeckt habe und mich dann erkälte, schwellen meine Mandeln an. Das Schlucken fällt mir schwer und manchmal verliere ich meine Stimme."

Können Sie das noch näher beschreiben?
„Es ist, als ob es ganz heiß wird in meinem Hals, und als ob sich etwas verschließt. Manchmal werde ich heiser. Aber das passiert das ganze Jahr über, nicht nur im Winter."

Hatten Sie das schon als Kind?
„Ich kann mich erinnern, dass ich das schon als Junge hatte. Als Einziger von meinen Geschwistern sind mir die Mandeln nicht herausgenommen worden... und das ist jetzt dabei herausgekommen... Sie waren gut in der Schule, und ich hatte nicht

mal eine Stimme, mit der ich sprechen konnte... Wenn der Lehrer mich etwas fragte und ich antworten sollte, hatte ich immer Halsweh. Und gerade wenn ich mich anstrengte, um ein paar Worte herauszubringen, war alles total blockiert.

Man sagte, ich sei schüchtern; ich fühlte mich in der Klasse niemals wohl, aber ich tat immer meine Pflicht."

Hatten Sie dann auch Schwierigkeiten beim Essen?
„Ja, ich erinnere mich an den Geschmack von Blut... und an ein Ekelgefühl, so dass ich nicht mal in die Nähe von Essen kommen konnte."

Gibt es noch andere Beschwerden?
„In der Zeit zwischen Frühjahr und Sommer habe ich Probleme. Man stellte eine Gastritis fest. Ich fühle mich sehr schwach und verliere meinen Appetit. Ich habe keine Lust zu essen und fühle mich total ausgelaugt. Ich glaube, dass die Tatsache, dass ich nichts esse, das Schwächegefühl noch verstärkt. Ich muss viel aufstoßen und das schmeckt dann so wie das Essen vom Vortag. Ich bin sehr hungrig, aber sobald ich etwas in meinen Mund schiebe, vergeht mir der Appetit und mir wird übel... als ob ich mich übergeben müsste."

Haben Sie denn keinen Hunger?
„Am Vormittag läuft mir das Wasser im Mund zusammen, aber ich weiß nicht, ob es vom Hunger kommt. Das Einzige, womit es mir besser geht, ist Coca Cola. Ich habe schon immer große Mengen davon getrunken. Obwohl es mir jetzt so scheint, als ob meine Zähne davon schmerzen... Wenn ich viel davon trinke, sind meine Zähne empfindlicher. Ich muss sehr viel trinken, aber glücklicherweise habe ich herausgefunden, dass es mir mit Cola viel, viel besser geht als mit Wasser.

Wenn ich aufwache, bin ich sehr hungrig, obwohl ich erst spät zu Abend esse. Abends habe ich weniger Appetit.

Ich mag sehr gerne Milch... aber ich bekomme Durchfall davon. Gelegentlich höre ich auf, Milch zu trinken, aber dann kann ich wiederum nicht darauf verzichten. Heiße Milch ist schlimmer als kalte. Ich liebe Milch, aber mein Magen schmerzt sofort, nachdem ich sie getrunken habe, und ich bekomme Durchfall.

Jetzt wo ich keine Milch trinke, habe ich Verstopfung... Es ist schwierig, den Stuhl herauszubekommen. Bis vor kurzer Zeit habe ich viel Milch getrunken und hatte keine Probleme damit. Wenn ich nicht essen müsste, wäre es besser. Wenn ich nur essen müsste, wenn mir danach ist, würde ich ..."

Gibt es etwas was Sie gerne essen?
„Ich liebe Fisch, aber ich kann nicht viel essen. Zum Glück nehme ich nicht zu. Wenn ich ein Kilo mehr habe, bekomme ich gleich Schwierigkeiten, ich fühle sofort, dass ich ein Kilo schwerer bin. Das Atmen fällt mir ohnehin schon schwer."

• *Kalium iodatum* •

Und was mögen Sie gar nicht?
„Ich mag alles, aber meine Tochter achtet sehr darauf, was sie für mich kocht... Ich würde ein bisschen Öl dazu geben."

Und Ihre Frau?
„Ich habe meine Frau verloren, als ich 38 Jahre alt war. Es ist schwer mit jemanden zusammen zu sein und zu wissen, dass nichts mehr getan werden kann. Mit drei Kindern, und man kann einfach nichts machen. Es war wirklich dramatisch, und immer musste man eine Entschuldigung parat haben... mit einem Sohn, der mit einem Schulterverband, der bis zum Hals reicht, ein ganzes Jahr lang bettlägerig ist... mit kleinen Kindern umgehen müssen. Aber damals bin ich besser zurechtgekommen als heute, auch wenn es so viele Probleme gab."

Auf die Frage nach seinem Schlaf:
„Ich muss mit einem Hustenbonbon im Mund schlafen... Ich spüre immer ein Kratzen in der Brust. Mit Hustenbonbons im Mund muss ich schlucken. Wenn ich etwas im Hals habe, ist das kratzende Gefühl nicht so stark und ich habe nicht das Gefühl zu ersticken."

Wie fühlt sich das an?
„Es fühlt sich immer so an, als ob etwas zugeschnürt wäre... Es ist ein Erstickungsgefühl... Mein Schlaf ist sehr schlecht. Ich schlafe überhaupt nicht gut. Entweder schnappt mich ein Löwe, oder das Haus fällt über mir zusammen, oder es gibt ein Erdbeben."

Erzählen Sie mir mehr über Ihre Träume...
„Ich träume, dass das Haus zusammenbricht, und ich liege darunter, oder dass der Balkon abbricht, und ich falle ins Leere... Ich hänge fest am Dach oder am Balkon, und das Haus stürzt auf mich nieder... Diese Träume waren beängstigend, und ich hatte sie danach für lange Zeit."

Hatten Sie solche Träume schon als Kind?
„Es gibt nur einen sehr beunruhigenden Traum, den ich seit meiner Kindheit habe: Ich bin am Meer und plötzlich ist eine Flutwelle da, die kurz davor ist, alles zu überschwemmen. Es gibt kein Entkommen, und die Welle bricht über mir. Ich kann spüren, wie das Salzwasser in jede Körperöffnung dringt und es ist, als ob ich bis oben hin vollgesogen bin. Mein Kopf fühlt sich an, als würde er explodieren und ich weiß nicht, wie ich ihn zusammenhalten soll...

Ich hatte diesen Traum schon als kleiner Junge. Er kommt immer, wenn ich in Schwierigkeiten oder in Gefahr bin."

• Kalium iodatum •

Was empfinden Sie in dem Traum?
„Im Traum habe ich das Bedürfnis, mich irgendwo festzuhalten, aber ich kann nichts finden zum festhalten. Als ich es schaffe, meinen Kopf über Wasser zu bringen, sehe ich, dass die einzigen Gebäude, die noch stehen, die Schule, das Gerichtsgebäude und das Theater sind. Ich schaffe es mit großen Schwierigkeiten, dorthin zu kommen und alle schauen mich verächtlich an, weil ich der einzige Überlebende meines Stadtteils bin."

Und wie geht es Ihnen jetzt?
„Schlecht, ich bin in jeder Hinsicht deprimiert. Ich bin immer müde, es gibt nichts, was mir Freude macht. Weil ich immer müde bin, fühle ich mich nie ausgeruht und bin deshalb deprimiert und schlecht gelaunt.

Ich hatte so viele Probleme und habe es geschafft, damit fertig zu werden. Meiner Tochter geht es langsam besser. Ich mache mir Sorgen über Kleinigkeiten, um die ich mich nicht kümmern müsste... Ich rede nicht gerne über familiäre Angelegenheiten. Ja, ich schaffe es nicht, ein guter Vater zu sein."

Wie meinen Sie das?
„Ich meine, ich bin mir vollkommen bewusst, was ich tun und nicht tun sollte. Aber ich hätte niemals heiraten sollen. Ich bin ein Mann, der besser alleine bleiben sollte. Ich war nicht für ein Eheleben bestimmt und auch nicht zum Vater."

Was macht Ihnen am meisten zu schaffen?
„Streitereien machen mich fertig. Die geringsten Kleinigkeiten machen mich krank, meine Asthmaanfälle werden schlimmer. Ich kann mit niemandem lange böse sein, maximal zwei Stunden und dann ist es vorbei. Familienprobleme schaffen mich total."

Gibt es etwas, was Sie gerne machen?
„Ich fotografiere sehr gerne. Ich liebe es, zu reisen und ein Reisetagebuch zu führen. Aber ich muss alleine in meinem Auto drauflos fahren... Ich kann es nicht ausstehen, wenn andere fahren und ich kann nicht in einem Flugzeug oder einem Zug sitzen, besonders jetzt, da man die Fenster in den Zügen nicht öffnen kann und nicht aussteigen kann, wann man will. Ich habe immer mindestens eine Reise im Monat gemacht, auch wenn es nur für ein paar Tage ist, und zumindest zwei größere Reisen im Jahr. Ich glaube, ich mag es nicht, mich immer am selben Ort aufzuhalten.

Ich habe immer den Impuls zu reisen, ebenso wie ich auch das Bedürfnis verspüre, mich an einem Platz auszuruhen, der mein eigen ist... doch damit meine ich nicht mein Haus. Dorthin gehe ich nur um zu rasten, bevor ich auf die nächste Reise gehe.

• *Kalium iodatum* •

Ich liebe das Meer. Es vermittelt mir ein wunderbares Gefühl von Ruhe und Frieden. Ich finde es sehr entspannend. Ich hätte gerne ein Haus am Meer. Es hat keine Grenzen in der Weite oder in der Tiefe. Es ist wie jemand, der immer da ist und dir zuhört."

An dieser Stelle sagte er, ohne jegliche Reue, dass er, als seine Frau gestorben und er mit drei Kindern allein war, von denen eines ernste Verletzungen hatte, seinen Wunsch zu reisen nie aufgegeben hatte. Einmal im Monat ließ er die Kinder alleine zu Hause und verreiste.

Wie kommen Sie mit Ihrer Tochter zurecht?

„Ich hatte schon immer viele Schwierigkeiten mit meiner Tochter, nicht zuletzt weil sie mich an meine Frau erinnert. Ich muss immer wieder einen Weg finden, mit ihr in Kontakt zu bleiben und dieser Tatsache ins Auge zu sehen."

Später stellte sich heraus, dass er diese Frau niemals heiraten wollte. Sie wurde schwanger, und er war gezwungen, sie zu heiraten. In kurzer Zeit hatte er drei Kinder.

Mittelanalyse von Kalium iodatum

Repertorisation

Allgemein; Luft; frische; amel.

Allgemein; Luft; frische; Verlangen nach

Hals; Entzündung; wunder Hals; wiederkehrend, Mandeln

Hals; Hitze

Magen; Appetit; fehlt

Allgemein; Speisen und Getränke; Cola, Verlangen nach

Allgemein; Speisen und Getränke; Milch; Verlangen nach

Allgemein; Speisen und Getränke; Milch; agg.

Allgemein; Speisen und Getränke; Fisch; Verlangen nach

Hals; Kratzen; allgemein

Atmung; asthmatisch

Gemüt; Reizbarkeit; allgemein; Kindern, gegenüber

Gemüt; reisen; Verlangen zu

Gemüt; gefühllos; hartherzig; Familie, mit seiner

Traurigkeit, Verzweiflung, Depression, Melancholie; Abneigung gegenüber...

Gemüt; Gebärden, macht; packen oder greifen nach etwas

Atmung; schwierig; Luft, frische; amel.

Rektum; Verstopfung; allgemein

Ideen der Seminarteilnehmer

- Ein fundamentales Thema sind die Kinder – Ärger und Reizbarkeit gegenüber seinen eigenen Kindern.
- Inwiefern unterscheidet es sich in diesem Punkt von den anderen Mitteln? Jedes *Kalium* hat seine eigenen Probleme mit Kindern. Auf welche Art und Weise bringt *Kalium iodatum* diese Probleme zum Ausdruck?
- Fluchtversuche. Die Ausrede heißt: „Es ist meine Pflicht, hinauszugehen und beruflich tätig zu sein, aber ich kann Berufstätigkeit und Kinder nicht vereinbaren."
- *Jod* muss in etwas involviert sein, um seine Unabhängigkeit zu unterstreichen.
- Eine innere Ruhelosigkeit bringt ihn dazu zu reisen; dies ist aber nicht so sehr eine Flucht. Hätte er wirklich vor all dem fliehen wollen, hätte er nicht geheiratet und Kinder bekommen.

Im Gegensatz zu *Kalium ferrocyanatum* hat *Kalium iodatum* durchaus Kinder, verweigert sich diesem Thema nicht. Aber *Kalium iodatum* hat Schwierigkeiten im Umgang mit den Kindern, während *Kalium ferrocyanatum* schon Probleme zeigt mit seiner Fruchtbarkeit und allein der Vorstellung, die Elternrolle zu übernehmen.

Also fragen wir uns: welche Themen sind den Halogenen zugeordnet? Und was ist das Typische für jedes einzelne Halogen?

Wenn wir es mit Halogenen zu tun haben, sollten wir nicht vergessen, dass es antibiotische Substanzen sind. Nahezu alle werden noch immer in der medizinischen Hygiene eingesetzt, um Bakterien abzutöten. Es ist eine Frage der Quantität, aber alle Halogene haben eine direkte Wirkung auf lebende Organismen und alle sind toxisch.

Alle Halogene haben auch Probleme mit Beziehungen. Ihr Hauptproblem ist, mit einem anderen Menschen zusammenzuleben. Hier kommt die eher lebensfeindliche, „antibiotische" Haltung zum Ausdruck. Es ist kein Zufall, dass die meisten dieser Substanzen in Salzwasser vorkommen und somit daran anknüpfen, was wir im ersten Seminar (über *Sepia* und die anderen Meeresmittel) gesehen haben. All diese Mittel stellen das Problem ziemlich deutlich dar.

Beim Element *Jod* ist ein häufig vorkommendes Thema der tief empfundene Ekel bei Berührung durch andere Menschen. Alles was zum Kontakt mit anderen Menschen gehört wird zutiefst und nachhaltig abgelehnt. Es ist offensichtlich, dass sie große Schwierigkeiten haben, mit anderen Menschen zurechtzukommen. Besonders deutlich wird diese Problematik in einer Zweierbeziehung. Es ist eine wirkliche Beziehungsunfähigkeit vorhanden, und befinden sie sich in einer Beziehung, bekommen sie Probleme bis hin zu dem Punkt, wo sie der Beziehung überdrüssig sind und krank werden.

Eine häufige Reaktion ist bei *Jod*, dass sie sich absondern. Es ist eine Art emotionale Flucht. Oft vermittelt es dann dem Umfeld den Eindruck von ‚Apathie' oder ‚Gleichgültigkeit'. Oftmals wirkt *Jod* auch stark depressiv. Es kommt natürlich auch darauf an, in welchem Zustand und zu welchem Zeitpunkt man das Element betrachtet – ob im kompensierten oder dekompensierten Zustand.

Im Zustand der Kompensation kann man beispielsweise an einen Patienten mit Hyperthyreose denken. In der aktiven Phase von *Jod* verkörpert die Aktivität immer eine Fluchtstrategie. Was als Ruhelosigkeit beschrieben wird, bedeutet in Wirklichkeit Flucht.

Warum finden wir bei *Jod* diese ständige Ruhelosigkeit und Geschäftigkeit? Auch Mittel wie *Nux vomica, Rhus toxicodendron* und *Aurum* können geschäftig und überaktiv erscheinen, aber sie alle haben ganz verschiedene Motive für diese Geschäftigkeit und Überaktivität, und die müssen wir uns genau anschauen, um das richtige Mittel zu erkennen.

Iodum ist weder geschäftig, um reich zu werden, noch um produktiv zu sein oder Dinge zu erledigen; es ist vielmehr ein Vorwand, um Beziehungen mit anderen Menschen zu vermeiden. Es ist eine Ausrede, die von der Gesellschaft oder auch der Familie akzeptiert wird, ohne dass sie sich sehr rechtfertigen müssen.

Ein anderer wichtiger Aspekt ist, dass *Jod* darum kämpft, in irgendeiner Form unabhängig zu sein. Als ob Abhängigkeit bedeute, dazu gezwungen zu sein, mit jemandem in einer Beziehung zu leben. Wenn sie für sich selbst aufkommen und ihre eigenen Interessen verfolgen können, dann müssen sie niemandem zur Last fallen – sie brauchen keinen Ehepartner, keine Familie usw. Letztendlich leben sie aber dann doch oft mit jemandem zusammen.

Die Halogene gehen durchaus Beziehungen ein. Das Hauptproblem liegt für sie eher in der Ausrichtung ihrer Beziehungen. Sie müssen sich in einer Beziehung befinden, um dieses Problem ausagieren zu können und um dann ihre Rolle ihren Bedürfnissen entsprechend zu spielen. Sie wollen in dieser Beziehung eine eigenständige Position einnehmen, um zu demonstrieren, dass sie niemanden brauchen und alleine zurechtkommen. Sie erklären offen: „Ich brauche Dich nicht. Ich benutze Dich und Deine Anwesenheit, um mir und der Welt zu zeigen, dass ich ohne Dich überleben kann."

Bei *Ammonium iodatum* ist es mehr oder weniger genauso. Interessant ist, dass sie mit ihren Partnern eine Art geheime Absprache haben – es ist nicht so einfach, einen Ehepartner zu finden, der mit einer solchen Absprache einverstanden ist. Sie definieren ihre Beziehung von Beginn an: „Ich muss dir zeigen, dass ich ohne dich auskomme."

Jod ist bekannt für seine Eigenschaft, direkt vom festen in den gasförmigen Zustand überzugehen. Meist findet man bei dieser Art von Substanzen in analoger Weise Strategien, sich zu entziehen und zu entfliehen.

Das Gefühl von Ekel und Abscheu ist typisch für *Iodum*. Bei den *Ammonium*-Mitteln sehen wir Ähnliches. Wann immer sie in einer Beziehung Ekel empfinden,

• *Kalium iodatum* •

wird es sehr schwierig. Dieses spezifische Problem tritt im Allgemeinen in der Beziehung zu den Menschen auf, mit denen sie theoretisch am besten auskommen sollten.

Unter diesem Gesichtspunkt vereint *Kalium iodatum* auf interessante Weise zwei Aspekte. Der eine gehört sehr stark zu *Kalium* und der andere generell eher zu *Jod*. Es ist wahrscheinlich kein Zufall, dass diese Kombination zu großer Reizbarkeit führt, vor allem gegenüber Kindern.

Die Schwierigkeiten mit Kindern sind übrigens auch bei der Familie der *Brassicaceae* stark ausgeprägt.

In *Kalium ferrocyanatum* kommt das Thema ebenfalls sehr deutlich zum Ausdruck. Immer wenn man seine eigene kindliche Seite nicht vollständig integriert hat, ist es extrem schwierig, ein gutes Verhältnis zu den eigenen Kindern aufzubauen. Wir sehen diese problematische Haltung bei allen *Kalium*-Mitteln. Bei *Kalium iodatum* ist sie besonders offensichtlich und bekannt. Bei den anderen *Kalium*-Mitteln ist sie ebenfalls vorhanden. Während es bei *Kalium iodatum* deutlich zum Vorschein kommt, ist es bei ihnen allerdings unter der Oberfläche verborgen.

Während bei *Kalium arsenicosum* die Grundhaltung klar selbstbezogen ist, sollten wir bei *Jod*-Verbindungen immer beachten, dass es für sie sehr wichtig ist, sich selbst als unabhängige Person anzuerkennen. Sich in einer Liebesbeziehung zu engagieren bedeutet für die *Jod*-Salze nicht mehr unabhängig, nicht mehr frei zu sein. Für die *Iodatums* ist es sehr wichtig, eine Familie zu haben und eben durch diese Beziehung zu demonstrieren, dass sie fähig sind, Distanz zu wahren und eine eigenständige Person zu sein.

Als ich diesen Patienten nach seiner Kindheit fragte, unterstrich er, dass er anders sei als der Rest der Familie. Seine Pharyngitis hinderte ihn daran, mit seiner Familie und den Klassenkameraden engen Kontakt zu haben. In einer für *Iodum* typischen Art beschreibt er den Ekel, den er beim Geschmack von Blut in seiner Kehle empfindet.

Die *Kalium*-Haltung kommt zum Ausdruck, als er erzählt, man habe ihn als schüchternes Kind bezeichnet, obwohl er doch immer seine Pflicht tat.

Er beschreibt, dass er oft aufstoßen musste und dabei einen schrecklichen Geschmack im Mund hatte, so, als ob das Essen tagelang unverdaut in seinem Magen gelegen hätte. Darin zeigt sich ein inneres Ekelgefühl. In diesem Punkt ist es nicht so einfach, ein *Iodatum* von einem *Bromatum* zu unterscheiden.

Wenn wir seine Träume betrachten, sehen wir interessanterweise nochmals eine typisch ‚antibiotische' Idee, die bei den Halogenen so häufig vorkommt: eine Flutwelle zerstört alles. *Kalium* hat oft Wasserträume. Dieser Patient träumt zudem von Gebäuden, in denen Institutionen untergebracht sind (es sind jedoch keine Kirchen dabei, wie das in Träumen von *Kalium arsenicosum* der Fall

• *Kalium iodatum* •

wäre). *Iodatums* haben keine so intensive Beziehung zu Gott – das ist eigentlich überhaupt kein Thema bei ihnen. Bei einem *Bromatum* ist die Beziehung zu einer göttlichen Wesenheit ein wichtiges Thema, bei einem *Iodatum* gar nicht.

Das Schuldgefühl von *Kalium bromatum* ist bei *Kalium iodatum* nicht vorhanden. Es hat hiermit ganz und gar kein Problem.

Der Patient hätte gerne ein Haus am Meer, weil er es als sehr entspannend empfindet. Außerdem gibt es keine vorgegebenen Grenzen und Einschränkungen und das Meer ist extrem tief. Das Meer ist offen und hört einem zu. Hier ist ein Mensch, der in seinem Leben viel mit klar definierten Grenzen zu tun hat und diese als einschränkend und beengend empfindet. Er ist nicht in der Lage, enge Kontakte mit anderen zu pflegen, und er hat keine Beziehung zu einem Menschen, der fähig ist, ihm zuzuhören. Das Meer repräsentiert all das, was er sich wünscht.

Die Besserung am Meer ist ein gemeinsames Symptom aller Halogene.

Wenn Sie ein Mittel studieren und zuerst einmal oberflächlich zwischen den Symptomen des kompensierten und denen des dekompensierten Zustands unterscheiden möchten, ist ein Anhaltspunkt, dass die Symptome, die zuerst in den Prüfungen erscheinen, normalerweise die Symptome der Dekompensation sind.

Der Patient hatte 40 Tage später einen Termin, den er aber mehrmals verschob, weil es ihm besser ging. Auch das ist ein interessanter Punkt, den wir beachten sollten. Für Mittel wie z.B. *Spongia* oder *Calcarea phosphorica* ist das Verhältnis zwischen Therapeut und Patient extrem wichtig, weil sie den Therapeuten als Unterstützung brauchen. Sie rufen oft an, weil sie einen Rat brauchen. Das dürfen Sie von einen *Jod*-Salz nicht erwarten. Wenn das Mittel mehr oder weniger wirkt, werden sie sich nicht mehr melden, denn es ist für sie normalerweise nicht wichtig, mit einer anderen Person in Beziehung zu treten.

Fall 5: Verlauf

Der Patient berichtet:

„Im Allgemeinen geht es mir im Sommer ziemlich gut und ich komme mit einer Dosis des Asthmasprays am Tag aus... Ich kann meine Krankheit nicht verbergen. Man kann sie sehen, oder nicht? ... Sobald es gegen Ende des Sommers feuchter wird, spüre ich das sofort ganz deutlich. Beim ersten Regen und erhöhter Luftfeuchtigkeit bemerke ich den Unterschied... An sonnigen Tagen ist es anders. Ich muss immer etwas im Mund haben, damit sich genügend Feuchtigkeit bildet gegen den Staub. Zur Zeit esse ich viele Trauben, das hilft sehr. Das Asthmaspray benutze ich nicht mehr so oft wie früher, ich brauche es jetzt nicht mehr so häufig. Aber ich habe immer noch ständig das Gefühl, etwas würde sich in meinem Hals bewegen, und ich muss schlucken, um es weg zu bekommen, aber es geht nicht weg."

Das konnten wir bei Kalium carbonicum auch beobachten. Sie haben ein Gefühl, etwas sei in ihrem Magen, ihrem Hals oder irgendwo im Verdauungstrakt. Bei allen Kaliums gibt es in irgendeiner Form eine Blockade im Verdauungstrakt.

Wie geht es mit dem Schlaf?
„Schlaf ist stets ein Kampf. Ich muss mit meinem Schlaf kämpfen. Ich schlafe schlecht und nicht genug. Das hat hauptsächlich mit meinen schlechten Träumen zu tun."

Er beklagt sich, weil er über einen langen Zeitraum hinweg in der Lage war, die Träume irgendwie auszulöschen, aber seit Beginn der Behandlung wieder angefangen hat zu träumen.

„Bitte geben sie mir etwas, damit ich aufhöre, so viel zu träumen."

Was geschieht im Traum?
„Ich träume oft, dass ich eines meiner Kinder verliere oder dass ein Kind getötet wird oder meinen Kindern irgendetwas Schlimmes zustößt. Ich bin sehr deprimiert und habe das Bedürfnis zu weinen. Ich möchte das Bett nicht verlassen und den neuen Tag nicht begrüßen. Gestern Nacht habe ich im Traum den Sohn meiner Tochter getötet. Jemand hat mich gezwungen, das zu tun und ich hatte große Angst."

Wie ist Ihr Verhältnis zu den Kindern?
„Ich hatte immer ein problematisches Verhältnis zu Kindern. Ich war gezwungen zu heiraten, weil meine Frau schwanger war. Ich wollte nicht dastehen wie einer, der vor seinen Verpflichtungen flüchtet. Ich tat meine Pflicht, und wusste nicht wie mir geschah, als die anderen Kinder kamen."

Und Ihre Frau?
„Sie war eine schöne Frau. Sie sagte, meine Fotografien würden sie faszinieren. Es hat sie fasziniert, dass es nicht möglich war, mich zu fassen, mich einzufangen. Ich bin mir ziemlich sicher, dass sie mich betrog."

Es ist nicht ganz klar, aber er scheint zu befürchten, dass die anderen beiden Kinder nicht seine eigenen sind.

„Als wir heirateten, war ich mir nicht mal sicher, ob ich der Vater des Kindes war. Auch danach war mir Sex nie so wichtig. Ich betrachte Sex unter ästhetischen Gesichtspunkten. Sogar Leonardo da Vinci schrieb, dass Sex ekelhaft sei. Er sagte, es sei ein elendiger Akt und er ging sogar so weit zu sagen, Gott habe einen Fehler gemacht, als er beschloss, dass wir dies tun müssten, um ein Kind zu haben."

• *Kalium iodatum* •

Aber Sie haben drei Kinder...
„Ich weiß nicht, ob ich ihr Vater bin. Wenn Sie mit meinen Kindern sprächen, würden Sie eine andere Geschichte hören."

Wie meinen Sie das?
„Ich habe einmal versucht, mit ihnen darüber zu sprechen als sie schon groß waren."

Wie alt waren Ihre Kinder da?
„Ich weiß nicht mehr genau. Der Jüngste war vielleicht 10 oder 16 – ich weiß es nicht mehr... Sie haben ein idealisiertes Bild von ihrer Mutter. Meine Schwiegermutter ist eine sehr liebevolle Frau und hat oft für die Kinder gesorgt. Sie ist sehr nett. Sie brachte es sogar fertig, mir andere Frauen vorzustellen, weil sie der Meinung war, meine Kinder bräuchten wieder eine Mutter. Aber ich brauchte nicht noch mal eine Frau. Außerdem war sie ja da, wofür hätte ich also noch eine Frau im Haus haben sollen?" *(Die Schwiegermutter putzte, kochte und kümmerte sich um die Kinder. Es war die perfekte Beziehung für ihn.)*

„Es gibt Nächte, da habe ich solche extremen Magenschmerzen. Nach dem Abendessen ist es ein sehr starkes Brennen. Es brennt an einer ganz bestimmten Stelle, aber dann wandert der Schmerz umher. Wenn ich versuche, genau zu lokalisieren wo der Schmerz ist, beginnt er an eine andere Stelle zu wandern, so dass es fast unmöglich ist, herauszufinden, wo er herkommt. Ich versuche, nicht daran zu denken, aber die Schmerzen kommen immer wieder."

In einem solchen Fall wäre es unmöglich, ein Mittel zu verschreiben und Wunder zu erwarten. Für den Fall, dass er zurück käme und sagen würde, das Mittel habe wirklich gut gewirkt und alles sei wunderbar, gäbe es zwei verschiedene Erklärungen: 1.) Er lügt Sie an oder 2.) Sie vollbringen Wunder! Für jemanden in dieser Situation ist es unmöglich, seine Depression zu überwinden und zu wachsen, ohne durch eine schwere Krise zu gehen.

Was wie eine Verschlimmerung der Gemütssymptome aussieht, kann darauf zurückzuführen sein, dass er seine Probleme jetzt direkter angeht. Normalerweise würde man denken, dass es das falsche Mittel war, wenn sich die körperlichen Symptome bessern und die Gemütssymptome verschlimmern. Doch in diesem Fall wäre es gut.

In seinen Träumen bringt er Kinder um. Mehr oder weniger hat er das ja sein Leben lang getan! Diese Dinge kommen eben jetzt aus seinem Unterbewusstsein hervor.

Er berichtet:
„Ich bin nicht mehr so melancholisch und deprimiert. Meine Tage sind nicht so schwarz wie früher. Eigentlich geht es ziemlich gut. Die Situation mit meinen Kindern ist nicht so gut; es hat etwas Schweres. Aber das war eigentlich immer so,

• Kalium iodatum •

natürlich wegen meines Verhaltens, das kann ich nicht bestreiten. Ich weiß, dass sie mich beinahe hassen und eigentlich haben sie Recht.

Ich weiß nicht warum, aber immer, wenn es einen Streit zwischen uns gibt, wache ich morgens extrem erschöpft auf und brauche viel Schlaf um mich wieder besser zu fühlen. Ich würde gerne ein paar Fotos machen, und man hat mir angeboten, meine Sachen auszustellen. Würden Sie gerne kommen? (*Zum ersten Mal stellt er einen persönlichen Kontakt zu mir her.*) Ich bin ein Künstler des Schattens."

Warum?
„Weil der Fokus meiner Bilder auf dem liegt, was man nicht sehen kann. So hat man die Freiheit, die eigene Vorstellungskraft zu benutzen und selbst zu versuchen herauszufinden, was es sein könnte."

Spontan fährt er fort:
„Ich habe vergessen, Ihnen zu sagen, dass ich häufig starke Schmerzen im Nacken hatte. Ich habe es nicht erzählt, weil ich nicht wusste, dass man so etwas mit Homöopathie behandeln kann. Diesen Schmerz hatte ich immer beim Schlafengehen. Sobald ich anfing, mich auszuziehen, konnte ich spüren, wie dieser Schmerz kam. Es ist ein starker Schmerz, immer an derselben Stelle, und es ist unmöglich, ihn zu vergessen. Der Schmerz wanderte vom Nacken zu den Schultern. Es ist ein uralter Schmerz, ich erinnere mich, dass ich ihn als Kind immer hatte, wenn ich Fieber bekam. Einmal hatte ich eine Meningitis. Ich erinnere mich gut daran, denn seit damals hatte ich auch die Träume über die Wellen, die in mein Gehirn eindringen und meine Gesundheit zerstören."

Er bekam die Q3.

6 Monate später
„Ich kann jetzt viel besser atmen. Ich benutze kein Spray, aber ich habe es in der Tasche, falls ich mich stark anstrengen muss."

Was strengt Sie so an?
„Bei der Arbeit renne ich immer, und ich habe gerade viel zu tun... Ich arbeite viel, weil ich Geld verdienen muss. Ich habe angefangen, etwas zu tun, wogegen ich mich mein Leben lang geweigert habe... Hochzeiten... Ich mache lieber Fotos von Beerdigungen."

Warum?
„Bei einer Beerdigung sind die meisten Ausdrucksweisen mehr oder weniger authentisch. Bei Hochzeiten wird immer etwas vorgespielt, aber über diese Dinge will ich nicht sprechen.

Ich muss zur Zeit keine anderen Medikamente nehmen, aber ich bin in einer anderen Hinsicht in einer Krise. Mit dem Schlaf selbst habe ich weniger Probleme, aber immer wenn ich mich schlafen lege, wird mein Nacken sehr steif. Wie sie sehen, bin ich sehr nervös, und dieses kleine Kind husten zu hören, macht mich fertig. Meine Tochter leidet an starker Urtikaria. Sie fängt an zu zittern und hat auch Probleme mit der Atmung."

Nach dieser Konsultation behandelte ich auch die Tochter und das Enkelkind. Für den Patienten war die Vorstellung unerträglich, dass sein Enkelsohn dieselben Atemprobleme haben könnte wie er selber.

Er erzählt:
„Meine Tochter trennt sich von ihrem Ehemann. Sie hat kein Geld, deshalb habe ich ihr angeboten, zurückzukommen und bei mir zu leben... Ich kann meinen Schwiegersohn verstehen. In seinem Alter hat man nicht die Reife zu erkennen, ob man für die Ehe geschaffen ist. Ich riet meiner Tochter, nicht zu heiraten, aber sie wollte unbedingt von zu Hause weg und nicht mehr die Mutter ihrer zwei jüngeren Geschwister sein.

Lange Zeit konnte sie keine Kinder bekommen, aber nachdem sie bei Ihnen in Behandlung war *(vor 5 Jahren)* wurde sie schwanger. Ich glaube, sie sagte mir damals, dass Sie einen Fehler gemacht und ihr damit keinen Gefallen getan hätten."

Was wollen Sie damit sagen?
„Man sollte es wissen, wenn ein Paar heiratet, weil es in einer Krise ist."

Er meinte damit, dass Paare heiraten, weil sie miteinander Schwierigkeiten haben. Und wenn das nicht hilft, bekommen sie ein Kind.

„Ich leide sehr darunter, diesen Enkelsohn die ganze Nacht weinen zu hören. Und dann hustet er ununterbrochen. Ich würde ihm wirklich wünschen, dass er nicht die gleichen Bronchien hat wie ich. Er ähnelt mir so sehr. Es macht mir sehr zu schaffen, dass diese Familie nicht gut funktioniert. Aber jetzt habe ich nicht mehr so oft diese schrecklichen Träume."

Was träumen Sie jetzt?
„Ein paar Mal habe ich geträumt, mein Enkelkind würde mir etwas zu trinken anbieten. (*Das Wasserthema hat sich verändert. Es ist nicht mehr eine gigantische Welle, die ihn überwältigt und tötet.*) Aber weil er ja ein kleiner Junge ist, bringt er mir das Wasser in einem kleinen Schälchen. Wie könnte ich von so einem Geschirr trinken? Im Traum war ich im Krankenhaus und er war der Einzige, der sich um mich kümmerte. Ich starb vor Durst und in diesem Moment wollte dieses Kind mit mir mit Puppen spielen, während es für mich eine sehr ernste Situation war... Ich war nicht in der Lage, ihm zu sagen, dass ich nicht spielen konnte, weil ich

zu krank sei. Ich behielt meinen Durst für mich, weil ich ihm keinen Kummer bereiten wollte... Ich wachte auf und war sehr ungehalten, aber gleichzeitig mit einem starken Gefühl von Zärtlichkeit.
Wissen Sie, jede Form von Zärtlichkeit macht mich ärgerlich."

9 Monate später
Nachdem es ihm neun Monate lang gut ging, bekam er Vitiligo mit einigen großen Flecken an den Händen. Er war sehr stolz darauf, mit dem Fahrrad zur Konsultation zu kommen. Er wollte zeigen, dass er jetzt sogar radeln konnte.

Er erzählt:
„Ich habe mich viel besser gefühlt. Aber jetzt fühle ich mich total erschöpft – wie jemand, der eine Woche lang gefastet hat. Ich bin zwar erschöpft, aber wie Sie sehen, kann ich sogar Fahrrad fahren. Wenn ich so müde bin, muss ich essen; jede Anstrengung ist zu viel, und ich muss mich hinlegen. Das Einzige, was mich am Leben erhält, ist mein kleiner Junge und meine Leidenschaft für die Fotografie. Aber alles ist jetzt auf einer anderen Ebene... Ich habe so viel verloren, als ich versuchte, ein Vater zu sein, dass ich nicht sterben möchte, ohne die Zeit mit meinem Enkelkind genossen zu haben. Ich habe noch andere Enkelkinder, aber die habe ich noch nie sehen dürfen."

Und wie geht es mit Ihrer Tochter?
„Ich habe es geschafft, mit meiner Tochter ein gutes Verhältnis aufzubauen. Sie hat einen anderen Mann gefunden und hat sich entschieden *(er weint fast)*, bei mir auszuziehen."

Das ist sehr schlimm für Sie...
„Ich muss weinen, weil sie 600 km entfernt leben werden. Können Sie verstehen, was das für mich bedeutet?"

Er benutzte die Schwäche als Ausrede, um zur Behandlung zu kommen. Der eigentliche Grund war aber, mich zu bitten, seine Tochter zu überreden, weiterhin in seinem Haus wohnen zu bleiben. Er selber würde sich dann irgendwo in der Nähe eine Wohnung suchen.

Die Vorstellung und das Bild des Kindes in seinem Traum, das ihn behandelt und geheilt hat, spiegelt in interessanter Weise die Idee wider, dass alles, was sie gegenüber Kindern empfinden, ein Ausdruck der Gefühle gegenüber dem Kind in ihnen selber ist. Die Kinder in ihrer Umgebung sind ein Abbild eines kleinen Teils der eigenen Person, mit dem es extrem schwierig ist umzugehen. Diese Patienten würden gerne Zärtlichkeit empfinden, aber sie können es sich selbst nicht erlauben.

Kalium iodatum

Wenn *Jod* sich erlaubt, eine Beziehung einzugehen, verlieren sie ihre Unabhängigkeit und meistens können sie mit diesen Emotionen nicht gut umgehen.

Wenn Sie ein *Jod*-Salz verschreiben und das Mittel wirkt, werden Sie als erstes eine beträchtliche Krise sehen, in der diese Menschen dann wieder zu sich selbst finden, ihre „Verletzungen" heilen und dann irgendwann in Betracht ziehen, mit anderen Menschen wirklich Beziehungen einzugehen.

Kalium muriaticum

Fall 6: Erstanamnese

Eine Frau von 35 Jahren; sie ist sehr reserviert und hat nicht gerne Kontakt zu anderen Menschen. Sie scheint ihr deprimiertes Aussehen noch zu betonen.

Sie leidet an einer schweren Seborrhö in Verbindung mit anderen akneartigen Ausschlägen, hauptsächlich auf der Brust und im Gesicht.

Sie berichtet:

„Seit letzten Sommer habe ich mehrere Blasenentzündungen gehabt, und ich bin wirklich krank: es ist schmerzhaft, es brennt und es ist ein Gefühl der Schwere da... Ich ließ einen Abstrich machen, und man hat Kolibakterien gefunden.

Vor einigen Wochen war das Ergebnis wieder das Gleiche. Ich hatte schon mehrere Zyklen von Antibiotika, aber es will einfach nicht weggehen. Letztes Jahr habe ich alle zehn Tage ein Harndesinfektionsmittel benutzt, aber... Letztes Mal hat sich die Infektion zu den Nieren ausgebreitet und dann musste ich wieder Antibiotika nehmen... Wenn es noch mal wiederkommt, erschieße ich mich. Jetzt benutze ich sofort das Desinfektionsmittel, sobald ich das Brennen spüre. Davon geht ein Großteil der Schmerzen meist augenblicklich weg, aber wenn ich es nicht sofort benutze, ist Schleim und Blut im Urin."

Treten dabei noch andere Beschwerden auf?

„Letztes Mal war es ein allgemeines Unwohlsein mit Schweregefühl, und ich hatte alle fünf Minuten Harndrang. Das Brennen war so unglaublich stark, sowohl anfangs als auch am Ende, und dann das Schweregefühl. Aber das Schlimmste ist der Juckreiz... Es ist ein innerer Juckreiz, deshalb kann ich nicht kratzen."

Wann tritt dieser Juckreiz auf?

„Manchmal vor dem Urinieren, manchmal danach und manchmal sowohl davor als auch danach. Ich habe Probleme mit dem Urinieren, vielleicht weil ich vor dem Juckreiz Angst habe, der danach kommt... Wenn ich im Badezimmer bin, benutze ich das Bidet mit heißem Wasser. Ich mag Kälte überhaupt nicht, und Wärme tut mir in jeder Form gut. Dies ist ein Moment, in dem ich mich um mich selbst kümmern kann, allein.

Wenn ich eine Blasenentzündung habe, fühlt es sich an, als ob da eine Bewegung ist oder ein Krampf oder etwas Zusammenziehendes, irgendwo da unten."

• *Kalium muriaticum* •

Wo genau?
„Ich kann es nicht genau lokalisieren... es ist nicht zu bestimmten Zeiten... auf jeden Fall hat es nichts damit zu tun, dass ich auf die Toilette gehe."

Auf Nachfrage:
„Letzten Sommer habe ich 12 Kilo mehr gewogen als jetzt. Ich hatte zugenommen nachdem ich vor zwei Jahren aufgehört hatte zu rauchen."

Warum haben Sie aufgehört?
„Ich dachte, es sei schädlich für mich. Ich hatte schon mehrmals versucht aufzuhören, doch dann war ich wirklich entschlossen und habe es geschafft. Innerhalb eines Jahres habe ich 16 Kilo zugenommen."

Und wie haben Sie es geschafft, wieder abzunehmen?
„Ich habe aufgehört, abends Pasta zu essen, ich habe Schokolade aufgegeben und weniger gegessen. Mit der Zystitis und den Schmerzen von der Kolitis ist mir sowieso nicht nach Essen zumute."

Und die Antibiotika vertragen Sie gut?
„Nein, nach den Antibiotika bekomme ich eine Pilzinfektion (*vaginal*) und sowohl die inneren als auch die äußeren Teile werden rot. Das passiert jedes Mal, wenn ich Antibiotika nehme...

Schon als kleines Mädchen... wenn ich eine Halsentzündung hatte, bekam ich Ausfluss."

Wie sah der aus?
„Sehr dick, wie Joghurt. Das hatte ich jahrelang."

Wann hatten Sie Ihre erste Periode?
„Ich bekam meine Periode als ich noch sehr jung war. Ich war neun Jahre alt. Während einiger Jahre kam sie nicht regelmäßig. Es wurden viele Untersuchungen gemacht, doch mit meinen Hormonen war nichts verkehrt, aber... vielleicht mit meinem Kopf."

Wie meinen Sie das?
„Weil ich auch heute wegen jeder Kleinigkeit nervös werde, und dann kommt meine Periode später, manchmal um einige Monate... ich vergesse nicht so schnell Dinge die mir zusetzen."

Gibt es noch andere Beschwerden?
„Einige Monate lang hatte ich ständig Kolitis und Magenschmerzen – man sagte mir, das käme von all den Antibiotika, die ich genommen hatte."

• *Kalium muriaticum* •

Wann traten die Schmerzen auf?
„Wenn ich zu viel Essen in mich hineingestopft hatte, bekam ich Krämpfe und Schmerzen, so dass ich mich zusammenkrümmen und übergeben musste. Wenn ich Stuhlgang habe, geht es mir immer besser... Es passierte nur, wenn ich zu viel aß. Es waren sogar blutige Schlieren im Erbrochenen."

Waren Sie deswegen in Behandlung?
„Ja, aber anstatt sich zu fragen, was da passiert war, steckten sie mir einen Schlauch in den Magen... Ich wusste, dass ich kein Magengeschwür hatte... aber sie hören einem ja nie zu ..."

Hatten Sie schon immer Probleme mit dem Magen?
„Mir war immer schrecklich übel... Als ich schwanger war, hat mir die ganze Welt Übelkeit verursacht."

Und wie ist es jetzt?
„Jetzt gärt es in meinem Verdauungstrakt und ich habe Schmerzen, dann muss ich schnell zur Toilette rennen: wenn die Schmerzen kommen, muss ich rennen... Dann gehen die Schmerzen vorbei."

Haben Sie regelmäßig Stuhlgang?
„Ja, jeden Morgen, bald nachdem ich aufgestanden bin... Es ist weich, aber es ist kein richtiger Durchfall. Vor Jahren hatte ich öfter Blut im Stuhl, obwohl ich keine Hämorrhoiden hatte... Und was glauben sie, was die gemacht haben? Sie steckten mir wieder einen Schlauch rein. Nur dass er diesmal aufwärts statt abwärts ging."

Haben Sie diese Magenschmerzen schon lange?
„Ja, seit vielen, vielen Jahren habe ich häufig Magenschmerzen, auch ohne Kolitis... Ich habe das nun schon so lange, besonders wenn ich aufgeregt bin ist es schlimmer. Wenn ich mir Sorgen mache oder über irgendetwas nachdenke, ist es auch schlimmer. Ich bin eine sehr nervöse Person ..."

Was sind das für Schmerzen?
„Stechende Schmerzen oder Krämpfe oder Übersäuerung, die bis hier hoch steigt (*zeigt zur Kehle*)... Die Schmerzen verändern sich, es scheint mehr weh zu tun, wenn ich tiefer atme... Es gibt keinen genauen Rhythmus dabei: manchmal kommt es morgens, manchmal am Nachmittag, es gibt keine bestimmten Zeiten.

Seit wann haben Sie diese Magenschmerzen?
„Mein Vater hatte eine Bypass-Operation an der Halsschlagader, und als man mir sagte, dass er operiert werden muss... seither habe ich die Magenschmerzen. Oder

• *Kalium muriaticum* •

wenn ich gestresst bin, weil ich Angst habe, nicht zu schaffen, was ich tun muss. Die Magenschmerzen gehen von selbst vorbei, obwohl ich mir oft Sorgen mache, nicht genügend Zeit für die Dinge zu haben, die ich tun muss... Denn wenn ich es nicht gut mache, habe ich keinerlei Ausrede."

Gibt es noch andere Probleme?
„Ja, an manchen Tagen weine ich viel und alles erscheint mir dunkel ..."

Kommt das oft vor?
„Wenn ich mit meinem Mann viel gestritten habe... Jetzt geht es mir besser, ... aber manchmal ist nicht alles so, wie es sein soll... Ich kann mich noch erinnern, als es das erste Mal passierte. Ich war sehr aufgeregt und besorgt; mein Sohn war drei Jahre alt und ständig krank. Alle paar Wochen war er krank (*sie bekommt feuchte Augen*)."

Kennen Sie das von früher?
„Früher musste ich, bevor ich meine Periode bekam, Baldrian einnehmen, weil ich so gereizt war, dass niemand in meine Nähe kommen oder mit mir sprechen konnte... Ich war dann sehr erregt und konnte nicht schlafen. Nirgends habe ich mich wohl gefühlt. Man musste mich nur ansehen und ich brach in Tränen aus. Zeitweise hatte ich Herzklopfen, aber das hörte auf, wenn ich Antidepressiva einnahm."

Und jetzt?
„Jetzt bin ich nur wegen der Zystitis ein wenig niedergeschlagen... Doch letztes Jahr steuerte ich wirklich auf eine schwere Depression zu."

Auf meine Frage nach dem Essen:
„Ich würde gerne ein bisschen Schokolade essen können. Manchmal kann ich nicht widerstehen und esse etwas Salami. Doch als ich mal viel davon aß, ging es mir schlechter."

Sie mögen gerne Süßigkeiten?
„Ja, Süßigkeiten habe ich immer sehr gerne gemocht, aber nun ..."

Nun essen Sie keine mehr?
„Nein, erstens, weil ich denke, sie könnten mir schaden, und zweitens weil ich mich selbst zwinge, sie nicht zu essen."

Was essen Sie sonst noch gerne?
„Ich habe immer gerne Frittiertes gegessen. Jetzt esse ich was es gibt. Ich konnte keine Diät einhalten, bei der ich nur 50 g Pasta essen durfte...

Zwiebeln und Knoblauch esse ich kaum noch, weil ich das Gefühl habe, ich vertrage sie nicht. Ich hasse Gewürzgurken.

Wenn ich gewürzte Speisen esse, funktioniert meine Verdauung nicht mehr... Meine Kehle geht zu... Ich würze nicht mal mit Pfeffer, weil mir davon der Mund brennt und ich nichts mehr essen kann. Von Rotwein bekomme ich Magenschmerzen. Sogar nur ein halbes Glas Wein verursacht mir Magenschmerzen oder Krämpfe... Ein Glas reicht, und mir dreht sich alles im Kopf."

Und dann verlieren Sie die Kontrolle?
„Ich glaube nicht, dass ich die Kontrolle über mich selbst verlieren kann: ich muss immer wissen wer und wo ich bin. Ich bin immer in einem Konflikt. Tief drinnen ist ein Teil von mir, der gerne anders wäre. Aber ich habe nicht den Mut, so zu sein und es macht mich sehr wütend, dass ich mich hinter Konventionen verstecken muss.

Aber zumindest weiß ich, wem ich die Schuld geben kann... Ich meine, wenn ich feststelle, dass ich einen Fehler gemacht habe und selbst daran schuld bin. Ich kann das einfach nicht akzeptieren."

Sie weicht auf ein anderes Thema aus:
„Vielleicht ist es wichtig für Sie, zu wissen, dass ich schon oft Herpes an den Lippen hatte ..."

Wann tritt das auf?
„Es gibt keinen besonderen Anlass... vielleicht wenn ich nicht esse oder nicht gut schlafe. Aber manchmal tut es sehr weh."

Sie haben Schwierigkeiten mit dem Schlaf?
„Ich kann nur mit einem Buch in der Hand einschlafen. Letzte Nacht habe ich nicht gut geschlafen, weil ich heute hierher kommen musste.

Ich würde gerne morgens ein wenig länger liegen bleiben... aber ich habe sofort ein schlechtes Gewissen...

Als erstes gehe ich zu den Menschen, die mir am nächsten stehen... Vielleicht weil ich mein wahres Selbst nicht zeigen kann gegenüber Menschen, die ich nicht so gut kenne."

Und bei der Arbeit?
„Bei der Arbeit geht es sehr gut. Das einzige Problem ist, dass ich in einem Büro arbeite... Wir sind nur zu zweit und mein Kollege ist ein sehr netter Mensch. Aber wenn ich mich mit ihm unterhalte, geht es immer nur um seine Angelegenheiten... Ich habe noch 65 Urlaubstage... Er hat 180. Aber was kann man machen ..."

• *Kalium muriaticum* •

Erinnern Sie sich an Träume?
„Ja, ich kann mich sehr gut an meine Träume erinnern. Sie bleiben immer in meinem Gedächtnis haften, weil sie so real erscheinen... Es geht oft um Außerirdische, die einander angreifen. Es sieht aus wie Raumschiffe in Kampfformation. Ich schließe mich in meinem Haus ein und stelle mich gegen die Tür... Aber durch den Sog ihrer Raumschiffe wackelt die Tür... Es endet immer damit, dass ein Raumschiff auf mein Haus fällt... und es gibt ein Gemetzel."

Wie geht es Ihnen dabei?
„Ich habe Angst. Sogar nachdem ich aufgewacht bin, habe ich noch Angst."

Gibt es noch andere Träume?
„Ja, eine Zeit lang habe ich von Prüfungen geträumt... Ich erinnere mich, dass ich in der Schule war und viele Examen hatte. Das stürzte mich in Panik... Ich war immer die Schlechteste. Alle anderen hatten bestanden, aber ich wusste, für mich gab es keine Hoffnung...

Den schlimmsten Traum hatte ich als kleines Mädchen: Ich träumte häufig von einer Uhr, die keinen Minutenzeiger hatte... Es fühlte sich an wie tot, wie eine schreckliche Qual. Meine Mutter hatte den anderen Zeiger, den Stundenzeiger. Mehr kann ich Ihnen nicht darüber sagen... es war einfach eine furchtbare Qual.

Ich schlafe wirklich schlecht. Beim geringsten Geräusch springe ich aus dem Bett... Ich weiß nicht warum - es ist irrational... aber ich schnelle hoch wie eine Feder."

Auf meine Frage hin erzählt sie:
„Ich bin immer in Eile. Ich lebe auf dem Land und habe drei Kinder und eine langhaarige Katze... Und ich habe nie genügend Zeit... Ich bin immer in Eile. Die Zeit vergeht zu schnell für mich... Ich hätte gerne manchmal ein bisschen Zeit für mich selbst. Aber wenn ich dann sehe, dass es meinem Mann und den Kindern gut geht, ist es für mich auch in Ordnung. Andernfalls..."

Und in den Ferien...?
„Wenn ich Ferien habe und wir sind die Einzigen die da sind, habe ich immer schlechte Laune. Mir wird langweilig in den Ferien."

Haben Sie denn keinen Spaß in den Ferien?
„Hm, ich glaube, dass ich in meinem ganzen Leben eigentlich nie Spaß gehabt habe. Das habe ich mir nie erlaubt... Es ist, als ob ich immer das Leben einer anderen Person gelebt hätte. Ich wäre eine sehr gute Schauspielerin... da müsste ich mir keine Mühe geben, alles was ich tun müsste, wäre mich selbst darzustellen."

Auf Nachfrage:
„Ja, das stimmt, als Kind hatte ich oft kleine Geschwüre im Mund. Die waren fürchterlich schmerzhaft... Ich erinnere mich, dass ich abends nicht mal meinen Eltern einen Gutenachtkuss geben konnte. Mein erster Freund konnte mich monatelang nicht küssen... Es waren richtige Krater in meinem Mund, oftmals bekomme ich sie selbst jetzt noch."

Das ist sicher schwierig für die Beziehung?
„Ich glaube, ich lege nicht viel Wert auf persönliche Beziehungen. Egal ob es mir gut oder schlecht geht, früher oder später bekomme ich mit jedem Streit. Ich stehe in dem Ruf, ein richtiger Drache zu sein... Ich werde sehr leicht wütend. Ich weiß, ich habe sehr rigide Ansichten über das Leben, was man zu tun und zu lassen hat, und ich mache keinen Hehl daraus. Ich kann ohne Schwierigkeiten meine Bekannten und sogar Freunde verärgern... Mein Mann sagt, ich hätte sogar all *seine* Freundschaften ruiniert... Vielleicht hat er ja Recht, aber wenn ich mich so meinen eigenen Freunden gegenüber verhalte, warum nicht auch gegenüber seinen? Was ist denn so Besonderes an seinen Freundschaften?

Es fällt mir sehr schwer, mich zu integrieren und die Welt um mich herum zu respektieren. Und ich erwarte von anderen Menschen, dass sie sich genauso anstrengen... von allen. Andernfalls soll jeder für sich bleiben. Es würde mir gefallen, in einer anarchistischen Gesellschaft zu leben, aber schließlich müssen wir doch alle unser Brot zu essen haben, unsere Schuhe reparieren lassen, wir brauchen Benzin... Wäre es nicht schön, in Frieden zu leben... Huh, schöne Worte... Aber wenn Ihnen jemand auf die Füße tritt, was tun sie dann? Gehen sie zur Seite und sagen: ‚Entschuldigung, ich habe vergessen, meinen Fuß unter dem Ihren zu entfernen'?"

Mittelanalyse von Kalium muriaticum

Ideen der Seminarteilnehmer

- Sie hat eine Art ‚antibiotische' Einstellung zur Welt.
- Sie hat Schwierigkeiten in ihren zwischenmenschlichen Beziehungen und ist sehr aggressiv und reizbar.
- Für sie ist eine der wichtigsten Strategien die Elimination – das ist Teil der ‚antibiotischen' Haltung der Halogene.

Wie unterscheidet sich die lebensfeindliche (‚antibiotische') Haltung in diesem Fall von den anderen Mitteln, die wir bisher gesehen haben?

- Diese Patientin hat Probleme, mit ihrer *Kalium*-Seite umzugehen. Sie trägt einen richtigen Groll in sich, weil sie nicht in der Lage ist, ihr wahres Selbst zu zeigen. „Ich bin immer in einem Konflikt". Sie rebelliert gegen ihre Kalium-Seite und bringt diese so deutlich zum Ausdruck.

Das ist eine der bedeutsamsten Seiten dieses Mittels. Sie würde gerne in einer anarchistischen Welt leben, doch um zu überleben, muss man sich letztendlich doch mit gewissen Regeln arrangieren.

Repertorisation

Blase; Entzündung; chronisch

Allgemein; Speisen und Getränke; Schokolade; Verlangen nach

Speisen und Getränke; Gewürze, Zutaten, pikant, stark gewürzte Speisen; agg.

Gemüt; Abneigung; Freunde, gegen

Gemüt; Gesellschaft; Abneigung gegen, agg.

Gemüt; Gleichgültigkeit, Apathie; gegen alles

Gemüt; Gleichgültigkeit, Apathie; Menschen, gegenüber allen

Gemüt; Gleichgültigkeit, Apathie; Vergnügen, gegenüber

Gemüt; streitsüchtig, schimpfen; Familie, mit der

Gemüt; Auffahren, schreckt auf; Schlaf; vom

Mund; Geschwüre

Rektum; Diarrhö; allgemein; morgens

Rektum; Hämorrhagie; After, vom

Magen; Verstimmung; reichhaltiges Essen, durch

Magen; Erbrechen, Blut, blutig

Harnröhre, Juckreiz

In den *Muriaticums* finden wir von vornherein schon das Gefühl von Schwere, aber sie sind noch dazu extrem kritisch und mäkeln gerne herum. Wenn die anderen sich nicht verhalten, wie sie sollten und sich nicht anstrengen, dann kommt das Gefühl „Ich kann sie zerstören." - „ Ich leide und strenge mich an, dann will ich sehen, dass die anderen das auch tun." Es ist ein tiefer Kummer, gepaart mit einem gewissen Rachegefühl.

Man findet zum Teil sogar eine offen zum Ausdruck gebrachte Bosheit. Sie leben ihren Ärger aus und benutzen ihn als ihre wichtigste Überlebensstrategie.

Alle *Muriaticums* klagen über Schwierigkeiten in ihren zwischenmenschlichen Beziehungen, aber ihr Leben lang suchen sie sich mit der Perfektion eines Chirurgen auch genau die Leute aus, die nicht zu ihnen passen. Das ist schon krankhaft, denn sie jammern gleichzeitig die ganze Zeit darüber.

Diese Patientin hat die Gewohnheit, ihre Füße genau dahin zu stellen, wo andere darauf treten werden.

Es ist, als ob sie es wirklich brauchen zu streiten und diese Erfahrung ständig wiederholen müssten. Oft sind es Menschen mit großem Tiefgang, die in der Lage sind, innerlich zu wachsen und eine sehr gute Geisteshaltung zu entwickeln; es sind Menschen, die sich viel mit ihrem Inneren beschäftigen. Einen Großteil ihrer Energie verwenden sie darauf, herauszufinden, was verkehrt läuft. Sie sind wunderbare Detektoren für alle Fehlfunktionen und können anscheinend den Dingen, die funktionieren, keine Beachtung schenken. Sie sind sehr kritisch und finden so ziemlich an allem einen Makel.

Die Patientin brachte auch noch eine andere interessante Sache deutlich zum Ausdruck: Immer wenn diese Menschen von etwas Wichtigem aus ihrem Leben berichten, sind es vor allem die schlechten Erfahrungen, an die sie sich erinnern und die sie niemals wieder machen wollen (theoretisch). Sie konzentrieren sich auf die Dinge, die schief gegangen sind und es scheint ihnen unmöglich zu sein, diese schlimmen Dinge zu integrieren. Alles, was sie tun können ist, sich dem zu entziehen und zu sagen: „nie wieder".

Muriaticums sind keine wirklich verschlossenen Menschen, wie man meinen könnte. Ihre reservierte Haltung ist eher eine Strategie. Es ist ganz anders, als wenn Sie es mit einem wirklich verschlossenen Menschen zu tun haben, der wirklich nicht mit Ihnen sprechen möchte. Es gibt viele andere Fälle, die nicht zu den *Muriaticums* gehören, die ein starkes Gefühl von Würde besitzen, was so weit geht, dass sie ihre Leiden völlig auslöschen, um zu zeigen, dass alles in Ordnung ist. *Muriaticums* mögen zurückhaltend erscheinen, aber in Wirklichkeit hoffen sie, dass man sie ständig fragt, was los ist. Sie zeigen nämlich sehr offen, wie sehr sie leiden und wie alleine sie sind.

Eine Hauptidee der *Muriaticums* ist, dass dieses Leben aus Leiden und Verzicht besteht. Das ist mehr oder weniger schicksalhaft gegeben und deshalb ist es nicht möglich, sich mit etwas wirklich Angenehmen zu beschäftigen.

„Einer der wenigen Momente am Tag, wo ich für mich selbst etwas tun kann, ist, wenn ich wegen der Schmerzen das Bidet benutze."

Es scheint, als würde sie erklären, dass das Spüren und Versorgen des Schmerzes einer der wenigen Momente ist, in denen sie es wirklich genießt, mit sich selbst alleine zu sein. „Das Leiden gehört zu mir und niemand kann etwas für mich tun". Sie sagte selbst deutlich, dass sie ihr Leiden nie vergisst.

Ein weiteres herausragendes Charakteristikum ist ihre ständige Mäkelei. Es ist die typische Haltung eines jener Kinder, die selbst nie etwas falsch machen: es sind immer die Klassenkameraden, die anderen schuld. Sie unterzog sich eigentlich freiwillig all diesen „-oskopien" und beschuldigte aber andere dafür.

Die „anderen" werden als Invasoren, Fremde, Eindringlinge wahrgenommen (*Natrium muriaticum* träumt von Räubern). Sich von anderen zu distanzieren ist eine typische *Muriaticum*-Haltung.

Es ist auch typisch für *Muriaticum*, dass es einem niemals zuhört. Was immer man erzählt, diese Menschen haben das Gefühl, dass sie sowieso niemand verstehen kann und es sich deshalb auch gar nicht lohnt, anderen zuzuhören.

Während der Schwangerschaft hat die ganze Welt sie angeekelt. Das ist ein Merkmal der Halogene.

Die Sorge, nicht fertig zu bekommen, was sie tun muss, ist typisch für *Kalium muriaticum*. Wenn etwas nicht ordentlich gemacht ist, gibt es keine Entschuldigung für sie. Dies ist ein sehr wichtiges Schlüsselsymptom des Mittels.

Die Patientin empfindet tiefen Ärger darüber, dass sie sich hinter Konventionen versteckt. Die Tatsache, dass sie sich verstecken muss, gehört typischerweise zu *Kalium muriaticum*. Sie ist nicht in der Lage, anderen gegenüber ihr wirkliches inneres Wesen zum Ausdruck zu bringen. Sie sucht nach vertrauten Beziehungen, aber im selben Moment zerstört sie eine nach der anderen.

Diese Menschen haben eine Art Liste im Kopf mit Fehlern, die sie an anderen finden müssen, um die Beziehung für beendet erklären zu können.

Ein bezeichnendes Beispiel der Schwäche von *Kalium muriaticum* kommt darin zum Ausdruck, dass sie bei ihrer Büroarbeit zwei Urlaubsmonate angesammelt hat, die sie aber nicht in Anspruch genommen hat (sie tut wunderbar ihre Pflicht). Trotzdem kann sie nicht die Beste sein, weil noch irgendein anderer dreimal so viel arbeitet wie sie. Das ist ein häufiges Gefühl: „Ich kann tun, was ich will und mein Bestes geben, aber es gibt immer jemanden, der noch besser ist".

Im Traum von der Uhr spielte ihre Mutter die wichtigste Rolle, denn sie hielt den Uhrzeiger in der Hand. Es ist so, als ob die Patientin sagen würde: „Ich bin nicht die Eigentümerin meiner Existenz". Das meinte sie auch, als sie sagte, sie sei eine gute Schauspielerin.

„Wenn ich im Urlaub bin, habe ich immer schlechte Laune" – die Aussage macht deutlich, dass diese Frau sich nicht einen Tag lang Ruhe und Lebensfreude zu gönnen vermag.

In unserer Materia medica gibt es dreierlei Verbindungen aus *Kalium* und *Chlor*: *Kalium muriaticum, Kalium chlorosum* und *Kalium chloricum*. Ich habe bisher nur *Kalium muriaticum* verschrieben.

Fall 6: Verlauf

Nach der Mitteleinnahme hatte sie eine deutliche Verschlimmerung mit extrem schmerzhaften Geschwüren im Mund. Dies ist ein häufiges Symptom von *Kalium muriaticum*. Die Aphthen sind auf eine Art nützlich, um sie vom Essen abzuhalten. Wir sehen das auch bei Kindern, die auf einer tieferen Ebene ihre Mutter damit strafen wollen, dass sie nicht essen können.

Bei den *Muriaticums* finden wir häufig, dass sie eine kämpferische Einstellung gegenüber typisch weiblichen Aufgaben zeigen.

• *Kalium muriaticum* •

Sie nahm weiterhin einmal wöchentlich *Kalium muriaticum* Q1 ein. Das einzige Problem, das sie hatte, war ein gelegentliches Brennen in der Harnröhre.

Nach drei Monaten

Die Patientin berichtet:

„Die kolikartigen Schmerzen habe ich überhaupt nicht mehr. Nur manchmal leichte Magenschmerzen, so wie heute früh. Aber wissen Sie, wir hatten eine Steuerprüfung im Büro. Die finden jedes Mal, wenn sie kommen, irgendetwas was nicht stimmt. Und das Ergebnis ist immer, dass ich schuld bin.

Ich hatte nur einmal Anzeichen einer Blasenentzündung. Ich nahm das Mittel und kurz darauf war es besser. Ich habe nur noch ein geringfügiges Gefühl, dass etwas nicht ganz stimmt in dieser Region, aber es schmerzt nicht. Es fühlt sich manchmal an, als ob es wiederkommen könnte, aber es ist nichts da.

Ich hatte einen interessanten Traum."

Sie träumte, dass der Ehemann ihrer Schwester eine große, haarige Spinne auf ihre Brust warf.

„Die Spinne war riesig und ich wachte mit dem Gefühl auf, dass etwas Scheußliches auf meinem Körper liegt... Ich hatte so eine Wut."

Warum?

„Der Kerl hat vor kurzem versucht mich zu verführen, aber ich habe ihn abblitzen lassen. Und am nächsten Tag hatte ich diesen Traum. Mein erster Gedanke galt meiner Schwester. Niemals wäre ich fähig, ihr solches Leid anzutun. Letztlich ist es für mich auch nicht so interessant. Ich fühlte mich nicht beleidigt, sondern verbittert. Das werde ich ihm nie verzeihen. Und ich werde mein Möglichstes tun, meine Schwester davon zu überzeugen, dass sie sich von ihm trennt... Bei so einem Mann weiß man ja nie, was er tut. So viel ich weiß, ist es nicht das erste Mal, dass er meine Schwester betrügt... Sie ist wie ich. Sie bleibt bei ihm und denkt nur daran, was passieren würde, wenn die Leute von diesem Problem wüssten."

Sie versucht es zu vertuschen.

„Aber die anderen Leute können sich alle verpissen. Man muss tun, was sich für einen selbst richtig anfühlt."

Sie war sehr verärgert, als ich nach ihrem Ehemann fragte. Sie fing an zu weinen und schrie fast.

„Ist es so offensichtlich, dass mein Mann und ich in einer Krise sind? Ich würde gerne darüber sprechen, aber ich kann es nicht. Als ich diese Blasenentzündungen hatte, waren meine Gedanken immer negativ. Ich brauchte jemanden, der half, wenigstens mit ein paar Witzen oder einem netten Kompliment. Das habe ich in meinem Mann nie gefunden. Am Ende, wenn man all diese Dinge auflistet, kommt man zu dem Punkt, an dem man nichts mehr verkraften kann. Schließlich bin ich diejenige, die ständig herumrennt und arbeitet, sogar für ihn. Wenn ich ihn um Hilfe bitte, so fasst er das lediglich als Anschuldigung auf. Also streiten wir uns nur, und nach einem Streit kann es sein, dass ich monatelang kein einziges Wort mit ihm spreche."

Sie macht damit deutlich, dass Streit die einzige Art ist, die sie kennt, um Hilfe zu erbitten. Das ist ebenfalls ein häufiges Thema bei den Muriaticums, besonders bei Kalium muriaticum: es fällt ihnen sehr schwer, ihre Bedürfnisse auszudrücken. Wie für viele andere Muriaticums war diese Wut für sie das einzige Vehikel um ihren Emotionen Ausdruck zu verleihen. Sehr oft ist dies der einzige Hinweis, um bei Muriaticum (vor allem Kalium muriaticum) das Verlangen nach Hilfe zu erkennen. In dem Kalium ferrocyanatum Fall haben wir gesehen, dass die Wut ein Geschenk war, weil die Patientin sonst nicht in der Lage war, sich gegenüber anderen zu öffnen.

„Ohne diese Wut und Aggressivität bin ich nicht fähig, meine Gefühle zu zeigen oder auszudrücken". Diese Gefühle sind sehr gut verschlossen und tief begraben. Um herauszukommen, brauchen sie diese explosionsartige Energie, denn sonst passiert gar nichts.

Die Patientin sagt:
„Ich habe die Hoffnung verloren, dass es besser werden könnte. Mein Schwager weiß das sehr gut. Er war schon immer sehr nett zu mir, auch vor meiner Hochzeit."

Sie erzählt später, dass sie zu diesem Mann Kontakt hatte, bevor sie verheiratet war, und dass er ihr wirklich sehr gut gefiel. Sie fand ihn sexy, interessant und faszinierend. Aber aufgrund ihres mangelnden Selbstbewusstseins und geringem Selbstwertgefühls, und weil sie sich nicht erlaubte, ihre Gefühle zu zeigen, tat sie alles, um ihn mit ihrer Schwester bekannt zu machen. Diese Beziehung, die nie so richtig zustande kam, war im Hintergrund immer irgendwie spürbar.

Sie sagt:
„Ich war diejenige, die ihn meiner Schwester vorstellte. Ich wäre nie in der Lage gewesen, mich so zu verhalten, wie sie es tut. Ich kenne sie beide und ich weiß, dass er ein Schwein ist!"

Sie bekam *Kalium muriaticum* Q5 zur täglichen Einnahme. Nach zwei Wochen hatte sie Leukorrhö und ein paar Geschwüre im Mund. Nachdem das Mittel abgesetzt wurde, ging es ihr innerhalb einiger Tage besser. Über mehrere Monate hinweg bekam sie Placebo.

Als sie nach einigen Monaten wiederkommt, erzählt sie:
„Es geht mir viel besser als früher. Ich habe die Symptome nicht mehr; keinen Schmerz mehr in meinem Bauch. Höchstens wenn ich zu viel esse. Es ist eine

Frage der Menge, nicht was ich esse. Jetzt habe ich jedoch das Verlangen, etwas Außergewöhnliches zu tun. Das Brennen in der Scheide habe ich nie mehr gehabt. Ich kann mich nicht mal erinnern, wann ich Sie das letzte Mal angerufen habe."

Wie geht es mit Ihrem Mann?
„Mit meinem Mann geht es besser. Er ist ruhiger. Sogar wenn er diese merkwürdigen Vorstellungen hat, ertrage ich ihn doch recht gut. Er ist nicht der Beste auf der Welt, aber zumindest kann ich ihn ertragen... Es geht besser, weil ich manchmal in der Lage bin, ihn um Unterstützung zu bitten, und irgendwie schafft er es manchmal, mir zu helfen... Ich sehe jetzt, dass ich auch einige Probleme habe. Wenn ich ihn um Hilfe bitte, kommt es bei ihm so an, als wollte ich ihn ohrfeigen.

Ich träume oft davon, Sex mit Männern zu haben, die ich nicht kenne. Oder mit Leuten, zu denen ich ein ganz alltägliches Arbeitsverhältnis habe. Es sind lauter verschiedene Leute, zu denen ich mich überhaupt nicht hingezogen fühle... Was ich damit sagen will ist, dass ich in diesen Träumen nur die positive Seite dieser Menschen sehe."

Sie kann diese Menschen nicht leiden, aber sie träumt, dass sie gezwungen ist zu sehen, dass sie zumindest ein paar positive Eigenschaften haben.

„Es ist, als ob ich im Alltag diese Menschen nicht mag und während des Schlafs meine Beziehung zu ihnen verbessern kann."

Kalium bromatum

Fall 7: Erstanamnese

Eine 68-jährige Frau ist meine nächste Patientin, anscheinend eine schwierige Persönlichkeit, extrem steif und rigide.

Die Steifigkeit zeigt sich nicht nur äußerlich im Körper, sondern ist ein Thema der *Kaliums* und drückt sich deshalb auch im ganzen Verhalten aus, es ist tief verwurzelt in ihrer Persönlichkeit und ihrem Beziehungsverhalten.

Diese Patientin ist wirklich in jeder Hinsicht steif. Sie hat eine schlimme Dermatitis, bei der nicht ganz klar ist, wo die Ursache liegt. Schon in ihrer Jugend hatte sie Hautprobleme. Mal war es Urtikaria, mal ein Ekzem, mal ein Juckreiz, mal Psoriasis. Auch ohne genaue Diagnose ist es offensichtlich, dass diese Frau sehr stark über ihre Haut reagiert.

Sie ist vom Typ her sehr konventionell, sehr formell und es fällt ihr schwer, einen jungen Arzt aufzusuchen, der zudem noch diese merkwürdige Behandlungsmethode anwendet. Ein Priester hatte sie schließlich dazu überredet, einen Versuch zu wagen.

Was haben Sie für Beschwerden?
„Man sagte mir, ich habe Kontaktdermatitis, aber sie wissen nicht mehr, was sie mit mir anstellen sollen. Die Ärzte sind nicht mehr das, was sie einmal waren. Ich verdanke es nur der Kortisonsalbe, dass ich das überlebe; dieses Ekzem breitet sich über meinen ganzen Körper aus.

Momentan geht es mir gut, aber es fühlt sich an, als ob sich unter meiner Haut ständig etwas umherbewegt... und aus den Pusteln wachsen tatsächlich oftmals Haare... Es ist, als ob meine Haut normal sein möchte, aber es nicht schafft.

Ich war auch zur Therapie bei den Mineralquellen von Comano, da wurde es an meinen Händen besser. Aber dann wurde es an einem Arm so schlimm, dass ich aufhören musste. Ich hatte außerdem einen Tremor bekommen... Ich konnte nicht einmal mehr schreiben oder meine Gabel halten."

Zitterten Ihre Hände ständig?
„Nicht, wenn ich die Hand ruhig hielt, aber immer, wenn ich versuchte, etwas zu tun. Ich versuchte, nicht daran zu denken, aber das Zittern kam trotzdem."

• *Kalium bromatum* •

Und wie ging es Ihnen sonst in Comano?
„Ich weiß nicht warum, aber ich hatte das Gefühl, dass die Menschen um mich herum mir nicht wohl gesonnen waren. Nicht einmal die Ärzte und Schwestern. Dass sie lediglich diese alte Frau ausnutzen wollten. Und dass sogar die anderen Patienten dabei mitmachten. Aber ich merkte, was für ein übles Spiel es war und fühlte mich dort nicht sicher.

Als ich aus Comano zurückkam, war ich ganz aufgeschwemmt."

Und wie geht es jetzt mit Ihrer Haut?
„Ich hatte es schon oft und jetzt ist es vielleicht noch stärker... ein sehr starker Juckreiz mit einem Kribbeln wie von Ameisen unter der Haut. Manchmal scheint sich Eiter unter der Haut zu bilden, und dann schuppt sich alles."

Wie genau sieht das aus?
„ Es sind viele kleine Pusteln, die schrecklich weh tun, wenn sie aufplatzen. Ich hatte früher sehr starke Psoriasis und man sagte mir, dass dies auch eine Art Psoriasis sei. Meine Muskeln sind auch betroffen.

Ich habe schon viele Allergietests gemacht, aber das Ergebnis war immer negativ. Früher habe ich viel Trockenobst gegessen, aber damit habe ich aufgehört, weil ich vielleicht dagegen allergisch bin. Es war nicht sicher, was es war. Ich habe nicht so viel Vertrauen in diese Tests."

Auf Nachfrage:
„Seit ich pensioniert und zu Hause bin, ist das Essen mein Hobby geworden. Es gibt viel Unglück in meiner Familie und ich esse ständig alles Mögliche."

Mögen Sie erzählen, welch Unglück Ihre Familie erfahren hat?
„Vor 10 Jahren hatte mein Vater einen Schlaganfall und seine rechte Seite war vollständig gelähmt. Dann musste sein Bein amputiert werden, und schließlich starb er. Seither muss ich für meine Mutter sorgen, weil sie selbst überhaupt nichts mehr tun kann. Sechs Monate später erkrankte sie am Parkinson-Syndrom.

Jetzt bewegt sie sich nur zwischen Bett und Rollstuhl hin und her. Ich muss ihr sogar das Essen mit meinen Fingern in den Mund schieben. Es ist ein sehr anstrengendes Leben. Als ich im Büro arbeitete, war es besser. Jetzt habe ich keine freie Minute mehr. Aber ich kann den Gedanken nicht ertragen, sie jemand anderem anzuvertrauen. Doch es macht mich verrückt, sie füttern zu müssen. Es dauert jedes Mal mindestens zwei Stunden. Doch es ist Gottes Wille, dass es so sei.

Als ich zwei Wochen von zu Hause weg war, habe ich sie in ein Pflegeheim gebracht, wo sie von zwei Schwestern betreut wurde. Aber die haben sie in den ganzen zwei Wochen nie bewegt, und danach konnte sie sich überhaupt nicht mehr eigenständig bewegen... Ich überlege, ob ich zurück nach Comano gehe und sie dann mitnehme... denn ich weiß nicht, ob ich es noch mal schaffe, sie wieder aufzupäppeln, wenn ich dann wieder zurückkomme."

Gibt es denn niemanden, der Ihre Mutter vorübergehend pflegen könnte?
„Ich traue niemandem, wenn es um meine Mutter geht... Ich hatte einen Pfleger, der die Arbeit recht gut machte, aber er hatte schlechte Umgangsformen. Ich werde auch manchmal laut, aber... Ich esse im Stehen, wie ein Pferd." *(Sie erledigt alle Dinge in Eile und hat nicht einmal Zeit, sich zum Essen hinzusetzen. Sie empfindet sich als unterwürfig, wie ein Pferd, das sich auch dem Willen eines anderen unterordnet.)*

Wann wurde es so schlimm mit Ihrer Haut?
„Diese wirklich schlimmen Hautprobleme habe ich seit dem Tod meines Vaters. Seither ist es immer schlimmer geworden. Ab und zu bekomme ich eine Art Pruritus. Früher waren die Pusteln stecknadelkopfgroß. Jetzt beginnt das Problem mit einem kneifenden Gefühl: wenn das an den Fingerspitzen auftritt, ist es ein Schmerz wie Feuer."

Können Sie das noch näher beschreiben?
„... Ich weiß eigentlich auch nicht... es ist ein bisschen, wie jegliche Arten von Schmerzen zur selben Zeit."

Wie sieht die Haut dann aus?
„Zuerst ist es ein kleiner Punkt, ein kleiner rosafarbener Fleck... Ich kann mir die Fingernägel nicht schneiden, weil sie so empfindlich sind und absplittern. Sie brechen einfach ab... Sogar meine Finger haben jegliche Kraft verloren und vielleicht werde ich sie in Zukunft überhaupt nicht mehr bewegen können."

Gibt es Zeiten, wo es besonders schlimm ist?
„Am Abend ist die schlimmste Zeit. Ich habe überall Juckreiz und beginne mich an Händen und Armen zu kratzen... und manchmal löst sich die Haut an meinen Ohrläppchen ganz ab. Dann muss ich die Kortisonsalbe benutzen, auch wenn ich weiß, dass sie mir nicht gut tut."

Sie saß vornüber gebeugt und hatte die Hände unter dem Tisch. Sie zupfte permanent an ihren Fingern herum, um die Haut abzulösen. Es hatte etwas Grässliches und am Ende der Konsultation bluteten alle zehn Finger.

Sie erzählt:
„Manchmal nehme ich ein paar Stücke Stoff und zerfetze sie. Dann kratze ich mich mit diesen Stofffetzen, damit ich mich nicht mit meinen Fingernägeln

kratzen muss. Wenn ich mich mit meinen Fingernägeln kratze, die ich aus diesem Grund schon sehr kurz halte, dann ruiniere ich mich im wahrsten Sinne des Wortes. Ich kann einfach nicht aufhören, und am Ende sind meine Finger so schwach, dass ich sie nicht mehr bewegen kann... Sobald ich spüre, dass die Nagelhaut nachwächst, rupfe ich daran und höre nicht eher damit auf, bis sie weg ist. Meine Hände sind am schlimmsten betroffen - manchmal sind sie feuerrot und bluten, weil ich mich so zurichte."

Gibt es etwas womit Sie sich gerne beschäftigen?
„Häkeln macht mir sehr viel Freude (*eine sehr feine und genaue Arbeit*). Es ist nicht gut für eine Frau, ihre Hände untätig in den Schoß zu legen und deshalb muss ich immer eine Arbeit in der Hand halten. Wenn ich mit einer Häkelarbeit angefangen habe, erfreue ich mich daran wie sie wächst, aber dann frage ich mich, was ich als nächstes tun soll...

Als ich klein war, nahm ich mir eine Nadel und hielt sie in der Hand, nur weil ich mich nicht wohl fühlte, wenn ich nichts zu tun hatte."

Sie sind so erzogen worden?
„Mein Vater brachte mir bei, arbeitsam zu sein. Bitte beachten Sie, ich sagte ‚arbeitsam' und nicht ‚Arbeiterin', denn er hatte ein edles Herz und wollte, dass ich einen anständigen jungen Mann heirate und nicht arbeiten gehen muss."

Und dann ist es anders gekommen?
„Ja, stattdessen wurde ich Lehrerin. Doch schließlich wurde das sehr schwierig, denn an den Schulen hat sich so viel verändert. Ich kann mich sehr gut an Regeln halten, aber ich kann nicht gut in einer Gruppe arbeiten... Man muss mir sagen, was ich tun soll und ich mache es besser als die anderen."

Sie glauben nicht, dass es auch ohne Regeln geht?
„Ich kann daran nur glauben, wenn ich davon ausgehe, dass jeder seine Pflicht auf die ihm am besten mögliche Art tut, aber... Nun, ich weiß nicht, was Sie davon halten, aber wenn ich etwas tue, tue ich es nicht auf dieselbe Art wie die anderen... Jetzt arbeite ich für mich alleine. Wenn geschrieben steht, dass eine Sache auf eine bestimmte Art und Weise erledigt werden soll, dann sollte es auch so getan werden. Wenn wir es jeden so auslegen lassen, wie er es gerne hätte, dann sind wir am Ende im totalen Chaos. Und in Italien sind die Schulen in einem total chaotischen Zustand. Ich kann diese neumodischen Ideen der jungen Leute nicht verstehen... Denken die vielleicht, dass die Erde sich bis jetzt nicht gedreht hat, weil nur sie gefehlt haben? Haben Sie sich schon einmal angeschaut, wieweit unsere Ideale und Moralvorstellungen schon am zerfallen sind? Wie kann man nur die Erfahrungen, die unsere Vorväter über Jahrhunderte machten, so wegwerfen?...

Das ist so eine typisch italienische Sache. Wir hatten die besten Gesetze auf der Welt, aber wer hält sich daran?"

Auf meine Frage hin:
„Ich schlafe sehr gut, aber ich kämpfe gegen den Schlaf an... Ich gehe abends nie gerne ins Bett. Ich hatte eine Darmoperation und ich betrachte Schlafen als vergeudete Zeit... Wenn meine Mutter im Bett ist, habe ich Zeit mich zu entspannen. Auch wenn ich vor Müdigkeit fast umfalle schaue ich noch fern."

Was schauen Sie dann an?
„Ich schaue mir gerne Zeichentrickfilme an; die anderen Sendungen verursachen mir Angstgefühle."

Warum?
„Nun, ich bin nervös, und wenn etwas meine Familie betrifft, dann bin ich immer in Alarmbereitschaft. Es bringt mich völlig aus der Fassung, wenn ich irgendetwas Beunruhigendes im Fernsehen sehe."

Erinnern Sie irgendwelche Träume?
„Ich träume nicht sehr viel... das habe ich nie. Ich träumte einmal, dass mein Vater sehr gut aussah und beide Beine hatte... Er kam auf mich zu und ich wollte ihn umarmen, aber ich konnte es nicht... Als ich auf ihn zuging, wurden seine Beine länger und länger... Ich konnte ihn nicht erreichen... Seine Beine waren alles was ich noch sah, dann nur noch die Knie und schließlich nur noch die Fußknöchel... aber die umarmte ich dann trotzdem."

Haben Sie das oft geträumt?
„Ja, diesen Traum habe ich oft, wenn ich durch eine schwere Zeit gehe... Wenn ich das Gefühl habe, dass um mich herum nur Wüste ist, und dass die Welt ungerecht ist... Er war immer ein Vorbild für mich... der Pfad der Tugend... Und ich weiß, dass ich nie so sein werde wie er... Er schaffte es... Die Welt um einen herum war einfacher aufgrund der Dinge, die er tat... Jetzt ist nicht einmal mehr das da, was einem Halt gibt, und man ist ganz auf sich selbst gestellt."

Der Tod Ihres Vaters hat alles verändert...
„Ja, ich hätte gerne mehr Vertrauen. Ich glaube, ich wurde auf wunderbare Weise geheilt... Als sie mit mir über den Tumor sprechen mussten, sagten sie nicht, dass er bösartig sei, aber ich vermutete es.

Ich bat meinen Bruder, mich während der Operation sterben zu lassen, denn er war der Anästhesist... Ich war im Vorraum und betete und fühlte, wie mir jemand die Wange streichelte. Es war eine ältere Nonne und sie sagte, dass ich gerettet würde.

Kalium bromatum

Wir waren zu dritt im Zimmer und hatten alle dieselbe Krankheit, und ich war die Einzige, die gerettet wurde.

Fünf Jahre später ging ich mit meinem Bruder nach Lourdes. Ich mag dieses Äußere zur Schau stellen des Glaubens nicht. Ich gehe zwar zur Messe, aber eigentlich nur, weil ich so für eine Weile von zu Hause wegkomme... Ich meine, ich bin mir nicht sicher, wie viele von diesen Leuten, die da in Lourdes einfallen, wirkliche Gläubige sind ..."

Wie wurde der Tumor entdeckt?
„Ich sah zufällig etwas Blut in meinem Stuhl... Die Untersuchung ergab dann, dass ich einen Tumor hatte, der so groß wie eine wilde Erdbeere war.

Mein Vater hatte auch Darmkrebs, bei ihm wurde das Rektum entfernt. Ich bin gesund geworden und er nicht (*weint*)."

Der Tod Ihres Vaters war schlimm für Sie...
„Ja, manchmal fühle ich mich deswegen schuldig... Ich hätte diejenige sein sollen... nicht er, er war ein so guter Mann."

Hatten Sie schon früher Probleme mit Ihrem Darm?
„Ich habe mein Leben lang unter Verstopfung gelitten. Nichts kam heraus, sogar wenn ich mich richtig anstrengte. Dann änderte sich alles."

Was änderte sich?
„Ich dachte, ich hätte einen Prolaps, denn jedes Mal, wenn ich zur Toilette ging, war es eine Qual, ein unangenehmes Gefühl... Ich ging zum Arzt, weil ich spürte, dass das, was heraus kam so lang war wie ... wie soll ich sagen... eine Wurst?

Das fühlte sich so an, als ob ich einen Teil meiner Eingeweide herausgedrückt hätte, also drückte ich nicht mehr und kniff stattdessen alles zusammen... Aber dann sagte mir der Arzt, dass es nur ein kleiner Prolaps sei, obwohl es sich für mich angefühlt hatte, als ob es mehrere Meter lang wäre ..."

Gab es noch andere Beschwerden?
„Mit 20 hatte ich Ovarialzysten und als ich 21 war setzte die Menopause ein (*Die Menopause war durch Medikamente induziert*) und blieb bestehen. Das hat mein Leben ruiniert. Ich liebe Kinder ..."

Was haben Sie dann gemacht?
„Ich war körperlich und psychisch ausgelaugt, aber ich hatte eine solche Wut, dass ich bald reagierte... Ich habe diese verfluchte kleine Stadt verlassen und Karriere gemacht. Als ich meinen Mann kennen lernte, dachte ich, er würde meine Probleme verstehen... Er ist Invalide, eines seiner Beine ist kürzer als das andere... Er wurde bei einem Luftangriff verletzt.

Aber es kam überhaupt nicht so... Was Intimitäten anbelangt, so waren wir sehr verschieden: Ich hatte Probleme und es war schmerzhaft für mich, während er nach einer Weile seine wahre Natur zeigte, so wie alle Männer."

Wie sind Sie damit umgegangen?
„Ein paar Jahre lang gelang es mir, still zu leiden, aber dann hielt ich diese Folter nicht mehr aus.

Wir verbrachten unsere Tage wie getrennte Leute im selben Haus. Doch keiner von uns hätte sich je scheiden lassen. Wir sind beide sehr religiös und hofften, dass Gott uns helfen würde, wieder zusammenzufinden.

Er hatte niemals andere Frauen... Dann bekam er Prostatakrebs...

Er war so gutmütig, im Gegensatz zu mir. Ich explodiere sofort... Wenn ich mit meiner Mutter beim Mittagessen allein bin, werfe ich Teller an die Wand, ich schreie und brülle...

Bevor mein Vater starb, flehte er mich an, gut zu sein... Ich habe es nicht geschafft. Der gute Mensch im Haus war mein Bruder, sein Andenken ist mir heilig...

Es ist die Hölle... Wenn ich mit meiner Mutter die Geduld verliere, dann habe ich diese fixe Idee, dass ich gegen ein Gebot verstoßen habe."

Sie zeigt mir Ihre Hand:
Sehen sie das? Während ich darüber rede, habe ich ein Stück Haut von meiner Hand gezupft. Meine eigenen Bedürfnisse kommen immer zuletzt, weil andere Leute vorher dran sind. Ich lebe das Leben eines Eremiten... Aber was man in sich trägt, das bleibt für immer bestehen."

Mittelanalyse von Kalium bromatum

Repertorisation

Gemüt; religiös; Neigung, allgemein

Extremitäten; Zupfen; Finger

Haut; Ausschläge; Ekzem

Gemüt; Beschwerden durch; Tod; Eltern oder Freunden, von

Gemüt; Einbildung, Vorstellung; verfolgt, er wird

In den unterschiedlichen Lebenssituationen benötigen wir verständlicherweise verschiedene Arten von Halt und Unterstützung, je nachdem in welcher Entwicklungsphase oder Lebenssituation wir uns gerade befinden. Für ein Baby ist es beispielsweise wichtig, in engem körperlichem Kontakt zu seiner Mutter zu leben, doch wenn diese sehr enge Mutter-Kind-Bindung länger als sechs Monate andauert, dann kann diese Beziehung pathologisch werden.

Ein wesentliches Thema hinsichtlich der Unterstützung sind für die *Kaliums* Traditionen, konservative und tief verwurzelte Strukturen unserer Gesellschaft. Um die *Kaliums* zu erkennen, muss man diesen sozialen Kontext immer beachten. Es kann schwierig sein, mit einem Patienten umzugehen, der einer völlig anderen Gesellschaftsstruktur entstammt als wir selbst. Wir finden sein Verhalten vielleicht seltsam, während es in seiner Umgebung völlig normal ist. Zum Beispiel war man vor 100 Jahren in Italien stolz darauf, wenn eine Frau bei der Eheschließung Jungfrau war. Heute hingegen sind die meisten Männer misstrauisch, wenn eine Frau mit 25 noch immer Jungfrau ist und denken, mit ihr stimmt etwas nicht. Wir müssen immer mit in Betracht ziehen, in welchem zeitlichen und gesellschaftlichen Umfeld jemand lebt, welche Regeln und Gesetze er zu befolgen hat

In diesem Fall habe ich die Symptome, so wie sie die Patientin formuliert hat, in das Programm ‚Reference Works' eingegeben:

Normal

Tremor

Ameisenlaufen

Unterwürfig

Beschwerden Tod/ Kummer

Abends agg / schlimmer

Nägel

Zupfen Finger

Dermatitis / Ekzem / Psoriasis

Pflicht

Regeln

Religiös

Verstopft

Prolaps

Ärger

Syphilitisch

Unterstützung kann vieles sein: sie kann physischer Art sein oder durch eine Person oder eine Gruppe gegeben werden (ideelle Unterstützung). Wenn wir den Konformismus und die konservative Einstellung der *Kaliums* in Betracht ziehen, können wir gut verstehen, dass das schließlich zu einer emotionalen Armut führt, sie erlauben es sich einfach nicht, ein emotionales Leben zu führen. In der Regel wirken die zwischenmenschlichen Kontakte bei *Kalium* ziemlich formell. Obwohl auch sie Teil einer Gruppe sein müssen, findet man bei ihnen nicht das

Mitgefühl, das man von *Phosphor* kennt. Doch *Phosphor* möchte ein schönes Leben, möchte die verschiedenartigsten Erfahrungen machen und hat ganz gewiss nicht die Steifigkeit der *Kaliums*.

Auch jegliche Art von Glauben oder Religion kann einem Halt geben. Wir Menschen brauchen diese Art von Halt. Bei einigen kann dieses Bedürfnis jedoch so stark werden, dass es zum Symptom wird.

Als wir das Thema Regeln bei einem Mittel wie *Arsenicum* betrachteten (das ja von Haus aus extrem misstrauisch gegenüber seinen Nächsten ist), sahen wir, dass für sie das Leben in einer Gruppe zwar notwendig ist, aber mit dem nötigen Abstand, da sie den anderen nicht recht vertrauen. Man gewinnt den Eindruck eines sehr tief sitzenden Misstrauens.

Ebenso kompliziert ist die Verbindung *von Calcium* und *Phosphor: Calcium phosphoricum;* das eine Element will aus dem System heraus, während das andere darin verbleiben will.

Wenn wir nun die lebensfeindliche, „antibiotische" Haltung der Halogene betrachten und diese mit den Kalis verbinden, so ist es interessant zu sehen, wie sich dies auf das gesamte Kaliummittel auswirkt...

Zum Beispiel *Kalium bromatum*: was gibt ihnen Halt? Natürlich. Es ist Gott.

Wie stellen sie sich aber Gott vor? Wie unterscheidet sich die Gottesvorstellung von *Kalium arsenicosum* von der bei *Kalium bromatum*?

In beiden Fällen haben wir einen starren, rigiden Gott. Bei *Arsenicum* ist es ein strafender Gott, ein Gott der von außen kommt und einen bestraft, wenn man nicht nach seinen Regeln lebt. Bei *Bromium* ist die Strafe verinnerlicht und äußert sich in Schuldgefühlen und Selbstbestrafung. Bei *Arsenicum* finden wir dieses Schuldgefühl nicht. *Arsenicum* strebt eine hohe Position an, um die anderen zu kontrollieren und dann Schaden von ihnen abzuhalten. Bei *Bromium* ist es mehr eine idealistische Haltung, alles gut und richtig zu machen, um auf den Gipfel des Berges zu gelangen.

Auch *Sulphur* hat hohe Erwartungen an sich selbst; die meistens von dem sehr starken Vater übernommen wurden. Doch der wesentliche Unterschied im Falle von *Sulphur* ist, dass dieser letztendlich weiß, dass er anderen etwas vormacht und nur so tut, als ob er ebenso gut sei wie sein Vater. Er versucht zu verbergen, dass er die Rolle des Philosophen nur spielt. Denn wenn man nur ein wenig an der Oberfläche kratzt, merkt man sofort, dass nicht so viel dahinter steckt.

Bei *Bromium* finden wir sehr hochgesteckte Ideale. In der Regel sind es diese Ideale, die die für ihn typischen Schuldgefühle verursachen. *Bromium* ist sich im Klaren darüber, dass er nicht so ist und fühlt sich deshalb schuldig. *Bromium* weiß von vornherein, dass es für ihn vollkommen unmöglich ist, so zu werden wie sein Vater. Von Anfang an ist ihm klar: „Ich bin ein schrecklicher Mensch. Ich bin

Kalium bromatum

wirklich schlecht. Selbst beim besten Willen könnte ich höchstens 10% von dem, was mein Vater war, erreichen."

Ein Traum ist sehr interessant: Der Vater wird größer und größer, wird zu einer gigantischen Statue, so groß, dass er nicht mehr erreichbar ist. „Alles was ich tun kann, ist seine Fußknöchel zu umarmen, um mit ihm in Kontakt zu treten." In diesem Fall wird der Halt durch den Vater repräsentiert – was immer es auch bedeutet.

Die Pathologie bei *Bromium* liegt darin, dass sie sich immer auf die Vergangenheit beziehen: „Die Ärzte werden nie wieder so gut sein, wie sie es vor 50 Jahren waren!" oder „Es gibt keinen Grund mehr, ins Kino zu gehen, weil der beste Regisseur gestorben ist." oder „So ziemlich alles um mich herum ist wertlos, denn das Beste ist verschwunden." Alles, was noch übrig ist, hat keinen Wert. „Ich bin einer der wenigen, die in der Lage sind, den Weg, der von meinem Meister, meinem Vater, meinem Gott vorgezeichnet wurde, zu erkennen und ihm zu folgen; die anderen armen Leute um mich herum können das nicht verstehen." Sie sind davon überzeugt, dass sie bei aller Anstrengung nur maximal 10% von dem angestrebten Ziel erreichen können. Auf dieser Vorstellung gründet das Schuldgefühl von *Bromium*.

Wir können einige allgemeine Themen zusammenfassen:
- Es ist ein Mittel mit typischen *Kalium*-Symptomen
- Es sind Merkmale der Halogene vorhanden: „Die Art und Weise, wie sich meine Beziehungen zu anderen Menschen gestalten, gehört zu meinen Hauptproblemen".
- Speziell bei den „*Bromatums*" finden wir Schuldgefühle, die aus den hohen Erwartungen und der Unfähigkeit, diese zu erfüllen, entstehen.

Wenn wir diese drei Punkte miteinander verknüpfen, verstehen wir, dass für *Kalium bromatum* der einzige Ausweg darin liegt, sich selbst zu quälen oder zu verletzen. Sie sind deshalb so selbstzerstörerisch, weil sie tief drinnen das Gefühl haben, nicht in der Lage zu sein, das Erforderliche zu leisten. „Auch wenn ich mein Bestes gebe, ich habe nicht genügend Energie. Und was immer ich auch tue, es ist nicht genug und ich werde dafür bestraft. Das habe ich erkannt und mich deshalb sehr unsicher gefühlt. - Alle sind nur da, um mich auszunutzen. - Die Ärzte sind auch nicht mehr das, was sie vor Jahren waren." Das sind typische Aussagen von *Bromium*.

Bezeichnend für *Bromium* ist auch, dass sie Vorschlägen anderer nicht trauen. Wieder die gleiche Reaktion: „Alles um mich herum ist wertlos".

In diesem Fall ist interessant, was die Patientin über ihre Mutter äußerte. Zunächst vermittelt sie den Eindruck einer bedauernswerten Frau, die sich für die Pflege ihrer Mutter total aufopfert. Doch sehen wir uns nur einmal an, wie sie ihre eigenen Finger zerstört. Niemand kann so wie sie für ihre Mutter sorgen.

Kalium bromatum

Sie verbringt zwei Stunden damit, ihre Mutter zu füttern, hat aber im Grunde eine total schlechte Beziehung zu dieser Frau. Aber sie pflegt sie, weil ihr Vater sie darum gebeten hat. Innerlich empfindet sie bei dieser Arbeit jedoch sicherlich sehr viel Wut.

Diese Menschen (Halogene, *Arsenicums*, selbst einige *Sulphuricums*) erzählen Ihnen, wie mitfühlend und religiös sie sind und wie sie sich der Arbeit für andere widmen; und so den Eindruck erwecken, Sie hätten es mit *Phosphorus* zu tun. Doch wenn Sie dann versuchen, die Bedürfnisse des armen Opfers zu verdeutlichen und nach Einfühlungsvermögen und Aufopferung suchen, werden Sie es nicht finden. Diese Menschen sind nur deshalb so barmherzig, weil ihnen jemand gesagt hat, sie müssten ihr Bestes geben, um ins Paradies zu gelangen. Sie können ihr ganzes Leben damit verbringen, sich ehrenamtlich zu engagieren und das zu tun, was sie für das Richtige halten. Sie gehören zu den Menschen, die versuchen, ihre Mitmenschen nach ihrem eigenen Bild zu formen.

In diesem Fall sagte die Patientin: „Ich weiß nicht warum, aber ich hatte den deutlichen Eindruck, dass die Menschen in meiner Umgebung mich nicht mochten". Dieser Ausdruck von Misstrauen ist ein Hinweis auf Mittel wie *Arsenicum* und *Bromium*. *Arsenicum* empfindet sogar die Menschen, die ihm am nächsten stehen als Feinde; bei *Bromium* ist es das gesamte Umfeld.

Die Patientin sagte: „Ich muss mich mit dem Gedanken abfinden, dass es keine Möglichkeit gibt, die Pflege meiner Mutter jemand anderem zu überlassen, denn Gott will es so." Das ist ja die beste Legitimation, die man vorweisen kann! Wenn es Gottes Wille ist, dann gibt es keine Diskussion!

Nach dem Tod ihres Vaters bekam sie ernste Beschwerden. Solch ein Verlust ist häufig der Auslöser einer signifikanten Dekompensation. Der Mensch verliert die einzige ideelle Unterstützung, die es in seinem Leben gibt. Danach gibt es nichts mehr, das ihm Halt gibt.

Sie erzählte, wie ihre Finger in einem so schlimmen Zustand waren, dass sie sie nicht mehr bewegen konnte. Es ist ein typisches Thema von *Kalium bromatum*: sie kann nicht untätig sein. Sie hält immer etwas in den Händen, damit es wenigstens so aussieht, als würde sie arbeiten.

„Ich kann Regeln befolgen, aber ich kann nicht in einer Gruppe arbeiten, denn niemand in der Gruppe kennt die Regeln besser als ich. So wie ich die Einzige bin, die meine Mutter füttern kann (niemand sonst weiß, wie es richtig geht), so weiß außer mir auch niemand, wie man Kinder unterrichtet. Dass jemand anderes mir sagt, was ich tun soll - niemals."

„Wenn klar geschrieben steht, wie etwas sein soll und man überlässt es den Leuten, es beliebig zu interpretieren, dann haben wir ein Chaos." Das ist eine charakteristische Aussage von *Kalium bromatum*. Es gibt keinerlei Raum für Interpretationen.

Kalium bromatum

Dieser Fundamentalismus und die extreme Starrheit sind leicht zu erkennen. „So steht es geschrieben, es darf auf keinen Fall geändert werden und wenn jemand es interpretiert, dann höchstens ich."

„Immer, wenn ich alles um mich herum als trostlos und unwirtlich empfinde und das Gefühl habe, dass die ganz Welt schlecht ist, dann träume ich von meinem Vater. Er war immer ein Vorbild für mich, er verkörpert den rechten Weg. Und ich weiß, dass ich niemals so sein werde wie er." Diese für *Kalium bromatum* typische Äußerung drückt sinnbildlich ihre Gefühlslage aus: „Seit mein Vater gestorben ist, gibt es niemanden. Er war ein unerreichbares Vorbild für mich." Das ist die Keimzelle ihrer Schuldgefühle.

Die Patientin sagt, dass sie gern einen tieferen Glauben hätte. Während *Sulphur* versucht sich nach außen hin darzustellen, spricht *Kalium bromatum* offen über sein permanentes Schuldgefühl. Diese Patientin formulierte es deutlich, als sie über die Reise nach Lourdes sprach.

Ein anderer Punkt zeigt eine gewisse Nähe zu *Kalium ferrocyanatum*. In dem Fall von *Kalium ferrocyanatum* hatte die Patientin das Gefühl, die Gebärmutter würde durch die Vagina herausfallen. Die *Kalium bromatum*-Patientin hatte das Gefühl, dass der kleine Prolaps ein meterlanges Stück Darm sei, das herauskam

Die Patientin sagte, ihr Ehemann sei ein sehr gutmütiger Mensch, während sie selbst schnell ärgerlich wird und Teller gegen die Wand wirft, aus lauter Wut über ihre Mutter, die das Essen, das sie ihr aufzwingen will, nicht isst. Versuchen Sie sich eine solche Umgebung vorzustellen!

Weitere *Kalium bromatum* Symptome:

Wahnideen, Einbildungen: ausgedehnt

Wahnideen, Einbildungen: früher schon erlebt, denkt, dass alles schon mal da war

Wahnideen, Einbildungen: Ermorden: Ehemann und Kind, sie ist im Begriff zu

Wahnideen, Einbildungen: verfolgt, er wird: weil er einen Freund beraubt hat

Wahnideen, Einbildungen: religiöse

Wahnideen, Einbildungen: Traurigkeit, mit

Wahnideen, Einbildungen: Spuk, Gespenster, Geister, sieht

Wahnideen, Einbildungen: angeschwollen, er ist

Wahnideen, Einbildungen: angeschwollen, er ist: Krämpfe, zuvor

Wahnideen, Einbildungen: Dieb, Gauner, Räuber, rauben: wird beschuldigt, ein Räuber zu sein

Wahnideen, Einbildungen: Rache, denkt er sei für göttliche Rache auserwählt

Wahnideen, Einbildungen: Körper, Körperteile: Teile: vergrößert

Wahnideen, Einbildungen: Körper, Körperteile: Teile: vergrößert: werden zu lang, als ob

Herausfallen, Gefühl als ob Eingeweide

Die Patientin erhielt *Kalium bromatum* Q1.

Fall 7: Verlauf

Die Patientin berichtet:
„40 Tage lang habe ich mich dagegen gewehrt, aber dann musste ich doch etwas Salbe verwenden, ich konnte nicht widerstehen. Ich habe versucht, die Menge zu reduzieren, aber ich war total rot, es war, als wenn mein Gesicht in Flammen stünde."

Und wie ist es jetzt?
„Nun benutze ich die Kortisonsalbe nicht mehr am gesamten Körper... Aber es war als ob Feuer aus mir herausspringen wollte (*sie benutzte einen Ausdruck, der sich auf eine Verbrennung auf dem Scheiterhaufen bezieht*)... Meiner Mutter geht es zunehmend schlechter."

Ich machte einen Hausbesuch bei der Patientin. Ihre Mutter war trotz der Parkinson Krankheit außerordentlich kräftig und kontaktfähig. Ungeachtet ihrer Lähmung wollte sie ständig zeigen, wozu sie noch in der Lage war. Die Beziehung zwischen den beiden gestaltete sich als permanenter Kampf. Wenn die Patientin sagte, ihrer Mutter gehe es „schlechter", so bezog es sich darauf, dass die Mutter sagte, sie wolle nicht ausgehen, wolle ihr Essen nicht usw.

Die Patientin berichtet auf Nachfrage:
„Meine Nägel sind kräftiger als zuvor und die Entzündungen um die Nägel herum sind verschwunden... Ich habe keine Probleme mehr mit den Fingern, aber es gibt keinen einzigen Moment, in dem ich nichts zu tun habe. Meine Finger sehen jetzt beinahe schön aus, aber ich habe das Gefühl, dass sich darunter eine fürchterliche Krankheit versteckt."

Gibt es immer noch so viel Arbeit im Haus?
„Ja, wer hat denn sonst Zeit, all diese Arbeit im Haus zu erledigen?.. Damit ich stricken kann, muss ich mir die Zeit vom Schlaf abzwacken. Beim Abendessen bin ich immer extrem müde, dann setze ich mich oft in den Rollstuhl meiner Mutter und schlafe dort ein (*Sie wählt nicht einen Sessel oder ein Sofa – auch eine Art Selbstbestrafung*). Erst wenn ich absolut erschöpft bin, erlaube ich mir, schlafen zu gehen."

Und wie geht es Ihnen sonst?
„Ich habe permanent ein Gefühl von Aufstand und Rebellion in mir. Je mehr ich mich selbst als bemitleidenswert empfinde, desto mehr rebelliere ich innerlich. Es gibt keinen Ausweg."

Zum ersten Mal in ihrem Leben kann sie zugeben, dass sie all das tut, weil sie sich verpflichtet fühlt, den Anweisungen des ‚Vaters' zu folgen. Aber sie hat nicht die Stärke,

Kalium bromatum

aus dieser Verpflichtung auszubrechen. Zum ersten Mal gibt sie zu, dass der ‚Vater' vielleicht doch nicht so fantastisch war, wie sie immer erzählt.

„Ich werde so wütend, wenn ich daran denke, dass mein Bruder in die USA gegangen ist ..." *(Vielleicht war der Grund, dass er ein ausgeglichener Mensch war und diese Familie nicht ausgehalten hat.)*

Und die übrige Familie?

„Ich bin wütend auf meine Familie, und dann doch wieder nicht. Ich habe ihnen vorgeworfen, mich meinem Schicksal zu überlassen. Ab und zu kommen Verwandte, um fünf Minuten lang auf meine Mutter aufzupassen, aber nur an Sonntagen, und sie verschwinden gleich wieder. Aber wenn ich einige als Hilfe im Haus hätte, würde ich den Rest meiner Freiheit verlieren und würde mich in meinem eigenen Haus noch mehr eingeschränkt fühlen. Das Problem liegt an mir, weil ich niemandem trauen kann. Was immer ich auch tue ist schlecht und alle tadeln mich ständig. Wenn dann auch noch mein Mann anfängt, dann explodiere ich."

Nach und nach zeigten sich einige Verbesserungen. Ihre Hautsymptome wurden zu 90% besser. Die selbstzerstörerische Haltung verschwand. Vier bis fünf Monate litt sie unter Schlaflosigkeit, da sie die Wut und den Ärger, die in ihr tobten, nicht überwinden konnte. Allmählich gewöhnte sie sich an den Gedanken, dass auch mal jemand anderes für ihre Mutter sorgen könnte. Und dann machte sie ihre erste Ferienreise seit Jahren.

Als sie nach einem einmonatigen Aufenthalt bei ihrem Bruder in den USA zurückkam, erlebte sie eine Enttäuschung. Sie räumte mir gegenüber ein, dass sie fast gehofft hatte, ihre Mutter würde in dieser Zeit sterben; doch sie fand sie in einem besseren Zustand als vor ihrer Abreise vor.

Kalium phoricum

Fall 8: Erstanamnese

Ein 25-jähriger Mann sitzt vor mir, er sieht jedoch viel jünger aus als er tatsächlich ist. Ein Krankenhaus schickte ihn weiter zur homöopathischen Behandlung. Die Diagnose: Zittern, ähnlich wie bei der Parkinson-Krankheit, aber man hatte keine Ursache gefunden. Er hat fast alle Haare verloren, sieht aber nicht aus wie ein alter Mann, sondern eher wie ein Baby und er ist sehr nervös und wirkt kindlich-naiv.

Nach seinen Beschwerden gefragt berichtet er:

„Die letzten drei bis vier Monate habe ich die ganze Zeit gezittert und es wird immer schlimmer, besonders wenn ich irgendetwas mit meinem Arm mache ..."

Welche Körperteile zittern besonders stark?
„Vor allem die Hände, und ich habe festgestellt, dass es mehr wird, wenn ich viel Kaffee trinke... wenn ich an solchen Tagen nur einen Kaffee zu viel trinke, ist es besonders auffallend. Ich hatte schon viele Untersuchungen, und mein Arzt sagt, es liege am Stress, aber ich fühle mich nicht unwohl ..."

Sie fühlen sich nicht gestresst?
„Nein. Es ist merkwürdig, aber ich fühle mich nicht nervös und schließlich ist mein Leben eben so und ich kann es nicht ändern. Bisher hatte ich keine großen Probleme... Ich habe keine bemerkt und ich glaube, ich habe keine... Doch die anderen sagen, dass das nicht stimmt."

Wo vor allem merken Sie das Zittern?
„An meinen Armen fällt es mir besonders auf. Wenn ich meinen Arm ausstrecke, zittert er und wenn ich einen Krug hochhebe, verschütte ich immer etwas, weil ich so zittere... Jetzt passiert es sogar, wenn ich kleine Dinge hochhebe... An manchen Tagen ist es wirklich schlimm, da passiert es sogar, wenn ich ein Glas hochhebe, das überhaupt nicht schwer ist. Aber für mich fühlt es sich schwer an....

Ich habe festgestellt, dass es für eine Weile schlimmer ist, wenn ich eine Tasse Kaffee getrunken habe... und wenn ich aufgeregt bin ist es nicht mehr zu kontrollieren ..."

Haben Sie noch andere Beschwerden?
„Ich habe auch Rückenschmerzen, die kommen von meiner Arbeit. Wenn ich keine Medikamente nehme, habe ich immer bis zum Abend diese Schmerzen im Rücken. Früher hatte ich das viel öfter."

• Kalium phosphoricum •

Wodurch hat es sich gebessert?
„Es wurde besser, weil ich Massagen und eine elektrische Reiztherapie und andere Behandlungen bekommen habe, ich weiß nicht genau was, aber es waren alles physikalische Anwendungen. Für lange Zeit hatte ich keine Rückenschmerzen mehr, aber nun sind sie schon da, wenn ich aufwache bis zum Abend und machen das Arbeiten sehr anstrengend..."

Wann haben diese Schmerzen angefangen?
„Es fing vor ungefähr fünf Jahren an, nachdem ich angefangen hatte, dort zu arbeiten... Einmal hatte ich Fieber und wusste nicht, was ich tun sollte, weil mein Rücken so schmerzte. Es wurde eine Röntgenaufnahme gemacht und man sagte mir, meine Wirbelsäule sei gerade, anstatt die normale Krümmung zu zeigen."

Und wie geht es jetzt mit dem Rücken?
„Wenn ich nach Hause komme, fühlt sich mein Rücken immer müde an. Bei der Arbeit belaste ich meinen Rücken stark und wenn ich schwere Lasten trage, spüre ich das im Rücken und in den Beinen... Ich muss mich sehr anstrengen bei meiner Arbeit. Ich setze viel körperliche Kraft ein, wenn ich kann."

Wo genau spüren Sie den Schmerz?
„Der Schmerz sitzt am unteren Ende meines Rückens und zwischen den Schultern und es fühlt sich an, als ob mein Rücken völlig müde und entzündet wäre, fast so als ob es *brennt*. Und dann fühle ich eine große innere Schwäche."

Nehmen Sie keine Medikamente?
„Manchmal nehme ich schon Medikamente, aber die meiste Zeit nehme ich es eben so hin. Ich habe so viele Entzündungshemmer genommen... und der Arzt sagte, dass sie mir sehr schaden würden. Die meiste Zeit muss ich eben die Zähne zusammenbeißen und es mit Fassung ertragen."

Sie sagten, dass die Schmerzen schon am Morgen beginnen?
„Ja, sofort am Morgen spüre ich, dass die Schmerzen schon da sind. Ich bemerke auch keinerlei Besserung durch die Bewegung den ganzen Tag über. Im Gegenteil, die Bewegung ermüdet mich, und ich bin erschöpft... Es belastet mich die ganze Zeit, und ich habe noch keine Methode gefunden, die Schmerzen zu verringern. Wenn der Tag schon so anfängt, geht es bis zum Abend so weiter."

Gibt es etwas, wodurch die Schmerzen weniger werden?
„Ja, wenn ich von morgens bis abends Rückenschmerzen habe und dann ins Bett gehe, sind sie am anderen Morgen kaum noch da. Sie verschwinden während

der Nacht, wenn ich entspannter bin und nicht mehr die Anspannung des Tages spüre *(er gesteht ein, dass er tagsüber gestresst ist)*... Andererseits spüre ich, dass ich es selber bin, der den Rücken steif macht, aber ich kann nicht anders."

Gibt es noch andere Probleme?
„Manchmal habe ich so ein schweres Gefühl im Kopf... ein oder zwei Mal im Monat, meistens am Anfang und am Ende der Woche. Es kommt immer an Wochentagen und ich wache mit diesem Schweregefühl im Kopf auf. Es fühlt sich an, als ob mich etwas zusammendrückt und meinen Kopf schwer macht und wenn ich mich dann anstrenge, wird die Schwere zu einem klopfenden, pulsierenden Schmerz. Ich weiß nicht, wie ich dieses Schweregefühl beschreiben soll, auch meine Augen fühlen sich schwer an."

Was machen Sie dagegen?
„Ich nehme ein entzündungshemmendes Mittel... oder ich nehme es einfach so hin."

Kommt diese Schwere in bestimmten Situationen?
„Es kommt, wann es will. Ich konnte nicht feststellen, dass es mit irgendetwas in Zusammenhang steht. Aber auf jeden Fall kommt es, wenn ich übermüdet bin... Ich musste deshalb auch noch das bisschen Sport, das ich betrieben habe, aufgeben... Ich bin joggen gegangen, aber nach ein paar Minuten tat mir der Kopf weh.

Jetzt, wo ich so müde bin, dreht sich mir alles im Kopf. Sogar bei der Arbeit passiert das, wenn ich müde werde... und wenn es heiß ist. Seit dem letzten Jahr muss ich immer eine Kopfbedeckung tragen, sonst...

Ich habe dann das Gefühl, mich nicht auf den Beinen halten zu können und alles dreht sich."

Haben Sie Probleme mit dem Essen?
„Nein, es ist nur problematisch, wenn ich Kaffee trinke und dann zu Bett gehen möchte, denn dann bin ich ein bisschen aufgedreht... doch es verursacht keine anderen Probleme... Ich esse keine schweren Gerichte und auch kein fettiges oder scharfes Essen... Ich habe auch eine Magenverengung."

Wie wurde das festgestellt?
„Es wurden Röntgenbilder gemacht, die eine Verengung gezeigt haben. Meine Verdauung ist langsamer als bei anderen Menschen. Wenn ich hastig esse, bekomme ich wegen der Verengung Magenschmerzen... Am Anfang waren diese Schmerzen sehr stark, obwohl mein Blinddarm operiert wurde. Medikamente vertrug ich nicht. Dann fand man zum Glück heraus, dass ich diese Verengung

habe... So begann ich mein Essen länger zu kauen, regelmäßige Mahlzeiten zu mir zu nehmen und langsam zu essen, dann ging es besser...

Es gab eine Zeit, da war es wirklich schlimm, weil ich mir angewöhnt hatte, hastig zu essen und dann hatte ich nach dem Essen Schmerzen in der Magengegend und es dauerte ewig, bis ich verdaut hatte."

Können Sie diesen Schmerz beschreiben?
„Der Schmerz ist klopfend, als ob jemand von innen schlägt... Wenn es schlimm wurde, nahm ich Medikamente... Es kam immer nach dem Essen."

Gibt es etwas was hilft?
„Das Einzige, das wirklich hilft, ist Coca Cola. Ich trinke viel davon, weil es mir bei der Verdauung hilft und mich stärkt. Ich fühle mich dann energiegeladen, außerdem gefällt mir die Werbung."

Sie erwähnten, dass Sie eine Blinddarmoperation hatten?
„Ja, mein Blinddarm. Ich war damals in der Grundschule. Ich hatte lange Durchfall und schließlich war klar, dass mein Blinddarm schuld war... In der Tat war ich nach der Blinddarmoperation nicht mehr so oft krank."

Wie war das damals?
„Ich erinnere mich, dass man dachte ich hätte Typhus, weil manchmal etwas Blut im Stuhl war... und ich wuchs nicht, weil alles was ich aß sofort ausgeschieden wurde... Ich schwitzte auch viel und musste viel pinkeln... Man überlegte auch, ob ich vielleicht Diabetes hätte, weil ich so viel urinieren musste... Aber es war nur mein Blinddarm.

Ein anderes Mal trank ich Farbverdünner und mein Magen musste ausgepumpt werden. Ansonsten hatte ich keine besonderen Krankheiten außer Masern und Windpocken."

Sie tranken Farbverdünner?
„Ja, ich war in einer neuen Bande in unserer Stadt *(eine Gruppe Kleinkrimineller)* ... Um aufgenommen zu werden, musste man eine Prüfung bestehen, und das bedeutete, etwas ganz Außergewöhnliches zu tun. Ich musste den Verdünner trinken... Ich hatte mal im Fernsehen gesehen, wie jemand das machte, der konnte sogar Glas essen ohne zu bluten.

Ich bin in einer problematischen Stadt aufgewachsen, und das Viertel, in dem ich aufwuchs war besonders schlimm... Mein Held war der Priester unserer Gemeinde. Aber man konnte nicht einmal zu der Gruppe der Jungs gehören, die vor der Kirche Fußball spielten, wenn man nicht tat was die anderen taten."

Kalium phosphoricum

Der Priester war Ihr Vorbild?
„Ja, ich glaubte an das, was der Priester sagte... Doch wenn man zwei Mal die andere Wange hingehalten hat... dann hat man keine Wange mehr übrig... Er hatte in seinem Leben zu viele Hiebe bekommen und hatte nicht die Kraft, weitere einzustecken."

Warum sind Sie in dieser Bande geblieben?
„Ich weiß nicht, ob Sie mir glauben werden, aber ich war mir *sicher*, dass ich ihre Gesinnung beeinflussen könnte... zumindest bei einigen von ihnen... Ich glaube an kleine Revolutionen, und bin überzeugt, dass sie in unserem Inneren stattfinden."

Was für ein Mann war dieser Priester?
„Mein Priester war ein hart arbeitender Mann und ging nicht konform mit den Bischöfen und gewiss nicht mit dem Vatikan... Aber er glaubte an das, was er tat. Auch wenn wir manchmal den Eindruck hatten, er würde versuchen, ein Ruderboot inmitten eines Orkans zu bewegen...

Ich war auch eine Zeitlang im Jugendgefängnis. Ich wurde erwischt, als ich versuchte, ein Autoradio zu stehlen. Ich wollte es stehlen, weil ich nie an einem Raub teilgenommen hatte... ich musste immer Schmiere stehen ..."

Und wie denken Sie jetzt darüber?
„Heute glaube ich, es war eine sehr gute Erfahrung. Ich habe viele Freunde gefunden und konnte vielen Jugendlichen helfen, die noch einsamer und schwächer als ich waren. Die so genannten Sozialarbeiter waren definitiv viel schlimmer. Die haben nur den Staat abgezockt... da wurde Geld an Sadisten bezahlt...

Es war wie in allen Gemeinschaften, ob groß oder klein, man musste der Sache gewachsen sein und Stärke zeigen, weil man ja nicht sein ganzes Leben lang nur auf sich allein gestellt kämpfen kann ..."

Was meinen Sie damit?
„Ich meine damit, dass sogar die Taugenichtse in unserem Viertel tief im Innern Gemeindepriester waren... Unser Priester bezog die Kraft um weiterzumachen von uns. Das ist wie bei einem Soldaten... Ein Held, der nur tun kann was er tut, weil er die Kraft eines Ideals vor sich hat... Auch wenn wir nicht wie Soldaten waren, so gaben wir ihm doch die Kraft, weiterzumachen."

Was ist aus dem Priester geworden?
„Er starb an einem Herzproblem und kurz darauf kam ich hierher in den Norden, um zu arbeiten."

Wie ist es mit dem Schlaf?
„Ich schlafe gut und gehe spät ins Bett... Um 7 oder 8 Uhr morgens stehe ich auf. Sonntags stehe ich um 10 Uhr auf, obwohl ich nicht muss. Ich komme erst spät am Sonntagmorgen nach Hause, weil ich tanzen gehe... Ich werde dann wach und stehe auf... Ich liebe es, in eine Diskothek zu gehen, diese Emotionen zu spüren... Alle tanzen zusammen bis zu gemacht wird, und wenn man nach Hause geht, hat man immer noch das Gefühl zu tanzen... Ich schlafe nicht viel und stehe nach vier oder fünf Stunden Schlaf auf."

Erinnern Sie sich an irgendwelche Träume?
„Ich erinnere meine Träume in den ersten fünf Minuten, aber dann verschwinden sie... Als ich klein war, habe ich mich herumgewälzt und bin aus dem Bett gefallen... und niemand wusste, ob ich gerade wach war oder schlief."

Womit beschäftigen Sie sich nach der Arbeit?
„Ich gehe abends mit meinen Freunden aus, wir sind alle zusammen. Nach acht Stunden Arbeit in der Fabrik, fühle ich mich in meinen vier Wänden wie eingesperrt. Deshalb gehe ich nach dem Abendessen gerne in die Kneipe, um ein bisschen zu reden, zu lachen und Blödsinn zu machen, mindestens so für drei bis vier Stunden.

Ich mag es nicht, abends einfach zu essen und dann zu Hause vor dem Fernseher zu hocken... Ich gehe lieber aus, selbst wenn ich nur alleine ein wenig herumfahre. Andernfalls fühle ich mich sehr eingeengt."

Auf Nachfrage:
„Ich mag Musik sehr gerne, jede Art von Musik. Ich gebe viel von mir hinein *(er geht darin auf, kann sich durch die Musik ausdrücken)* und verstehe die Musik. Ich mag das wirklich und so habe ich beschlossen, ein richtiger Diskjockey zu werden, damit ich im Club auftreten kann... Es macht mir Spaß, für meine Freunde Musik auszusuchen und sie zu der Musik tanzen zu sehen."

Anmerkung: Dies ist ein recht ungewöhnlicher Fall für dieses Mittel, normalerweise sieht das Arzneimittelbild auf dem ersten Blick anders aus.

Mittelanalyse von Kalium phosphoricum

Ideen der Seminarteilnehmer
- Der Eindruck war anders als bei den anderen *Kalium*-Patienten; er wirkte viel ‚wärmer'.
- *Kalium*-Themen: das Gefühl, gefangen zu sein; das Bedürfnis, sich der Gruppe anzupassen; Schwere; Schwäche; langsame Verdauung.

- Der Priester war wie eine Vaterfigur.
- Er war eher gelangweilt als depressiv.
- Er zeigte mehr Mitgefühl, Wärme und Mitleid für andere als die anderen *Kalium*-Patienten - in diesem Fall schien es nicht nur Pflichtgefühl zu sein.
- Ein innerer Konflikt zwischen dem Bedürfnis, zur Gruppe zu gehören und neue Erfahrungen machen zu wollen.
- Seine Beschwerden begannen, nachdem der Priester gestorben war.
- Es ist wohl eher der Versuch es dem Priester gleichzutun als Mitleid, wenn er versucht, den anderen - die noch ‚geringer' sind als er - zu helfen und dabei selber eine höhere Position einzunehmen.

Repertorisation

Gemüt; Nervosität, erregbar, agg.

Extremitäten; Zittern; allgemein; obere Extremitäten; Hände

Gemüt; hoffnungsvoll

Zittern; allgemein; obere Extremitäten; Hände; Nervosität,...

Gemüt; Destruktivität

Gemüt; Angst; wenn er etwas versucht

Kopfschmerz; Allgemein; Bewegung; agg.

Magen; Schmerzen; Essen; nach dem

Rücken; Schmerzen; brennend

Rücken; Schwäche, müdes Gefühl

Extremitäten; Zittern; allgemein

Allgemein; Speisen und Getränke; Kaffee; agg.

Coca Cola

In gewisser Weise steht *Phosphorus* für den Versuch, etwas zu bewegen und etwas Neues zu tun; der Versuch, ein Leben zu führen, das alles andere als konservativ ist.

Sowohl *Phosphorus* als auch Luzifer bedeuten „Lichtbringer". Was in der griechischen Mythologie mit ‚Dämonen' (übernatürliche Wesen) ausgedrückt wird, hat Ähnlichkeit mit der Idee von *Phosphorus*: über das Gewohnte, Herkömmliche, Normale hinauszuschauen und etwas für sich selbst tun.

Luzifer war einst der erste unter den Engeln. Erst als er so sein wollte wie Gott selbst, wurde er in eine Schlange verwandelt und wurde zum Teufel.

Es ist wichtig, herauszufinden, was dieser Verfehlung zu Grunde liegt.

Dabei ist es interessant, nochmals zu erörtern, was „Mitgefühl" eigentlich bedeutet. Es ist eine in der Homöopathie bekannte Eigenschaft bezüglich *Phosphorus*, ebenso so wie „reserviert" für gemeinhin *Natrium muriaticum* steht.

• *Kalium phosphoricum* •

In der Natur, in Tieren und Menschen stellt *Phosphor* eine der wichtigsten Energiequellen dar. In unseren Zellen ist es eine der Hauptsubstanzen der Mitochondrien, die zuständig für die Energiegewinnung sind. Diese Vitalität kann man in übertragenem Sinne in Beziehung setzen zu der Idee von Bewegung und das Zuhause zu verlassen.

Dies ist ein wichtiges Element zur Verdeutlichung der eigenen Identität: man setzt etwas in Gang, um sich von anderen zu unterscheiden. Es kann sein, dass man sich mit einer Gruppe identifiziert, die einem auf irgendeine Weise ähnlich ist (rebellisch, aufbegehrend), eine Gruppe mit Konflikten wie denen von Heranwachsenden.

Wir müssen verstehen, was mit Mitgefühl gemeint ist. Wenn es um die Bedürfnisse anderer Menschen geht, dann vergessen Sie *Phosphorus*! Was wir bei *Phosphorus* als Mitgefühl ansehen, ist eigentlich etwas anderes. Wenn sie nämlich andere Menschen leiden sehen, dann identifizieren sie sich mit ihnen und denken: „Wenn diese Menschen leiden, dann werde auch ich leiden".

Wenn Sie jemanden wie *Phosphorus* in Mutter Theresas Krankenhaus nach Kalkutta schicken, wird er flüchten. *Phosphorus* hat mehr Angst vor Krankheit als Mitgefühl für andere und wird davonlaufen. Freundschaft hat für sie durchaus eine große Bedeutung, wie bei Heranwachsenden, die gerade herausfinden, wie schön es ist, mit den Menschen um sich herum in Beziehung zu treten. Doch es ist selten eine tiefe Freundschaft. *Natrium muriaticum* hat drei Freunde, doch das sind Freunde fürs Leben. *Phosphorus* hat 300 Freunde! Ihre Vorstellung von Liebe und Freundschaft ist das Vergnügen an der Schönheit dieser Beziehungen, das sie gerade in sich selbst entdecken. Es hat aber nichts mit Einfühlungsvermögen oder Mitgefühl für die anderen zu tun.

Vordergründig wirkt das Verhalten von *Phosphorus* und anderen *Phosphor*-Verbindungen überaus anteilnehmend und mitfühlend. Sie empfinden wirklich den Schmerz, den andere erleiden. Sie tun ihr Bestes, um einem Klassenkameraden oder Freund zu helfen. Doch der Grund ist immer, dass sie es sehr stark spüren, wenn ein Teil der Gruppe verletzt ist. Sie haben kein Mitgefühl für Menschen, mit denen sie nichts zu tun haben.

Sie identifizieren sich nicht aufgrund dessen, was sie sind, sondern nur über die anderen Menschen in ihrer Gruppe.

Phosphorus ist das einzige fettgedruckte Mittel in der Rubrik „reserviert". Denn sobald man beginnt, an der Oberfläche zu kratzen, um eine tiefere Beziehung einzugehen, findet man mehr oder weniger nichts. Man findet jemanden, der extrem schwach und zurückhaltend ist und nur für sich selbst sorgt. Dem Anschein nach ist es ein offener Mensch, aber die Kommunikation bewegt sich eher auf einer horizontalen Ebene.

Als ich den Patienten nach seinen Freunden fragte, nannte er keinen einzigen Namen. Es ging ihm nur darum, Spaß zu haben. Coca-Cola mag er, nicht weil es *Kalium phosphoricum* enthält, sondern weil ihm die Werbung gefällt, bei der es um Spaß und Freundschaft geht.

Warum ist dies kein reiner *Phosphorus*-Fall?

Der Hauptindikator ist die Dekompensation nach dem Tod des Priesters. Wäre er rein *Phosphorus*, hätte er den Priester einfach durch einen neuen Meister ersetzt. Er sagte aber: „Mein Meister ist gestorben, und nun ist alles verloren." Und viele *Kalium*-Themen sind vorhanden: die gerade steife Wirbelsäule, die Schwäche, die langsame Verdauung, etc.

Typisch für diesen Fall ist die fehlende Steuerung, die Unfähigkeit sorgfältig mit der eigenen Energie umzugehen. Das finden wir bei den anderen *Kaliums* nicht. Sie sind sich ihres Mangels an Energie sehr bewusst und wissen, dass ihnen nur wenig physische Kraft zur Verfügung steht. Normalerweise, als mehr oder weniger weise und konservative Menschen, haben *Kaliums* die Tendenz ihre Energie so gut wie möglich zu bewahren, um sie für etwas Wichtiges zur Verfügung zu haben. Typischerweise klagt der *Phosphorus*-Anteil von *Kalium phosphoricum* über die Schwäche, verschwendet aber trotzdem sorglos seine Energie.

Es ist interessant zu beobachten, was es ist, das diese Menschen ermüdet. Schüssler setzte *Kalium phosphoricum* bei Studenten ein. Die meisten Studenten arbeiten an Themen, die ihnen keinen besonderen Spaß machen - das ist eine typische *Kalium*-Situation. Es muss getan werden, aber es macht keinen Spaß. Es ist eine Situation, die besondere Anstrengung erfordert. Bei anderen *Kaliums* ist dieser Zustand zwar nach außen nicht so offensichtlich, doch unterschwellig vorhanden. Sie erlauben sich meist nur zu Hause, schwach und müde zu sein.

Kalium phosphoricum ermüdet schnell und ist völlig unfähig, seine Energie zu bewahren. Am meisten ermüden diese Menschen aufgrund von Tätigkeiten, die sie als ihre Pflicht empfinden, ihnen jedoch keinen Spaß machen. In jeder Situation, in der sie etwas tun müssen, das sie nicht gerne mögen, werden sie sehr müde.

Immer wenn *Kalium phosphoricums* es schaffen, eine gewisse Regelmäßigkeit in ihrem Leben einzuhalten, geht es ihnen besser. Der Patient sagte: „Meine Verdauung war besser von dem Tag an, als ich beschloss, besser zu kauen, am Tisch zu sitzen und mir Zeit für die Verdauung zu nehmen." Es ist, als ob sie wüssten, dass ihr Vater Recht hat, wenn er sagt: „Iss nicht bei McDonald's!" Doch wenn sie sich daran halten, dann sind sie keine ‚richtigen' Jugendlichen, oder?

Sehr typisch ist für *Kalium phosphoricum,* kleine Veränderungen („Revolutionen") zu realisieren. Diese Menschen haben eine sehr starke idealistische Seite, und je nachdem in welchem Stadium sich *Kalium phosphoricum* befindet (im kompensierten oder dekompensierten Zustand), werden Sie eine andere Gefühlslage vorfinden: im dekompensierten Zustand haben sie die Idee, dass Dinge verändert werden können, vollkommen verloren; im kompensierten Zustand dagegen sehen wir einen Menschen, der sich total begeistert an neuen Plänen und Ideen und dabei wie ein Heranwachsender wirkt.

Ein anderes typisches Element von *Kalium phosphoricum* ist, dass sie oft glauben, dass andere sie ausnutzen. Sie sehen sich als Opfer. Es ist die Vorstellung, dass sie sich anderen unterwerfen müssen, die ihre Energie aufzehren. Sie tun etwas für die Gruppe und diese nutzt sie dann aus.

Fall 8: Verlauf

Die Nachbeobachtungszeit dieses Falles erstreckt sich über 9 Jahre.

Nach der täglichen Einnahme der Q1 gab es zunächst eine Verschlimmerung des Zitterns, danach nahm er Placebo. Langsam und allmählich besserte sich das Zittern, aber die Rückenschmerzen blieben.

Nach einigen Monaten bekam er die Q2, welche die Rückenschmerzen und das Zittern besserte. Nach 8 Monaten war das Zittern verschwunden.

Es dauerte 19 Monate, bis sich die Furcht besserte. In den ersten 7-8 Monaten hatte er eine Phase des Zorns, die so etwas wie eine Revolution war, danach zeigte sich bedeutende Besserung.

Er kommt immer mal wieder in die Praxis und reagiert jedes Mal sehr gut auf dieses Mittel.

Kalium nitricum

Fall 9: Erstanamnese

Eine 36-jährige Frau kommt zur Konsultation (ihr Äußeres erinnert sehr an den *Kalium bichromicum*-Fall). Sie ist sportlich, athletisch und verbringt nach ihren Angaben viel Zeit im Fitness-Studio. Auf mich wirkt sie sehr oberflächlich und sie erklärt auch frei heraus, dass sie das ist! Gleich in den ersten Minuten der Konsultation berichtet sie, dass sie alleine lebt, mit zwei Männern zusammen ist und diese beiden unterschiedlichen Männer „benutzt", um ihre Bedürfnisse zu befriedigen (*die Männer wissen nichts davon!*).

Sie macht einen überaus ängstlichen Eindruck und ist auffallend hypochondrisch. Es scheint fast so, als ob ein Hauptgrund für ihr Kommen darin liegt, dass sie besser aussehen und schöner erscheinen möchte. Es ging um ihre Sinusitis, aber auch einige andere Dinge – sie möchte einen flacheren Bauch, ihr Bauch ist nicht flach genug! Im Fitness-Studio hatte ihr jemand erzählt, dass Homöopathie bei solchen Dingen helfen könne.

Sie lebt in der Nähe meiner Praxis, kommt aber 30-40 Minuten zu früh zum Termin. Auch war sie schon bei anderen Homöopathen in Behandlung und nimmt derzeit homöopathische Mittel ein (*Sulphur* und *Lycopodium*, ein um den anderen Tag im Wechsel).

Als erstes sagt sie:
„Wenn ich zu einem Homöopathen gehe, hoffe ich auf ein Wunder ..."

Welche Beschwerden haben Sie?
„Schon von klein auf hatte ich chronische Sinusitis. Über viele Jahre habe ich eine Heilwasser Therapie versucht, aber ohne viel Erfolg... 15 Jahre lang bin ich jedes Jahr dort hingegangen..

Letzten Winter hatte ich dreimal eine scheußliche Grippe... mit einem Schmerz in den Augen und in der Stirn... In diesem Jahr hatte ich sehr hohes Fieber. Ich fühle mich deshalb sehr schwach (*Sie sieht überhaupt nicht erschöpft aus*)."

Haben Sie auch Kopfschmerzen?
„Natürlich habe ich schreckliche Kopfschmerzen... Wenn ich mich nach vorne lehne, fühlt es sich an, als ob der Kopf explodiert... Der Schmerz konzentriert sich auf die Nasenwurzel und die Augen, außerdem spüre ich es im Nacken und dann schmerzt der ganze Rücken."

• *Kalium nitricum* •

Wo genau fängt der Schmerz an?
„Es fängt in der Stirn an, aber dann wandert der Schmerz zum Genick und geht nicht mehr weg. Und alles fühlt sich blockiert an... Es klopft (*pulsiert*), und ich kann nicht mehr richtig denken. Ich habe alles versucht, aber... das ruiniert mein Leben."

Gibt es noch andere Probleme?
„Ja, im unteren Rückenbereich habe ich immer Muskelverspannungen und versuche mit Dehnungsübungen dagegen anzugehen. Vor ein paar Tagen hat sich mein Rücken total versteift... Wenn ich es schaffe, mich ein bisschen zu bewegen, geht der Schmerz vorbei. Aber das ist nicht einfach, denn wenn ich versteift bin, dann bin ich versteift und... nichts bewegt sich. *Nichts... Verstehen Sie?*"

Was meinen Sie mit „nichts" bewegt sich?
„Ich will damit sagen, dass dann alles blockiert ist, sogar meine Eingeweide... Wenn ich es dann schaffe, zur Toilette zu gehen, wird sogar mein Rücken besser...

Ich habe auch Schmerzen in meinem rechten Knie, die kommen vom Aerobic. Es sollte eine Arthroskopie gemacht werden, aber... Wenn ich aufstehe, muss ich mich ganz aufrecht halten, dann lockert es sich. Und wenn ich dann ein bisschen umhergegangen bin, kann ich sogar joggen gehen, ohne dass es weh tut. Aber nach großen Anstrengungen werden die Schmerzen schlimmer... Doch das kann ich nicht verhindern: ich muss ja auf meine Figur achten und wenn ich Sport mache, dann tue ich alles, was dazu gehört, auch wenn ich mich dabei manchmal etwas überfordere... Wenn es mir nicht so gut geht, blockiert auch das Knie und ich kann es nicht mehr bewegen.

Meine Fußsohlen schmerzen auch. Vor drei Jahren hatte ich einen Unfall und brach mir den Fuß an drei verschiedenen Stellen. In einer Nacht legte man mir drei verschiedene Gipsverbände an, aber sie schafften es nicht, auch nur einen ordentlich anzulegen. Ich musste in ein anderes Krankenhaus, das beste in Italien, wo es einen Fußspezialisten gibt. Danach taten beide Füße weh. Ich ging zu einem Prana-Therapeuten, das half. Es tut immer noch weh, aber... sie sagen, man kann nichts dagegen tun."

Sie spricht über ihre Vaginitis:
„Man sagt, ich sei leicht zu beeinflussen, aber... Ich weiß nicht, wie ich es sagen soll, weil alle denken, ich sei dumm. Aber während meiner Periode schmerzen sie sehr. Jeder sagt mir, das sei nicht möglich...

Man hat es mir immer wieder gesagt und fast glaube ich selber, dass sie recht haben, aber: Es geht mir nicht gut!"

Gibt es etwas, was besonders schlimm für Sie ist?
„Ja, ich bekomme immer wieder Candida und andere Pilzinfektionen. Wenn ich die habe, bin ich deprimiert und unsicher in jeder Hinsicht. Die Pilzinfektionen machen auch meine Beziehungen zu Männern schwierig, ich fühle mich unsicher, weil sie mich ja mit irgendwelchen Krankheiten anstecken könnten. Und abgesehen davon bin ich ohnehin schon so unsicher.

Es ist eine Tragödie und ich leide ständig darunter, unabhängig davon ob ich eine sexuelle Beziehung habe oder nicht... wenn ich bei der Kosmetikerin bin, im Schwimmbad, im Thermalbad, sogar wenn ich meine Badekleidung wechsele und die Unterwäsche sterilisiere (auskoche), ich habe das ständig. Momentan nehme ich Diflucan ein und ein vaginales Desinfektionsspray, aber sobald ich die Behandlung absetze, ist es wieder da...

Man hat mir erzählt, dass ich schon als kleines Kind diese brennende Schmerzen im Genitalbereich hatte."

Können Sie sich daran erinnern?
„Ja, ich kann mich erinnern, dass ich immer über brennende Schmerzen klagte, und man hat mir Öl gegeben, damit es besser wird. Meine Mutter sagt, dass ich schon mit 6 Monaten diese Reizungen im Genitalbereich hatte.

Es wurde dann stärker und kam öfter, nachdem ich zum ersten Mal Sexualverkehr hatte... Ich erinnere mich, dass ich zu dieser Zeit sehr schmerzhafte Monatsblutungen hatte und dass Gymnastik mir geholfen hat... Weil ich eine starke Bauchmuskulatur habe, spürte ich die Krämpfe nicht so sehr... Es hat mir einfach gefallen, mich zum Rhythmus der Musik zu bewegen... Tanzen war meine Lieblingsbeschäftigung und so erschien es mir als wunderbare Idee, das Nützliche mit dem Angenehmen zu verbinden."

Gibt es noch andere Erinnerungen aus der Zeit?
„Ich weiß noch, dass ich an einem Tag 3 Kilo verlor und zu der Zeit oft Durchfall hatte, und auch Brechdurchfall. Wenn ich derartig krank war, hatte ich das Gefühl, nicht mehr atmen zu können und geriet in Panik."

Waren Sie schon mal in homöopathischer Behandlung?
„Vor 10 Jahren war ich schon einmal bei einem Homöopathen, aber selbst die homöopathische Behandlung hat mir nicht geholfen... Ich ging hin, weil alle meine Freunde gingen, obwohl ich nicht sehr überzeugt war. Ich wusste auch nichts darüber."

• Kalium nitricum •

Und jetzt?
„Ich weiß auch jetzt noch nichts darüber, aber man sagt, Sie seien sehr gut. Eigentlich bin ich die Einzige aus meinem Fitness-Studio, die noch nicht bei Ihnen war."

Und was ist jetzt das Problem?
„Ich habe häufig brennende Schmerzen und Rückenschmerzen und Schmerzen in den Beinen und Depressionen... Diese ganzen Schmerzen machen mich fertig. Durch die Muskelschmerzen fühle ich mich so schwach und krank... diese Schmerzen in der Leiste, im Rücken, Knie und Nacken.

Wenn diese Schmerzen kommen, fühle ich mich deprimiert und es wirkt sich auch auf mein Immunsystem aus... denn ich bekomme sofort Juckreiz und weißen Ausfluss... Ich ertrage das nicht mehr, also nehme ich sofort Globuli und Diflucan. Das würde ich sogar tun, wenn ich wüsste, dass es nichts nützt oder mir schadet... Ich kann es nicht ertragen, einfach nichts zu tun, wenn ich eine Infektion habe. Ich muss sofort etwas tun! ... Es ist ganz impulsiv... oder sollte ich sagen, wie ein Zwang? Vielleicht beides, denn ich tue es ohne nachzudenken... Mittlerweile nehme ich etwas ein, sobald ich das Gefühl habe, ich könnte krank sein... ich nehme dann irgendetwas.

Das alles ruiniert mein Leben, denn letztendlich bin ich nur an drei von sieben Tagen fit genug um zu arbeiten. Die restliche Zeit über fühle ich mich erledigt und müde und muss mich erholen." (*Dabei macht sie den Eindruck eines Menschen, der topfit ist. Im Fitness-Studio ist sie offensichtlich diejenige, die am fittesten ist, und sie bleibt nur an einem Tage zu Hause, um sich auszuruhen.*)

„Wenn ich irgendetwas über eine Krankheit lese, denke ich sofort, dass ich sie habe... Aber ich habe Krankheiten in meinem Körper und in meinem Kopf. Ich versuche dem entgegenzuwirken, indem ich Aerobic mache und tanze... Doch eigentlich ist das Tanzen nur schlecht für mich."

Und Sie machen es trotzdem?
„Ja, denn als ich vor Jahren einmal diese Schmerzen in der Halswirbelsäule hatte, gingen die weg, wenn ich Aerobic gemacht habe. Sogar die Schmerzen unter den Schulterblättern gingen weg... aber nun werde ich so oft müde, dass mich die Müdigkeit krank macht ..."

Gibt es etwas, wo Sie sich besser fühlen?
„Ja, wenn ich am Meer bin, fühle ich mich sehr wohl in der guten Luft dort, aber in den Bergen geht es mir nicht so gut. Dort nehme ich immer zu und habe ständig mit Zellulitis zu kämpfen... Wenn ich am Meer bin, schert mich alles einen Dreck, und ich habe keinerlei Hemmungen.

Die Landschaft am Meer ist so vollkommen anders... Die Berge sind für alte Leute, die schon pensioniert sind... Ich muss unter Menschen sein, um mich sicher zu fühlen."

Sie achten sehr auf Ihr Äußeres?
„Darauf habe ich schon immer sehr geachtet. Und ich denke es hat nichts mit Oberflächlichkeit zu tun, eine modebewusste Frau zu sein...
Ich weiß, ich bin keine Anführerin... Das war ich nie, auch nicht in der Schule oder im Kindergarten. Aber wenn ich ein Leitbild habe, an dem ich mich orientieren kann, dann bin ich perfekt... In jeder Kultur wird einem gesagt, was man zu tun hat und wie man sich zu benehmen hat, um besser zu werden, auch in gesundheitlicher Hinsicht. Man muss wissen, wie man diese Botschaften zu entschlüsseln hat."

Können Sie das näher erklären?
„Nun, zum Beispiel schreiben ja manche religiöse Texte vor, was man essen soll. Oft ist es ja so, dass es ernährungsphysiologische Gründe dafür gibt, warum man kein Fleisch oder kein Schweinefleisch essen soll. Denn da gab es einmal jemanden, der schlau war und etwas gewusst und verstanden hat. Damit man ihn anhörte und seinen Rat befolgte, sorgte er für seine Leute, indem er seine Anweisungen in die heiligen Schriften aufnahm."

Solche Regeln sind sehr hilfreich?
„Ja, ich bin sicher, dass Regeln einem helfen, vor allem, wenn es um die körperliche Gesundheit geht... Ohne die kann man den Rest ja auch nicht heilen."

Den Rest?
„Ich bin noch nicht beim Rest angelangt, und ich interessiere mich nicht dafür, bevor ich nicht meine irdischen Probleme gelöst habe."

Haben Sie Probleme mit dem Essen?
„Eines meiner größten Probleme ist, dass ich Kohlenhydrate liebe und mit Sicherheit weiß, dass sie nicht gut für mich sind. Wenn ich mich gehen lasse und morgens schon Süßigkeiten esse, bekomme ich Kopfschmerzen. Damals, als ich bei dem anderen Homöopathen war, war ich allergisch gegen rotes Fleisch. Doch er empfahl mir, Fleisch zu essen... Deshalb denke ich, dass er wirklich nichts verstanden hat...

Eigentlich bin ich ein bisschen bulimisch und kann manchmal meinen Appetit nicht zügeln. Ich fühle mich fett und wäre gerne schlanker. Ich kann mich nicht kontrollieren, und ich liebe Süßigkeiten. Ich bin gierig danach. Mein Gebäckstück am Morgen ist mir heilig, das brauche ich wirklich. Aber dann halte ich mich davon fern. Warum sind es immer die guten Dinge, die schlecht für einen sind?"

Wie ist es mit dem Schlaf?
„Mein Schlaf war schon immer gut."

Erinnern Sie Träume?
„An meine Träume habe ich keine Erinnerung und messe ihnen auch nicht viel Bedeutung bei... Ich erinnere mich nur noch an einen Traum, den ich hatte, als ich klein war. Da träumte ich häufig, ich würde fallen."

Träumen Sie das auch jetzt noch manchmal?
„Manchmal, wenn ich sehr angespannt bin und große Anforderungen an mich gestellt werden, die über meine Kapazitäten hinausgehen... An etwas anderes kann ich mich nicht erinnern ..."

Wie ist dieses Gefühl zu fallen?
„Das Gefühl zu fallen ist schrecklich... Im wirklichen Leben leide ich an Schwindel und wenn ich an ein Balkongeländer herantrete, habe ich das Gefühl, dass die Leere mich ruft.

Als ich klein war, hatte ich viele Albträume, aber ich kann sie nicht erinnern... Meine Mutter erzählt, dass ich schreiend aus dem Bett sprang."

Wie lange hatten Sie diese Albträume?
„Bis ich in die weiterführende Schule kam...

Am Verrücktesten finde ich es, dass alle sagen, ich würde strotzen vor Gesundheit... Aber mich stresst die Tatsache, dass sich eine Sache bessert und dann eine andere Krankheit auftaucht.

Mittelanalyse von Kalium nitricum

Ideen der Seminarteilnehmer

- Warum ist es nicht *Kalium bichromicum*? Es sind viele Merkmale des Mittels in diesem Fall vorhanden. Oberflächlichkeit und äußerer Glanz, kein Verlangen, nach innen zu schauen, es geht nur um Äußerlichkeiten, äußere Schönheit. Auch die Vaginitis und Sinusitis passen zu *Kalium bichromicum* (aber natürlich auch zu anderen *Kalium*-Verbindungen).
- Sie hat viel Freude an körperlichen Aktivitäten – Sex, Sport, Tanzen. „Tanzen war meine Lieblingsbeschäftigung, und das Nützliche mit dem Angenehmen zu verbinden, schien eine wunderbare Idee zu sein" – das könnte der Kern des Falles sein.

• *Kalium nitricum* •

- Ist die Überaktivität etwas Angenehmes oder hat das Bedürfnis, aktiv zu sein, einen anderen Hintergrund? Vielleicht ist es eine Art Zwang?
- Sie ist sehr auf ihren Körper fixiert. Sie tut manches nur für ihren Körper, obwohl es ihr sonst nicht gut tut und Schmerzen verursacht.
- Sie hat Zwänge – Süßigkeiten tun ihr nicht gut, aber sie muss sie essen; vom Tanzen fühlt sie sich schwach, aber sie muss es tun. „Warum sind es immer die guten Dinge, die schlecht für einen sind?" Sie genießt ihr Leben nicht wirklich; es gibt Konflikte.
- Extreme: entweder ist alles blockiert oder ganz beweglich.
- Sie möchte Spaß haben und das Leben genießen. Doch obwohl sie all diese ‚gesunden' Dinge tut und allen Anweisungen folgt, funktioniert ihr Körper nicht richtig.
- Sie hat Schwierigkeiten, ihren Körper wirklich zu spüren; sie identifiziert sich nicht wirklich mit ihrem Körper. Sie ist nicht stark genug, von innen heraus zu fühlen, was ihr gut tut, deshalb braucht sie zum Ausgleich all diese Regeln.
- Sie ist nicht wirklich in Kontakt mit ihrem Körper, denn es scheint, als ob sie nicht in der Lage wäre, zwischen Wahrnehmung und Krankheit zu differenzieren. Objektiv betrachtet sieht sie gesund aus, aber subjektiv fühlt sie sich krank.
- Zuerst sagte sie, sie erwarte Wunder von einem Homöopathen. Sie hat eine enorme Angst vor dem Sterben; das ist ihr Beweggrund, ein „gesundes" Leben zu führen. Unterschwellig hegt sie die Befürchtung, ihr könnte etwas passieren.

Was erinnert in diesem Fall an *Kalium*? Nun, sie identifiziert sich mit der Gruppe der schönen und gesundheitsbewussten Menschen.

Warum ist es nicht *Kalium bichromicum*? Der Fall, den wir dort sahen, war der eines Mannes, der in seinem Beruf extrem erfolgreich war, obwohl er ein mangelndes Selbstbewusstsein hatte. Diese Frau scheint kein Siegertyp zu sein. Für den Mann war es wichtig, in einer hohen Position zu sein, öffentlich gesehen zu werden, als wichtige Person anerkannt zu sein. Das sind keine so wichtigen Themen für diese Frau. Bei dem *Kalium bichromicum*-Patienten stand mehr die Sorge um sein gesellschaftliches Ansehen im Vordergrund. Bei dieser Patientin handelt es sich um eine starke, ernsthafte Besorgnis um die Erhaltung der Gesundheit.

Bichromicum muss gesellschaftlich anerkannt sein. Für *Nitricum* geht es darum, eine gesunde Person zu sein.

Ein wichtiges Thema dieses Mittels und der *Nitricums* im Allgemeinen ist es, sich der Todes- und Existenzangst zu stellen. Sie müssen gesund bleiben. Diese Patientin treibt so viel Sport aufgrund einer großen Angst vor Krankheit. Sie will zur Gruppe der Menschen gehören, die niemals krank werden. Die ganze

Energie muss eingesetzt werden, um fit, gesund und schön zu sein; als ob das Verlangen nach Süßigkeiten zu Krankheit und Tod führen würde. „Falsche" Verhaltensweisen machen Dich krank und „richtige" Verhaltensweisen erhalten Dich gesund.

Repertorisation

Extremitäten, Schmerzen; Allgemein; Menses, während

Weiblich; Schmerz; brennend

Kopfschmerz; Allgemein; bücken; agg.

Gemüt; Tod; Vorahnung von

Gemüt; Angst; allgemein; Tod, vor dem

Schwindel; Erschöpfung; mit

Weiblich; Entzündung; Scheide, Vaginitis

Lesen Sie zwischen den Zeilen, was sie über die Bibel und andere religiöse Bücher sagt. Die Verpflichtung zur Gesundheit ist sogar in den heiligen Schriften niedergelegt. Auf eine sehr einfache Art versucht sie, eines der wichtigsten Probleme aller *Nitricums* umzusetzen. Für sie dreht sich alles darum, was kann sie tun, um Krankheit und Tod zu vermeiden. Alles was sie tun kann, um den Tod zu verhindern, ist gut. Das Problem ist aber, dass alles was sie tut, die Gefahr zu sterben in sich birgt.

Diese Menschen haben einige bestimmte Strategien, um den Tod zu verhindern. Sie haben aber keine wohl durchdachten Ideen, obwohl es ein so fundamentales Problem für sie ist. „Was auch immer ich tun kann, um diese Angst zu vermeiden, ist gut."

Eine der Hauptanwendungen der *Nitricums* in der Medizin ist die Behandlung der Gonorrhö. Mit *Gunpowder* (*Kalium nitricum*) wurden an Gonorrhö erkrankte Soldaten behandelt. „Mein Fortpflanzungsinstinkt und meine Lust sind tödlich" – das ist dieselbe Sorge wie „Wenn ich ein paar Süßigkeiten esse, ist das eine Katastrophe für meine Gesundheit".

Bei allen *Nitricums* sind die Instinkte nur mangelhaft integriert. Alles was vom Instinkt herrührt, ist in der Wahrnehmung von *Nitricum* eine Katastrophe.

Die Küste und das Meer sind „gut", weil es etwas für junge Leute ist. Die Berge sind „schlecht", weil das eher etwas für die alten Menschen ist. Dies zeigt die Angst davor, ein kranker, alter Mensch zu sein. Wie verrückt trainiert sie den ganzen Tag, damit sie in die Gruppe der „Gesunden" passt. Deswegen arbeitet sie an drei Tagen der Woche bis zur Erschöpfung, um zu zeigen, wie fit sie ist, und muss dann freie Tage nehmen, um sich zu erholen. Das ist sehr typisch für die stickstoffhaltigen Mittel.

• *Kalium nitricum* •

Bei den *Kaliums* haben wir es meist mit Systemen zu tun, die oberflächlich nur wenige Symptome produzieren, die einem also auch nur eine vage Idee vermitteln, worum es hier eigentlich geht, und bei *Kalium nitricum* ist das noch um ein zehnfaches gesteigert. Es ist ein System, das lediglich fit und gesund erscheinen will, sonst nichts.

Im Vergleich zu anderen *Kaliums* gibt es aber sehr interessante Wahnvorstellungen und Träume:

Wahnideen, Einbildungen

Wahnideen, Einbildungen: Feuer: sieht

Wahnideen, Einbildungen: Berührung, Empfindung

Wahnideen, Einbildungen: Wasser

Wahnideen, Einbildungen: Holz: besteht aus

Wahnideen, Einbildungen: Körper, Körperteile: Finger: länger

Wahnideen, Einbildungen: Sinne, der

Oft geht es um Wahnideen, die mit Feuer oder Wasser zu tun haben. Oder sie bilden sich ein, aus Holz zu bestehen; ein sehr starres Material, aber nicht so starr wie Stein, wie bei den anderen *Kaliums*. Dieses Holz kann leicht Feuer fangen. Das vermittelt eine Vorstellung von der drohenden Gefahr, die sie ständig empfinden.

Träume: Gefahr

Träume: Tod: Menschen, von

Träume: Tod, vom

Träume: Tod, eines Freundes

Träume: Krankheit

Träume: Feuer

Träume: Feuer: hell brennend

Viele Träume drehen sich um Brennen, Feuer, Tod und Krankheit. Die *Nitricums* haben im Allgemeinen eine Riesenangst vor drohenden Gefahren. Es ist weit mehr als nur eine Befürchtung.

Es gibt eine spezielle Art der Hypochondrie, die ziemlich schnell deutlich wird. Im Falle von *Kalium nitricum* kann man die Angst zu sterben förmlich riechen. Wobei es durchaus sein kann, dass sie dieses Thema überhaupt nicht erwähnen. Sie setzen ihre gesamte Energie ein, um fit zu bleiben. Sie haben tatsächlich einen sehr gesund wirkenden Menschen vor sich; nämlich jemanden, der überaus gesund ausschaut, der jedoch jeden noch so geringen Schmerz als Katastrophe empfindet. Die Art des Leidens zu beschreiben ist ihnen eigentlich nicht möglich. Sie agieren auch nicht logisch, wenn es um ihre Schmerzen geht. Es ist ihnen nicht möglich zu sagen: „Ich habe Schmerzen im Knie, weil ich es überbeansprucht habe." Stattdessen sagte die Patientin, sie müsse sich überanstrengen und extrem hart trainieren, damit die Schmerzen aufhören. Es ist nicht nur ein Schmerz im Knie: es ist der Beginn des Altwerdens, eine gesundheitliche Katastrophe und der Anfang des Sterbens. Für *Nitricum* stellt jeder Schmerz den Anfang von diesem Prozess dar.

Sie fragen sich, was dieser Patient von Ihnen erwartet? Offensichtlich ist sie eine gesunde Person, die über etwas Belangloses klagt, als sei es eine Katastrophe. Würden Sie die Fallnotizen lesen, ohne zu wissen, dass es sich um eine gesund aussehende junge Frau handelt, Sie wären überzeugt, es handele sich um eine 60-jährige gebrechliche kranke Dame. Das liegt an der Art und Weise, wie sie ihre Symptome beschreibt.

Noch etwas anderes ist typisch für *Kalium nitricum*: häufig erwähnen diese Patienten eine Art von tödlichem Instinkt. Würden sie ihm nachkommen, wären Tod oder Zerstörung die Folge. Bei Erwachsenen findet man häufig Symptomatiken im genitalen (instinktiven) Bereich. Auch die anderen Schleimhäute sind betroffen. Alle *Nitricums* haben ein deutliches, tief sitzendes Problem mit allen Körperbereichen, in denen angenehme Empfindungen vorherrschen sollten.

Aus der Repräsentation von *Kalium nitricum* in den einzelnen Kapiteln des Repertoriums ergibt sich:

- eine starke Affinität für Probleme im nasalen und urogenitalen Bereich
- eine Affinität zu Kopfschmerzen und Zahnproblemen.

Nitricum Kinder kommen meistens aus Familien, in denen alles gebrandmarkt wird, was auch nur entfernt mit Vergnügen zu tun hat. Gewöhnlich sind Gedanken von Freude und Vergnügen sehr heikel, wenn nicht sogar völlig undenkbar. So wachsen sie oft mit der Vorstellung auf, dass alles, was angenehm sein könnte, entweder falsch und deshalb verboten ist oder eben schlecht für die Gesundheit.

Fall 9: Verlauf

Als Reaktion auf das Mittel beschloss sie, ihr Zuhause zu verlassen und in eine andere Stadt zu ziehen. Ein Bleiben war unmöglich, da der Einfluss der Familie zu stark war. Das war ein sehr wichtiger Schritt in ihrem Leben.

Langsam und allmählich besserte sich ihr Zustand. Sie fand einen ernsthaften Freund, der das genaue Gegenteil zu ihr ist. Das ist für sie völlig revolutionär. Sie wählte ihn, weil er verlässlich und besonnen ist. Es gab einen großen Fortschritt: Sie wurde erwachsener, verantwortungsbewusster.

In weniger als 4 Monaten nach der Einnahme des Mittels gab es keine Sinusitis mehr, nur ein wenig Lumbago alle 2 bis 3 Jahre, wenn sie zu hart gearbeitet hatte oder bei Angst (als die Mutter starb bzw. als Freunde bei einem Autounfall tödlich verunglückten). Sie nahm das Mittel und alles war wieder in Ordnung.

Nach 8 Jahren traten auch keine Rückenschmerzen und keine Leukorrhö mehr auf. Sie ist unabhängiger und hält Abstand zu ihrer Familie.

Kalium picrinicum

Fall 10: Erstanamnese

Ein 40-jähriger Mann, extrem schwach und schüchtern. So schüchtern wie wir es von *Barium carbonicum*, *Barium phosphoricum* oder *Barium sulphuricum* kennen; also jemand, der große Probleme hat, mit Menschen, die er nicht kennt, in Kontakt zu treten. Alle Familienmitglieder sind bereits Patienten bei mir und haben seit Jahren versucht, ihn zu überzeugen, zu einem Homöopathen zu gehen. Das war jedoch nicht einfach, da es ja für ihn ein großes Problem bedeutet, ihm unbekannte Menschen zu treffen. Zu seinem Hausarzt hat er eine gewisse Beziehung. Er war schon bei vielen Spezialisten und hat deshalb wenig Vertrauen in die Behandlung durch irgendeinen weiteren Arzt. Das Hauptproblem ist jedoch, dass er wirklich Angst vor „neuen" Leuten hat.

Er spricht mit sehr leiser Stimme, schaut einem so gut wie nie in die Augen und hat extreme Schwierigkeiten, überhaupt irgendetwas über sich selbst zu erzählen.

Was haben Sie für Beschwerden?
„Ich habe schon immer Fibromatose in meinem Arm gehabt, das habe ich von meiner Mutter geerbt... Seit einiger Zeit habe ich es auch in der Schulter... Ich wusste immer, dass ich einige habe, aber sie tun nicht weh."

Hat man Sie schon untersucht?
„Ich wurde mehrfach untersucht und man hat auch eine Kernspintomographie vom Gehirn und der Brustwirbelsäule gemacht. Der Augenarzt stellte eine Störung des Sehnervs fest... Und die Sonografie von meinem Bein war in Ordnung, aber die Blutuntersuchungen nicht. Mein Blutzuckerspiegel ist immer an der oberen Grenze und die Leber ist vergrößert.

Meine Mutter sagte, dass ich als Baby lange gelb war und dass seither meine Leber nicht völlig in Ordnung ist... Meine Mutter hat dieselbe Krankheit *(Morbus Recklinghausen, Neurofibromatose)* ... im Moment habe ich damit allerdings keine Probleme."

Was macht Ihnen denn zu schaffen?
„Ich fühle mich immer erschöpft, obwohl meine Arbeit nicht sehr anspruchsvoll ist."

• *Kalium picrinicum* •

Seit wann sind Sie so erschöpft?
„Ungefähr seit drei Jahren. Zuerst habe ich die regulären acht Stunden gearbeitet, dann habe ich mit der Schichtarbeit angefangen. Zunächst war es in Ordnung, aber dann habe ich Schmerzen im Bein bekommen und bin schnell ermüdet. Mein Leben kam durcheinander, als meine Arbeitszeiten sich jede Woche änderten. Ich brauche Ordnung in meinem Leben und kann mich nicht jede Woche auf einen anderen Rhythmus einstellen... Ich brauche etwas mehr Zeit, um mich umzugewöhnen."

Er arbeitet in einer Fabrik. Da er schon im Alter von 14 die Schule verlassen hatte, blieb ihm keine andere Wahl.

Können Sie die Schmerzen im Bein näher beschreiben?
„Die Achillessehne und die ganze Wade sind davon betroffen, und wenn ich Treppen hinaufsteige, fühlt es sich an, als seien sie verkürzt... Wenn ich müde bin und Schmerzen im Bein habe, muss ich mich setzen... Manchmal sind sogar meine ganzen Beine betroffen und sie fühlen sich müde, schwer und geschwollen an, fast als ob sie platzen würden und mich kaum noch stützen können."

Wann tritt das auf?
„Es kommt in Anfällen. Manchmal ist es so, dass ich 30 Minuten nach dem Aufstehen Schmerzen habe. Ich jammere nicht, aber es fällt mir sogar schwer, mich umzudrehen... Ich habe das Gefühl, mich hinsetzen zu müssen, bis die Schmerzen vergehen... aber ich halte sie aus und lasse niemanden sehen, wie schlecht es mir geht... Manchmal stehe ich nach 12 Stunden Schlaf auf, frühstücke und muss mich dann noch mal ein paar Stunden zum Schlafen hinlegen
Ich weiß nicht warum, aber zu bestimmten Zeiten geht es mir gut, und dann wieder bin ich ein Wrack."

Was machen Sie dann?
„Ich lege mich hin und schlafe... Wenn ich dann aufwache, geht es mir gut.

Seit wann machen Sie diese Schichtarbeit?
„Ich mache seit drei Jahren Schichtarbeit. Zuerst konnte ich es nicht erwarten, zur Arbeit zu gehen, weil ich ausgeruht war. Aber jetzt... ich gehe hin, doch... es ist schwierig. Ich weiß nicht warum, denn... ich habe immer meine Pflicht getan ..."

Und im Urlaub?
„Es kann sogar passieren, wenn ich Urlaub habe. Sogar wenn ich versuche, so ruhig wie möglich zu sein... für mich bedeutet in Urlaub zu fahren, auch eine Art Stress... Richtiger Urlaub bedeutet für mich, zu Hause zu bleiben, aber dann

• *Kalium picrinicum* •

sagen die Leute, ich würde niemals herauskommen. Was kann man machen...? Alle gehen sie in die Ferien. Haben Sie mal gesehen, wie viele Autos da im Stau stehen, nur für einen halben Tag in der Sonne? Sie können mir nicht erzählen, dass das erholsam ist... Ich brauche lange, bis ich mich davon erhole. Aber wenn es mir gut geht, dann kann ich alles machen...

Vielleicht zu viel... Und hinterher muss ich dafür bezahlen und brauche eine Woche, bis ich mich wieder erholt habe. Ich brauche viel Zeit, um zu regenerieren."

Gibt es noch andere Beschwerden?
„Ja, ich habe Hämorrhoiden, die brennen sehr oft; man wollte sie schon operieren... Da habe ich mir ein Homöopathiebuch gekauft und gelesen, dass Ratanhia das Mittel dafür ist... Ein paar Wochen habe ich eine Creme verwendet und es wurde ein bisschen besser ..."

Seit wann leiden Sie unter Hämorrhoiden?
„Die habe ich schon seit vielen Jahren, sie kommen und gehen... Aber meine Verdauung ist nicht so gut... Ich bin immer total aufgebläht und sogar die Hämorrhoiden sind geschwollen... Es fühlt sich an, als ob sie platzen."

Haben Sie starke Schmerzen?
„Die Schmerzen sind nur schlimm, nachdem ich auf der Toilette war... Ein plötzliches, starkes Brennen und Spuren von Blut... Das hatte ich zuvor noch nie und habe mich gefragt, was das für eine neue Sache ist. Ich bin kein Mensch, der neue Dinge versteht... Aber ich dachte, das wird von selbst besser. Normalerweise behandele ich mich selbst.

Ich bin immer gebläht in der Magengegend, aber nicht im Darm, deshalb verstehe ich das nicht. Um ganz offen zu sein, wenn ich zu Hause alleine bin, stoße ich laut auf... Ich schäme mich so deswegen, dass ich zum Aufstoßen ins Badezimmer gehe und den Wasserhahn laufen lasse... Wenn es nachts passiert, tue ich es unter dem Kopfkissen *(Er lebt allein, aber er denkt, dass es so laut sei, dass es die Nachbarn stören könnte).* Manchmal schmerzt es in der Kehle und brennt."

Haben Sie dieses Aufstoßen schon lange?
„Ja, als ich klein war, dachte ich, ich sei so eine Art Drache. Meine Freunde haben gelacht. Sie haben mich immer ausgelacht, und dann lernte ich, diese richtig lauten Rülpser loszulassen und konnte nicht mehr damit aufhören...

Ich erinnere mich an einen Comic mit einem kleinen Drachen, der keine Freunde finden konnte, weil jedes Mal, wenn er den Mund öffnete, Feuer herauskam und er sie verbrannte. Deshalb hielten alle Abstand zu ihm. Er jedoch tat sein Bestes, um anerkannt zu werden: er wollte es immer allen recht machen. Aber es war eben seine Natur, ein Drache zu sein ..."

• *Kalium picrinicum* •

Auf die Frage nach anderen Beschwerden:
„Von Zeit zu Zeit habe ich Gedächtnisstörungen, ich weiß eigentlich nicht warum… Ich habe das seit Jahren… Ich unterhalte mich mit jemandem und nach einer Weile kann ich mich nicht mehr erinnern, worüber ich gesprochen habe…"
Es ist eine ziemlich merkwürdige Geschichte, und ich fühle mich nicht wohl damit. Es regt mich auf und ich bekomme Panik. Solche Probleme zu haben… im Alter von 40 Jahren."

Hatten Sie diese Gedächtnisstörungen immer?
„Ich glaube, es kommt und geht. Ich bin mir nicht sicher wann… und es kommt darauf an, wie ich mich gerade fühle…

Wenn ich ins Bett gehe, fängt mein Kopf an zu arbeiten. Ich fange an über alles nachzudenken, was ich nicht fertig bekommen habe… Ich denke an die Dinge, die ich am Tag hätte erledigen sollen, oder die ich am nächsten Tag zu erledigen habe, oder am übernächsten.

Ich hatte vier Jahre lang Klavierunterricht… Doch dann hatte ich eine Blockade: ich konnte zu Hause spielen, doch wenn ich in der Klavierschule war, wurden meine Hände hart und steif… Sogar wenn ein paar Freunde im Haus waren, hatte ich eine Blockade, weil ich zu aufgeregt war… Meine Gefühle haben mir ein Bein gestellt."

Sind Sie auch sonst manchmal unsicher?
„Ja, manchmal, wenn ich mich in der Beziehung zu anderen Menschen nicht wohl fühle, dann bin ich schnell verunsichert. Ich war schon immer sehr schüchtern und hatte stets Schwierigkeiten mit anderen Menschen zurechtzukommen. Doch wenn das Eis erst einmal gebrochen ist… Der Anfang ist jedoch schwer…"

Gibt es etwas was Sie gern mögen?
„Ich liebe Tiere und habe Vögel, vier Katzen und einen Hund. Sie sind mein Hobby.

Ich mag einfache Tiere, nicht die reinrassigen… nicht solche, die auf Ausstellungen gezeigt werden, die interessieren mich nicht, nur die nützlichen, die das Leben der Menschen angenehmer machen… Hühner, Truthähne, die Gänse im Hof… oder diese kleinen Mischlingsköter, die die Bauern haben… Haben Sie jemals einen Bauern mit einem Rassehund gesehen? Oder einem reinrassigen Huhn?… Vielleicht gibt es ein paar, aber die sind garantiert in der Minderzahl."

Auf die Frage nach seinen Träumen:
„Wenn ich diese schlimmen Träume habe, wache ich in Panik auf. Ich habe das zu Hause nie jemandem erzählt, aber ich bin früher mit einer Schreckensangst ins Bett gegangen."

• *Kalium picrinicum* •

Die Träume waren so schrecklich?
„Ja, es gab einmal eine Zeit, da schwebte ich in jedem Traum in großer Gefahr, und wenn es am gefährlichsten wurde, wachte ich auf, ich musste aufwachen... Die Träume endeten immer damit, dass ich von einem Auto überrollt wurde oder von einem hohen Gebäude fiel und dann wachte ich auf... Wenn dieser Moment näher kam, versuchte ich, aufzuwachen, aber ich konnte nicht. Ich musste mich in die Leere stürzen, um den Traum zu Ende zu bringen... Als Kind wurde ich einmal von einem Auto angefahren, weil ich einem Ball nachrannte... *(In jedem Traum schwebt er in großer Gefahr. Um die Qualen zu beenden, zwingt er sich jedes Mal dazu, sich selbst umzubringen.).*"

Hatten Sie noch andere Erlebnisse, die schlimm für Sie waren?
„Der schwerste Schlag war für mich eine Beziehung, die auf eine unschöne Weise zu Ende ging und kurz darauf starb meine Mutter. Seitdem war ich nie mehr richtig gesund."

Mögen Sie erzählen, warum diese Beziehung auseinander ging?
„Ich beendete die Beziehung, weil wir so nicht mehr weiter machen konnten... Sie hatte einen Anderen und konnte sich nicht entscheiden was sie wollte, und sie hat mich ausgenutzt. Ich liebte sie wie verrückt, und als es ihr zu ernst wurde (ich wollte die Stärke unserer Beziehung testen), konnte sie nicht loslassen, deshalb musste ich mich lösen. Es war sehr hart.

Dann, als es so aussah, als ob die Dinge für mich wieder ein bisschen besser würden, verlor ich meine Mutter, das war ein weiterer Schlag. Ich hab' genug von Frauen und will nichts mehr von ihnen wissen... Ich bin ein überzeugter Junggeselle, auch wenn man sich alleine und nur mit Hunden als Gesellschaft, eigentlich nicht wohl fühlen kann... Ich hätte gerne jemanden an meiner Seite, um mich zu unterhalten. Aber ich habe große Angst, wieder verletzt zu werden... Ich weiß, dass es dumm ist, und ich einfach ins kalte Wasser springen sollte, aber... *(Im Italienischen war sein Ausdruck („sich ins Leben hinein werfen") genau derselbe, den er benutzte, als er über seine Träume sprach.)*... ich unternehme nichts, um eine Frau zu suchen... aus Angst, sie zu finden.

Ich spüre jetzt oft ein Kribbeln im Rücken und dann fühlt es sich an, als ob er in Stücke gebrochen wäre und all meine Schwäche konzentriert sich in diesem Punkt."

Ich bat seine Familie, mir mehr über ihn zu erzählen. Die Verwandten sind beinahe die einzigen Menschen, mit denen er Kontakt hat. Die Frau, von der er sprach, hatte einen Anderen, aber nutzte ihn weiter aus. Sie nahm sein Geld, brachte ihn dazu, ihr ein Auto zu kaufen usw. Es dauerte zwei bis drei Jahre, bis er sich entschied, die Beziehung abzubrechen. Für ihn bedeutete es die einzige Chance, mit jemand anderem zusammen zu sein.

• *Kalium picrinicum* •

Seine Verwandten sind alle nett. Sie sagen, es sei schwierig, mit diesem Mann ein gutes Verhältnis zu haben; für ihn gibt es nur zwei mögliche Formen der Beziehung: er sei entweder total abhängig oder völlig unabhängig mit dem Gefühl, dass die anderen ihn nicht genügend schätzen.

Fall 11: Erstanamnese

Eine fast 70-jährige Frau kommt zu mir mit ihrem Ehemann. In ihrer Familie sind Schlaganfälle ein häufiges Problem. Die Patientin wirkt ausgesprochen unbekümmert. Sie arbeitet immer noch als Bäuerin und führt ein sehr einfaches Leben. Außerdem ist sie extrem schüchtern.

Sie hat vornehmlich Probleme mit der Schilddrüse:

„Ich nehme seit sieben oder acht Jahren Euthyrox *(ein Schilddrüsenhormon)*. Ich habe keine Knoten, aber ich muss regelmäßig zur Kontrolluntersuchung... sonst würde meine Kehle explodieren... Das hat mir der Arzt im Krankenhaus gesagt."

Wie haben Sie bemerkt, dass Ihre Schilddrüse nicht richtig funktioniert?
„Ich war damals am Meer und war immer müde. Es wurden Untersuchungen gemacht, und der Endokrinologe setzte mich auf eine Diät. Als ich damit aufhörte, nahm ich wieder an Gewicht zu. Ich werde müde und bin ziemlich unruhig. Ein Aufenthalt am Meer wirkt stimulierend.

Ich habe momentan keine Knoten, aber meine Schilddrüse ist in keiner guten Verfassung.

Ich bin immer sehr müde und es geht mir besser, wenn ich nicht esse. Aber dann ermüde ich noch mehr, und Gewicht verliere ich trotzdem nicht ..."

Haben Sie noch andere Beschwerden?
„Ja, mit meinem Kreislauf... Vor vier Jahren hatte ich eine Operation an der rechten Vena saphena. Vor der Operation hatte ich auch eine Phlebitis... und meine Unterschenkel schwellen an...

Sie sind seit Jahren geschwollen, vom Fußgelenk abwärts... Das macht das Laufen schwierig... Es fühlt sich dann an, als ob meine Beine explodieren.

Mir geht es besser, wenn es kalt ist, die Hitze ist für mich... ich fühle mich dann so, als ob ich ganz geschwollen wäre und noch schwächer als sonst."

Auf Nachfrage berichtet sie:
„Ich habe sehr oft starke Rückenschmerzen. Morgens kann ich mich für ein oder zwei Stunden überhaupt nicht bewegen, und nun ist mein ganzes rechtes Bein betroffen bis hinunter zum Fuß."

• *Kalium picrinicum* •

Seit wann haben Sie diese Schmerzen?
„Das habe ich schon seit vielen, vielen Jahren. Aber in den letzten drei Jahren ist es sehr schlimm geworden. Es wurde etwas besser, als ich Gymnastik machte, aber wenn ich damit aufhöre... *(Die Diagnose lautet auf inoperablen dreifachen Lendenbruch).*"

Wann ist es besonders schlimm?
„Morgens ist es sehr schmerzhaft und wenn ich von einem Stuhl aufstehe. Ich habe das Gefühl, sehr wenig Kraft zu haben, und unterhalb des Knies *(Kniekehlenmuskel)* habe ich starke Schmerzen... Wie Nadelstiche, ein stechender Schmerz, der dann wieder verschwindet... Aber ich lasse es niemanden merken, dass ich krank bin...

Wenn ich umherlaufe ist es besser, ich schaffe es dann wie ein normaler Mensch zu gehen, aber wenn ich aufstehen muss... Ich stehe ganz langsam auf und halte meinen Kopf ganz gerade... So wie man auch gehen sollte, wenn man keine Rückenschmerzen hat.

Es geht mir besser, wenn die Sonne scheint... aber bei einem Gewitter fühle ich mich nicht wohl... dann werden die Schmerzen schlimmer... Meine Hände und Füße schwellen an und ich habe starke Schmerzen in den Daumen... Meine Hände und Füße schwellen so stark an...

Mir ist immer heiß und ich schwitze sehr stark, aber dann wird mir kalt, mit kaltem Schweiß am Rücken... und dann plötzliche Hitzewallungen... Sie scheinen vom Magen auszugehen... das kommt meist wenn ich unruhiger und besorgter bin als sonst ..."

Sie berichtet von einem weiteren Problem:
„Mein Blutzucker ist hoch. Während meiner letzten Schwangerschaft vor 28 Jahren musste ich Insulin nehmen. Bei der ersten Schwangerschaft stieg mein Gewicht von 70 kg auf 103 kg, das war vor 42 Jahren. Nach der Schwangerschaft nahm ich dann kein Insulin mehr, aber ich ging immer zu Kontrolluntersuchungen. Es sieht so aus, als ob ich Unmengen essen würde, jedoch... Jetzt nehme ich nur ein paar Tabletten zur Normalisierung... Wenn die Werte zu hoch klettern, weiß man nie, wo es enden wird. Und mit den Problemen, die ich mit meinen Venen und Arterien habe, ist nicht zu spaßen!"

Wann wurde der Diabetes entdeckt?
„Das war anlässlich einer Kontrolluntersuchung bei meinem Arzt. Meine Ohren waren rot und ich war ganz gelb.

Kalium picrinicum

Bei allen drei Schwangerschaften war ich gelb und mein Magen arbeitete nicht mehr so gut... Ich hatte immer das Gefühl, nicht genug gegessen zu haben und ich wusste doch, dass ich für zwei essen musste. Meine Mutter sagte mir immer, dass es in meiner Familie bei allen so war, und dass alle Kinder gesund aufgewachsen sind... Aber ich glaube, ich habe die Kontrolle verloren."

Wie meinen Sie das?
„Ich weiß nicht, wie ich es erklären soll, aber ich bin immer mehr auseinander gegangen und mein Gewicht hat auf nichts mehr reagiert. Mein Essen habe ich nicht gut verdaut.

Ich konnte immer alles verdauen, aber vielleicht aß ich auch zu viel. Ich musste nämlich immer aufstoßen, und das war mir fürchterlich peinlich. Ich schäme mich sogar jetzt noch, darüber zu sprechen... Es wurde so schlimm, dass ich nicht mehr aus dem Haus ging, denn einmal ließ ich auf der Straße einen Rülpser heraus, und alle Leute drehten sich um. Es lachte sogar jemand.

Wissen sie, ich lebe in einer kleinen Stadt, wo jeder jeden kennt, und es war eine Schande für meine ganze Familie.

Es war in all meinen Schwangerschaften so. Während dieser Monate schloss ich mich zu Hause ein und war nur damit beschäftigt zu essen und Vorbereitungen zu treffen. Es durfte nichts fehlen, denn ich wusste, dass ich nach der Geburt sehr müde und vielleicht ein bisschen traurig sein würde.

Alle Frauen im Dorf und in meiner Familie erzählten mir, dass man nach einer Geburt traurig und müde ist."

Und wie war es bei Ihnen?
„Es war bei mir dann nicht so, und deshalb hatte ich das Gefühl, nicht normal zu sein. An manchen Tagen gab ich sogar vor, zu weinen und traurig zu sein und mein Mann fasste mich nicht mehr an... Dabei hätte ich meine ehelichen Pflichten sogar in der Woche nach der Geburt erfüllt. Es sind die Männer, die einem das Gefühl geben, ausgeschlossen zu sein, und all die Frauen, die einem sagen, wie man zu sein hat... Und ich habe mich nicht gut dabei gefühlt, aber ich musste ja nach meinen Söhnen schauen, und ich dachte nur an sie.

Ich habe drei Söhne, sie sind 42, 35 und 28 Jahre alt. Die ersten beiden habe ich problemlos gestillt. Beim dritten hatte ich nicht viel Milch, deshalb stillte ich ihn nur in den ersten drei Monaten... Ich habe mich deshalb sehr schlecht gefühlt... Unsere Kühe lassen wir schlachten, wenn sie keine Milch mehr geben ..."

• *Kalium picrinicum* •

Auf die Frage, was sie gern isst:
„Ich mag alles – nur keinen Chilipfeffer, wenn ich davon viel esse, bekomme ich Blähungen... aber sonst esse ich alles. Und ich liebe Bier. Aber es treibt meinen Magen auf."

Können Sie Träume erinnern?
Ja, ich träume viel und ich habe es satt zu arbeiten *(Sie ist ein Mensch, für den immer die anderen zuerst kommen.)*... Es sind immer schlimme Träume.

Ich muss rennen, und ich komme niemals an. Da sind Flüsse. Ich habe Angst vor dem Wasser und ich kann nicht schwimmen. Wenn ich morgens aufwache, habe ich das Gefühl, in der Nacht härter gearbeitet zu haben als am Tage.

Ich träume oft von meiner Mutter und meinem Bruder, die beide verstorben sind...

Es sind immer Träume voller Gefahren. Ich bin gefallen oder von einem Wagen angefahren worden und eine Gruppe Reiter kam vorbei, sah mich nicht und alle sind auf mir herumgetrampelt...

Ich hatte Angst, denn ich wache niemals auf von meinen Albträumen... Mir bleibt nichts anderes übrig, als diese Träume durchzustehen. Und erst dann kann ich aufwachen ..."

Was ist besonders wichtig für Sie?
„Meine einzige wirkliche Leidenschaft sind die Tiere, besonders das Federvieh... Ich habe meine Hühner geliebt... Ich mochte sie, denn sie sind nicht wie die anderen Vögel, die fliegen können... Dennoch tun sie ihr Leben lang ihre Arbeit und alle denken, sie seien dumm... Doch wenn es keine Eier gäbe, wissen Sie, wie viele Sachen wir dann nicht machen könnten?"

Nach ihrer Ausbildung gefragt:
„Ich bin nur in die Grundschule gegangen, und in meiner Erinnerung ist diese Zeit ein Albtraum. Ich hatte eine Lehrerin, die mich sehr gern mochte, aber es war immer schwierig für mich, weil ich so schüchtern bin und nicht sehr klug. Meine Lehrerin hat bemerkt, dass es für mich schon schwierig war, nur die Hälfte von dem zu tun, was die anderen schafften... Deshalb gab sie mir gute Noten... Ich weiß nicht, ob das nicht sogar schlimmer war, weil ich mich dann noch mehr ausgeschlossen fühlte... und manchmal gab ich vor noch dümmer zu sein als ich wirklich war, nur um akzeptiert zu werden... Denn das war das, was man von mir erwartete.

Mein größtes Problem war mein Gedächtnis... Meine Lehrerin meinte, dass ich mich nicht gut konzentrieren konnte, weil ich so schüchtern war. Aber ich kannte alle

Namen unserer Tiere... Sogar die Namen derer, die wir gar nicht mehr hatten... Aber ich hatte eine Blockade, und oftmals wirkte mein Verhalten etwas komisch, da ich immer alles, was ich gefragt wurde, zwei oder drei Mal wiederholte, und dann antwortete ich oder auch nicht... Ich bin mir nicht sicher, ob ich mir das nur einbilde.

Ich habe so eine Art Vulkan in meinem Kopf, und es ist nicht einfach, ihn unter Kontrolle zu halten... Ich habe zu viele Ideen und muss strenge Regeln einhalten, sonst verliert sich alles."

Mittelanalyse von Kalium picrinicum

Ideen der Seminarteilnehmer

- Die schon bekannten Symptome: sie sind ausgelaugt; sie passen sich an die Gesellschaft an, indem sie sich selbst kleiner und dümmer machen; sie lieben Tiere und fühlen sich ihnen sehr verbunden.
- Ihre unterdrückten Emotionen artikulieren sich auch in Empfindungen wie Explodieren oder Bersten und auf der körperlicher Ebene in Form von Hämorrhoiden oder übermäßiger Gewichtszunahme in der Schwangerschaft usw.
- Sie haben für gewöhnlich Träume von Gefahren, z.B. dass sie von einem Auto überfahren werden oder von Pferden überrannt werden.
- Es sind einfache Menschen, die aber ihre Einfachheit ganz besonders betonen.

Mehr oder weniger haben alle *Kaliums* das Gefühl, es drohe Gefahr, wenn sie sich erlauben, so zu sein, wie sie wirklich sind. *Kalium bromatum* und *Kalium ferrocyanatum* hatten die Vorstellung, dass dann ihre Eingeweide herausfallen und ihr Bauch leer sein würde. *Kalium picrinicum* hat die Vorstellung des Explodierens.

Kalium picrinicums empfinden eine Art Ausweglosigkeit. Es ist ihnen gewissermaßen unmöglich, sich so zu zeigen, wie sie wirklich sind, denn damit würden sie viel riskieren und sich einer großen Gefahr aussetzen. Sie können ihre Eigenarten nicht zeigen, halten sie zurück und täuschen etwas anderes vor (wie auch die anderen *Kaliums*).

Das Mittel kommt immer dann in Betracht, wenn wir bei einer Person ein extremes Verhalten sehen, das durch ein ebenso ernst gemeintes massives Gegenverhalten am Ausbruch gehindert wird. Sie blockieren sich selbst durch gegenteilige Extreme.

Picrinicums sind oft extrem schüchtern und furchtsam. Die Art und Weise, wie sie ihre Unfähigkeit mit Menschen umzugehen bekunden, ist sehr auffallend. Sie haben ein starkes Verlangen, der Gesellschaft zu entfliehen. Oft findet man

• *Kalium picrinicum* •

auch eine große Angst, die es diesen Menschen nicht gestattet, so zu sein wie andere.

Die Patientin sagte, in ihrem Kopf habe sie so etwas wie einen Vulkan. Ihre Schmerzen sind berstend, explosiv, herausspringend. Der Patient im ersten Fall beschrieb ein ähnliches Gefühl. In ihren Träumen schrecken sie vor der Vorstellung zurück, sich in Gesellschaft zu begeben. Das ist für sie so gefährlich, beängstigend und unmöglich, dass sie sich im Traum lieber selbst töten, als dieses Gefühl auszuhalten.

In unseren Repertorien finden wir zu diesem Mittel nur wenige Symptome:

Magen; Aufstoßen; allgemein
Magen; Aufstoßen; heftig
Haut; Verfärbung; gelb, Gelbsucht, Ikterus, usw.

Generell ist die Idee von den *Picrinicums*, dass sie einfältig sind. Doch eigentlich sollte man hervorheben, dass sie sich nur dumm oder töricht benehmen. Sie tun ihr Möglichstes, um in einer sicheren Position zu bleiben und spielen deshalb den Dorftrottel.

Die *Picrinicums sind: am-pic, calc-pic, ferr-pic, kali-pic, kali-picn, pic-ac, zinc-pic.*

Eines der häufigsten Anwendungsgebiete für *Picrinsalze* ist die der Herstellung von Feuerwerkskörpern. Chemisch gesehen ist *Kalium picrinicum* eine Zusammensetzung von *Kalium nitricum* und etwas Kohlenstoff.

Kalium picrinicum ist ein schwer zu repertorisierendes Mittel, da es nur mit fünf Symptomen im Repertorium vertreten ist. Doch wenn man zwei der wesentlichen Symptome in ‚Reference Works' eingibt, wird dieses Mittel sofort vorgeschlagen:

Aufstoßen, heftig
Gelbsucht

Bei allen *Picrinicums* hat man jemanden vor sich, der die Rolle des Trottels oder Dummkopfes spielt. Zudem wirken sie extrem abhängig. „Ich bin dumm, blöde, fast wie ein Tier, deshalb tu mir bitte nichts. Lass mich entweder in Ruhe oder kümmere dich um mich. Das Einzige, was ich tun kann, ist zu versuchen, nützlich zu sein."

Alle *Picrinicum*-Fälle, die ich bisher gesehen habe, hatten Ähnlichkeit mit den *Carbonicums*, die die Rolle des Kleinkinds spielen, damit man sich um sie kümmert. *Picrinicums* beteuern wie einfältig aber nützlich sie sind, aber: „Bitte lass mich allein in meiner eigenen kleinen Welt und bitte störe mich nicht."

Kalium picrinicum

Die Strategie, dem Umfeld zu demonstrieren, wie schwach man ist, ist nicht nur den *Picrinicums* zu Eigen. Es ist ein biologisch-konditioniertes „verführerisches" Verhalten, das wir bei Babys, Kätzchen, Hundewelpen usw. finden. Sie sind schwach und lösen in den anderen Menschen einen Beschützerinstinkt aus. Doch die *Picrinicums* wollen etwas anderes: „Ich bin winzig klein und dumm, deshalb fass mich bitte nicht an und lass mich in Ruhe meine eigenen Dinge tun." Das ist ganz deutlich die Haltung von jemandem, der einfach lieber in Ruhe gelassen werden möchte.

Mehr oder weniger findet man bei allen *Picrinicums* ähnlich explosive Symptome: Träume von Feuer, berstende Schmerzen, die Idee von einem Vulkan oder Feuerwerk im Körper, heftiges Aufstoßen oder ständige Erektionen. Es ist, als ob was immer sie auch tun könnten, alles extrem zerstörerisch, explosiv und berstend ist, doch am Ende passiert nichts (im Gegensatz zu *Pyrogenium* und *Hepar sulphuris*).

Es ist offenkundig, dass das kindliche oder stupide Verhalten etwas Selbstzerstörerisches an sich hat. Und so produzieren sie alle möglichen Krankheiten, die ihre Körperfunktionen einschränken (wie bei allen *Acidums*). *Acidum picrinicum* ist sehr bekannt für explosive Symptome. Nicht selten findet man zum Beispiel bei männlichen Patienten eine übermäßig ausgeprägte Libido und Dauererektionen.

Ich hatte einen Patienten von 70 Jahren, der an nächtlichen Ejakulationen litt, oft zwei Mal pro Nacht. Er lebte mit seiner Schwester und es war seine kleine Rache, seine Art und Weise, sich innerhalb der Familie zu behaupten. Seine Familie betrachtete ihn nämlich als zurückgebliebenen Dummkopf; er durfte nicht einmal eigenes Geld haben. Nachdem er das Mittel bekommen hatte (*Acidum picrinicum*), wollte seine Schwester ihn nicht mehr zur homöopathischen Folgekonsultation bringen, da er seitdem Widerworte gab und „zu nervös" geworden sei. Er rief mich dann aus einer Telefonzelle an, während seine Schwester im Supermarkt war, und er zog dann mit 72 Jahren zu Hause aus! (Dieser Fall ist in ‚Reference Works' beschrieben).

Weitere Beschwerden sind Diabetes, Hyperglykämie und Gelbsucht.

Die Diskrepanz zwischen der tatsächlichen und der von den Patienten empfundenen Vehemenz dieser Symptome ist groß. Jedes Aufstoßen, jeden Durchfall und jede Blutung beschreiben sie als herausströmend und explosiv, doch das ist meistens stark übertrieben.

Die Patientin sagte, sie brauche Regeln, weil sie sich sonst verloren fühle. Im Allgemeinen findet man die Empfindung einer Explosion bei Menschen, die keine Struktur und Identität haben; die Idee der Explosion bedeutet, dass man in viele verschiedene Stücke zersplittert wird. Dem Organismus fehlt das Zentrum, das alles in einen geordneten Ablauf bringt und alles zusammenhält.

Sie haben Empfindungen von Anschwellen, Aufquellen (ähnlich dem der Explosion), doch objektiv betrachtet sind die Schwellungen selten so ausgeprägt, wie die Patienten sie empfinden.

Und warum sind die Fälle 10 und 11 Kaliums?
- Beide sprachen über ihre Pflichten.
- „Ich brauche strenge Regeln, um die Ordnung aufrecht zu erhalten" – beide sagten etwas in der Art.
- Die äußere Erscheinung ist wichtig.
- Die Patientin erzählte, dass sie nach der Geburt so getan hätte, als sei sie traurig, weil sie nicht anders als die anderen sein wollte.
- Der Patient im ersten Fall sagte, er könne keine Schichtarbeit machen, er brauche die Regelmäßigkeit in seinem Leben.
- Schwäche ist charakteristisch für die *Kaliums* - für sie bedeutet das nicht genügend Stärke haben, um aus sich herauszukommen und zu zeigen, wer sie sind (das ist normalerweise die erste Beschwerde, die *Kalium picrinicum* äußert).

Fall 10: Verlauf

Die Schwäche hielt lange an, besserte sich aber ganz allmählich. Der Morbus Recklinghausen besteht noch, ist aber nach 11 Jahren homöopathischer Behandlung komplett symptomfrei. Nur bei Erkältung gibt es manchmal Rückenschmerzen.

Ab und zu bekommt er wieder Hämorrhoiden.

Insgesamt wurde er wesentlich unabhängiger, zuvor war er, wie viel *Kalium*-Fälle, sehr kindlich. Er beschloss, da er nicht fähig war, alleine zu leben, mit Freunden zusammenzuziehen, die sich nun gegenseitig unterstützen. *Picricums* sind fähig, die Familie zu verlassen.

Der Gedächtnismangel besserte sich deutlich. Wahrscheinlich existierte gar kein organisches Hirnproblem, er benahm sich nur so, als ob er nicht reif genug wäre, allein gelassen zu werden.

Mit Frauen hat er immer noch Probleme, aber er hatte ein paar Kontakte. Es half ihm, sich nicht zu unsicher zu fühlen.

Fall 11: Verlauf

Nach dem Mittel war es ihr möglich, allein zu sein und ganz langsam konnte sie auch alleine leben.

Die Symptome besserten sich, die Schilddrüsenhormone (150 mg Euthyrox) konnten reduziert und schließlich vollständig weggelassen werden. Nach einem Jahr war auch das Problem des „explodierenden" Beines erledigt.

Die Stoffwechselprobleme – an der Grenze zur Diabetes - blieben, aber sie benötigte kein Insulin. Als Zwischenmittel bekam sie *Galega officinalis* (*Leguminosae*).

Die Rückenprobleme brauchten ein paar Jahre, es gab manchmal einen Rückfall, aber niemals so heftig wie zuvor. Auch die Schüchternheit und die Unfähigkeit zu denken besserten sich. Die Gelbsucht verschwand.

Die Patientin starb leider vergangenes Jahr bei einem Verkehrsunfall.

Kalium silicicum

Fall 12: Erstanamnese

Eine 34 jährige Frau, die als Erzieherin in einem Kindergarten tätig ist, kommt zu mir. Sie wirkt extrem schüchtern und sieht deutlich jünger aus als sie ist. Sie errötet häufig und als ich sie bitte, sich für eine Untersuchung frei zu machen, wird sie dunkelrot. Sie war vier Jahre lang in einer Psychoanalyse, sagt mir aber nicht, warum sie damit aufgehört hat.

Warum kommen Sie zu mir?
„Ich bin hier, um einige Ernährungsempfehlungen zu bekommen... Ich leide an Verstopfung und im Winter habe ich häufig Tonsillitis. Ich habe ständig eine Erkältung und es sieht so aus, als ob jeden Monat eine Behandlung mit Antibiotika nötig wird."

Wie zeigt sich die Erkältung?
„Es sind immer Halsschmerzen und der Rachenraum ist belegt, manchmal habe ich hohes Fieber... Ich bekomme leicht Halsentzündungen... Es ist dann alles sehr rot, ich habe mich daran gewöhnt, und selbst wenn es belegt ist, tue ich nichts dagegen, weil es ja immer so ist... Das unangenehmste Gefühl ist die Trockenheit... und das Brennen."

Wann ist es am schlimmsten?
„Ich glaube morgens und wenn ich schlucke ist es am schlimmsten... Wenn es mir nicht gut geht, tut es sogar weh, wenn ich nur Speichel hinunterschlucke. Meine Drüsen sind oft geschwollen... Meistens bekomme ich die Halsschmerzen in der Woche vor meiner Menstruation und für gewöhnlich wird es besser, wenn die Menstruation vorbei ist. Wenn es um diese Zeit kommt, warte ich manchmal einfach ab und nehme keine Medikamente, weil ich weiß, dass es von selbst besser wird.

Gibt es noch andere Symptome?
„Ja, ich bekomme auch Ekzeme auf den Lippen. Manchmal kamen sie jeden Monat, aber nur im Winter... Ich bekomme auch Fieberbläschen auf den Lippen und um den Mund herum, die erst nach ungefähr 10 Tagen wieder verschwinden. Sie sind so schmerzhaft, dass ich den Mund nicht öffnen kann. Auch das ist vor der Menstruation schlimmer. Manchmal kann ich über längere Zeiträume fast nur pürierte oder flüssige Nahrung zu mir nehmen, weil ich den Mund nicht aufmachen kann.

Kalium silicicum

Im Krankenhaus haben sie alles mit mir probiert, jedoch... Sie sagen, nur Kortison würde helfen, aber darauf reagiere ich nicht immer schnell genug.

Und dann meine Nase, sie tropft während des ganzen Jahres... Mir ist aufgefallen, dass ich immer dann eine Art Erkältung bekomme, wenn ich mich in einer staubigen Umgebung aufhalte... doch innerhalb weniger Stunden geht das wieder weg... Es hängt nicht von der Jahreszeit ab und ich kann es auch mit nichts anderem in Verbindung bringen... Es fing vor zwei oder drei Jahren an... es ist ein wässriger Schnupfen... Manchmal hört es für eine Zeitlang auf, aber ich habe es auch im Sommer."

Haben Sie noch andere Beschwerden?
„Ein anderes großes Problem, unter dem ich schon lange leide, ist die Vaginitis Ich hatte schon alle möglichen Infektionen, ausgelöst durch alle nur denkbaren Erreger... Alles, von Pilzinfektion bis zu den verschiedensten Bakterien, die mich „wie ein Terrier" verfolgt haben."

Wie sieht der Ausfluss aus?
„Es ist eine intensive gelbe Absonderung, die brennt, sobald sie die Haut berührt... Und wenn ich das habe, fühlt sich meine Blase an, als ob ein Gewicht darauf läge... das war von Anfang an so... jetzt ist der Schmerz ständig da.

In letzter Zeit leide ich auch unter Verstopfung bevor meine Periode einsetzt, und dann habe ich manchmal Schwierigkeiten, zur Toilette zu gehen. Die Verstopfung verschwindet erst, wenn die Blutungen einsetzen. Mir ist aufgefallen, dass das mit der Verstopfung vor ungefähr fünf Jahren anfing, als ich heiratete... doch seit zwei Jahren ist es schlimmer geworden... Jetzt muss ich immer häufiger Glyzerinzäpfchen benutzen. Mein Magen ist ganz aufgebläht. Manchmal gibt es Phasen, da geht es mir gut und alles ist normal, doch die sind selten. Ich denke, der Grund dafür sind Spannungen, die sich in diesem Teil meines Körpers aufbauen, denn ich esse viel Gemüse und andere Dinge, die eine gute Verdauung fördern sollten. Manchmal esse ich auch Dinge, die nicht so gesund sind, und wenn es mir dann gerade gut geht, ist es sowieso kein Problem... *(sie bedeckt ihren Mund).*"

Wie ist das, wenn Sie diese Verstopfung haben?
„Ich verspüre keinen Drang, und dann nach zwei oder drei Tagen macht es mir wirklich zu schaffen... Vielleicht formen sich Stühle, aber ich weiß es nicht, denn wenn ich dann zur Toilette gehe, sind sie immer sehr weich... sogar wenn ich mehrere Tage keinen Stuhlgang hatte, und es ist sehr schwierig."

Und Sie haben das seit fünf Jahren?
„Ja, bis vor fünf Jahren gab es keine Probleme."

Was meinen Sie woran das liegt?
„Ich habe mehr Stress... Als ich noch zu Hause bei meinen Eltern lebte, hatte ich nicht viel Verantwortung, und jetzt muss ich alles alleine hinbekommen.
Es fällt mir sehr schwer, für mich selbst sorgen zu müssen und ich mache mir deshalb ziemliche Sorgen... Ich wünschte, ich wäre imstande all die vielen Dinge zu bewältigen, aber ich kann es nicht... vielleicht mute ich mir selbst zu viel zu, und wenn ich dann am Abend nicht alles geschafft habe, bin ich nicht zufrieden mit mir."

Warum schaffen Sie nicht alles?
„Aus Zeitmangel... Ich würde mich gerne um das Haus kümmern und um die Dinge, die mich interessieren... Aber wenn ich von der Arbeit heimkomme, muss ich zuerst die dringendsten Sachen erledigen... Ich hätte das Haus gerne in Ordnung. Früher habe ich mich nie für das Haus verantwortlich gefühlt.
... Und vor meiner Periode fühle ich mich ein wenig niedergeschlagen und deprimiert, und ich werde schnell ärgerlich... Dann passiert es leicht, dass ich mit meinem Mann streite, oder dass ich nervös werde... Ich weine sehr schnell, vor allem vor meiner Periode. Ich kann über alles Mögliche weinen – als ich klein war, nannte man mich den „Kleinen Springbrunnen"."

Ist Ihnen sonst noch etwas aufgefallen?
„Mir ist aufgefallen, dass ich mich im Herbst sehr müde fühle und am liebsten einen Winterschlaf machen würde. Ich bin dann auch viel eher deprimiert. Ich möchte nur noch schlafen... Ich bin dann nicht sehr aktiv und würde am liebsten gar nichts tun... Ich habe dann keine Lust raus zu gehen. Am liebsten würde ich mich zu Hause einschließen und erst im Frühjahr wieder herauskommen."

Und Ihr Mann hat Verständnis dafür?
„Die Beziehung zu meinem Mann hat sich in letzter Zeit verändert... Unsere Gewohnheiten... waren so verschieden, und wir haben nicht so viel Zeit zusammen verbracht. Ich hatte ein bisschen den Eindruck, dass er mir aus dem Weg ging. Ich glaube, es wird schon wieder besser, wir arbeiten daran... Ich habe mich häufiger als sonst niedergeschlagen gefühlt. Ich bin jemand, der ständig Aufmerksamkeit braucht. Wenn ich sie nicht bekomme, leide ich sehr darunter und versuche mit allen Mitteln sie zu bekommen.

Ich kann auch sehr gut simulieren. Ich erinnere mich, dass ich das schon als kleines Mädchen getan habe... aber es ist mir erst seit kurzer Zeit bewusst, dass ich es tue.

Es ist so einfach, krank zu werden, und noch einfacher ist es, die Leute davon zu überzeugen, dass man krank ist. Als ich klein war, war ich so gut darin, dass ich jedes Mal, wenn ich in der Schule etwas nicht tun wollte, eine Halsentzündung oder Ohrenschmerzen bekam."

Nach ihren Essgewohnheiten befragt:
„Ich bin sehr gierig, und ich nasche sehr gerne. Eine Diät habe ich nie gemacht, denn ganz gleich was ich gegessen habe, ich hatte nie Gewichtsprobleme. Nach der Heirat haben sich meine Ernährungsgewohnheiten verändert... Mittags esse ich im Kindergarten... Meine Mutter kochte mit viel mehr Fett, und das war wahrscheinlich gut so, denn ich glaube, es war gut für meine Verdauung... Ich habe beobachtet, dass meine Verdauung besser ist, wenn ich Gebratenes esse. Aber ich mag kein Fett, ich finde es eklig... alle glibberigen Sachen... und fettige und glitschige Sachen. Eier kann ich nicht essen, weil ich mich drei Minuten später übergeben muss und wenn ich Gerichte mit Eiern esse, mit diesem besonderen Geruch, dann bleiben die tagelang in meinem Magen liegen. Ich mag sehr gerne Gemüsesuppen, aber mein Mann ist das genaue Gegenteil... Er muss nicht auf seine Verdauung achten... Er mag fettige und sogar schleimige Dinge; Aal zum Beispiel... und besonders süße Sachen, Kuchen und Gebäck, vor allem mit Sahne und Mascarpone drin... Schokolade nicht so sehr, aber Butter und Mascarpone und Schlagsahne."

Trinken Sie auch keine Milch?
„Fünfzehn Jahre lang habe ich nur Tee getrunken und hatte Milch praktisch ganz aufgegeben. Erst im letzten Juni habe ich wieder angefangen Milch zu trinken, und jetzt trinke ich wieder mehr... Aber es hilft nicht besonders.

Ich trinke sowieso sehr wenig, vor allem im Winter... ich habe schon immer wenig getrunken. Trinken zu müssen ist für mich eine Folter.

Mein Frühstück besteht aus Tee und Keksen, immer das Gleiche... Ich mag das sehr gerne. Ich habe festgestellt, dass ich damit munter werde und Energie bekomme."

Welche Krankheiten hatten Sie als Kind?
„Als ich vier Jahre alt war, hatte ich einen Anfall von acetonämischem Erbrechen, aber daran kann ich mich nicht mehr erinnern. Von anderen Krankheiten weiß ich nichts."

Können Sie sich an irgendwelche Träume erinnern?
„Nein, ich konnte mich noch nie an meine Träume erinnern... Doch in letzter Zeit bin ich oftmals schweißgebadet aufgewacht... Ich dusche bevor ich abends zu Bett gehe und morgens bin ich schweißgebadet... Es fällt mir sonst nicht auf, dass ich schwitze, nur morgens... am ganzen Leib... und ich muss immer meine Füße abdecken, weil sie so heiß sind."

Und als Kind?
„Als ich klein war, träumte ich oft von Geistern... Es war gruselig, weil ich zunächst von normalen Menschen träumte, und im Laufe des Traums wurden sie dann zu Geistern und zeigten plötzlich ihr wahres Gesicht. Ich habe das immer geglaubt... ich bin gleich darauf hereingefallen... Diese Träume haben mir Angst gemacht... und ich dachte immer, dass auch normale Menschen etwas verbergen könnten."

Auf ihre berufliche Tätigkeit angesprochen erzählt sie:
„Ich arbeite gerne mit anderen Menschen zusammen... besonders wenn ich mit meinen Kollegen gut auskomme... Vielleicht mag ich deswegen meine Arbeit, diese Art Arbeit... Wir haben eine gute Beziehung, in der wir sowohl beruflich als auch menschlich wachsen. Ich habe auch mit meinem Analytiker daran gearbeitet. Und es kam klar heraus, dass ich Probleme habe, jegliche Art von Verantwortung zu übernehmen, als ob ich mich weigern würde erwachsen zu werden... Ich denke, diese Arbeit ist auch eine Herausforderung für mich... Ich muss etwas machen, das mir Spaß macht. Vielleicht habe ich mich deshalb entschieden, mit Kindern zu arbeiten."

Möchten Sie selber auch Kinder haben?
Das war lange ein Streitpunkt zwischen mir und meinem Mann, er ist ein sehr bodenständiger Mensch. Aber vielleicht mag er mich ja gerade deswegen.

Ich bin ein bisschen unentschieden. Es wäre bestimmt eine große Verantwortung, Kinder zu haben. Ich bin ja nahe genug dran, um zu wissen, welche Probleme Kinder in ihren ersten Lebensjahren haben. Ich glaube, ich hätte Angst, es nicht zu schaffen. Ich habe nicht das Gefühl... aber manchmal doch..."

Ich denke, ich habe schon genügend Probleme damit, mich selbst zu verstehen; das Leben erscheint mir schwierig genug... Aber früher oder später werde ich es tun..."

Haben Sie Hobbys?
„Ja, ich habe viele verschiedene Hobbys, je nach Jahreszeit. Ich bin gerne an der frischen Luft. Den Rasen zu mähen finde ich entspannend. Es geht mir wirklich gut, wenn ich draußen bin. Ich lese, sticke und koche sehr gerne."

Nach ihren Ängsten befragt:
„Ich habe große Angst, dass jemand in mein Haus kommt und mir Verletzungen zufügt... Ich lebe in einem abgelegenen Haus auf dem Land. Vor zwei oder drei Jahren hatte ich einen Albtraum und ich war mir sicher, dass jemand im Haus war, in dem Zimmer, in dem ich schlief und ich wachte mit einer schrecklichen Angst auf."

Kalium silicicum

Wovor haben Sie Angst?
„Ich habe Angst, dass sie mich töten oder vergewaltigen oder auch einfach etwas mitnehmen... Mein wirkliches Problem ist *(sie errötet)*... dass ich immer noch solche Angst habe, obwohl ich doch so daran gearbeitet habe ... und wirklich das Gefühl, sie zu sehen. Ich drehe mich um und... es ist, als ob da schattenhafte Figuren wären... Und wenn ich ins Haus gehe, überlege ich immer, wer... oder was... hinter den Möbeln auftauchen könnte, wenn ich um die Ecke komme.

Ich habe auch Angst, wenn ich abends nach Hause komme... Wenn ich aus dem Auto aussteigen muss, befürchte ich immer, dass da jemand steht und auf mich wartet... Als ich klein war, machte ich immer überall die Lichter an und wollte stets, dass jemand bei mir war... Jetzt versuche ich so gut es geht vernünftig zu sein.

Ich habe Angst, den Schrecken jener Nacht noch mal zu erleben... Ich rede mir selber ein, dass niemand im Haus ist und versuche an angenehmere Dinge zu denken."

Was war in jener Nacht?
„Ich erinnere mich, dass ich einen Film gesehen hatte, der mir Angst einjagte... Die Szene, in der diese Leute, die Geister waren, zurück ins Leben kamen, um ihre Seelen zurückzuholen, werde ich nie vergessen.

Ich schau mir keine Filme mehr an, in denen Gewalt vorkommt, weil sie mich sehr verstören. Ich bekomme dieses Gefühl im Magen und finde es wirklich Furcht erregend und beängstigend. Die Szenen bleiben in meinem Gedächtnis haften, also vermeide ich es.

Früher habe ich gebetet... Ich fing an, oft in die Kirche zu gehen, um mit meinen Ängsten fertig zu werden... Jetzt bete ich nicht mehr, aber ich bin überzeugt, da ist jemand, der sich um mich kümmert... Doch bestimmte Gedanken sind geblieben... Das war auch ein Grund, warum ich mit meinem Mann solche großen Probleme hatte."

Sie berichtet von ihren Prüfungsängsten:
„Ich habe vor dem Interview den ganzen Tag geweint und befürchtete, nicht aufgenommen zu werden... Dann ging ich zur Universität, aber beim ersten Examen hörte ich auf zu schreiben und sagte, ich würde es wiederholen... Dann zwang ich mich, die mündliche Prüfung zu machen, war starr vor Angst und kollabierte bei der ersten Frage. Ich habe es nicht noch einmal probiert. Ich habe andere Prüfungen gemacht, aber je besser ich vorbereitet war, desto größer war meine Angst... Je mehr auf dem Spiel stand, desto mehr fürchtete ich mich davor, nicht zu bestehen... Immer wenn ich mich angestrengt hatte, hatte ich Angst zu versagen.

Wenn ich vor anderen Leuten stehe und mich nicht gut fühle und wenn ich den Schatten wieder sehe, dann bekomme ich Angst... entsetzliche Angst."

Dies ist kein typischer, charakteristischer Fall für dieses Mittel. Im Allgemeinen sind sie extrem langweilig!

Ideen der Seminarteilnehmer
- Es ist schwer, den *Kalium*-Anteil zu erkennen, denn sie vermeidet Pflicht und Verantwortung.
- Sie hat Probleme damit, sich auszudrücken. Sie möchte nicht untersucht werden.
- Träume von Geistern. In dem Film, an den sie sich erinnert, geht es um Tote, die zurückkommen, um ihre Seelen zu holen.
- Sie hat seit ihrer Kindheit Strategien entwickelt, um ihre mentalen Probleme zu verstecken und bevorzugt körperliche Probleme vorzutäuschen oder übertrieben darzustellen.
- Symptome im Bereich der Vagina und des Mundes, wo die Möglichkeit der Penetration am größten ist.

(Repertorisation siehe nach Fall 13)

Fall 13: Erstanamnese

Alberto, ein 54-jähriger Mann. In seinem kleinen Dorf ist er sehr bekannt. Es ist ihm wichtig, als „guter" Mensch angesehen zu werden und er ist stolz darauf, dass man ihn kennt.

Sie waren schon bei verschiedenen Ärzten?

„Ja, doch es ist nicht so, dass es mir gefällt, zu all diesen Ärzten zu gehen. Ich nehme nicht einmal gerne Medizin. Aber jeder hat eben sein Fachgebiet und kann einem seine Einschätzung mitteilen... Meine Gesundheit ist mir sehr wichtig und ich möchte sicher gehen, wen ich da konsultiere.

Letztendlich habe ich mich jedoch entschlossen, hierher zu kommen, obwohl mir viele Freunde abgeraten haben... Ich glaube, dass man mit all diesen Spezialisten dazu neigt, das große Ganze aus dem Blick zu verlieren. Man hat mir gesagt, dass ich bis an mein Lebensende mit Medikamenten behandelt werden muss."

Was haben Sie für Beschwerden?

„Seit ich mich erinnern kann, leide ich unter schlimmen Kopfschmerzen. Laut Diagnose kommen sie vom Bluthochdruck. Der untere Wert liegt zwischen 115 und 125.

Ich habe schon viele verschiedene Medikamente eingenommen, fast immer in niedriger Dosierung, aber die Kopfschmerzen wurden nicht weniger. Momentan benutze ich ein Pflaster, und sie wollen mir einen anderen Betablocker verschreiben. Der, den mir mein Kardiologe verschrieben hat, verlangsamte den Herzschlag ganz erheblich, deshalb nehme ich nur noch ein Viertel der normalen Dosis, und jetzt sind die Extrasystolen deutlich weniger geworden. Nach dieser Behandlung war ich jedoch sehr niedergeschlagen, fast traurig. Da ich so depressiv wurde, sollte ich Antidepressiva nehmen.

Ich war fünf Tage lang auf Prozac (Fluoxetin), doch dann bekam ich ein komisches Gefühl im Magen, eine Art innerliches Kribbeln. Dann fühlte es sich an als würde ich in Ohnmacht fallen und ich wurde ganz blass. Danach habe ich das Prozac abgesetzt. Ich habe viele Untersuchungen machen lassen, aber alles war negativ.

Nachts stehe ich auf und habe schreckliche Schmerzen, die an diesem Punkt hier beginnen, zwischen der Nasenscheidewand und dem linken Auge. Das geht dann anderthalb Tage lang so, und ich fühle mich orientierungslos und muss meine Tochter bitten, meine Kunden zu bedienen.

In letzter Zeit hat es sich etwas verändert. Eine Stunde nachdem ich aufgestanden bin, spüre ich eine Spannung im Kopf. Als ob jemand meinen Kopf drückt und festhält... und ich habe so ein Schwächegefühl in den Beinen...

Und manchmal spüre ich eine Art Druck in der Stirn und es fühlt sich an, als ob alles aus meinem Kopf herauskommt ..."

Wie lange haben Sie das schon?
„Die letzten zehn Jahre... Meistens nachts, und morgens wache ich auf mit dem Gefühl, mich übergeben zu müssen, aber ich erbreche nur Speichel, ungefähr eine halbe Tasse voll. Dann wird der Schmerz stärker und es fühlt sich an, als ob da ein Nagel steckt... Wie ein spitzer Gegenstand in meiner Stirn, hier in der Mitte."

Gibt es etwas wodurch es besser wird?
„Nein, es gibt nichts, das es besser macht, vielleicht Umhergehen oder Stehen oder Bewegung... ja... ich muss versuchen hinauszugehen, aber ich muss meinen Kopf bedecken... Es tut mir gut, etwas frische Luft zu atmen, vor allem wenn sie nicht so feucht ist."

Und wann ist es am schlimmsten?
„Morgens ist es richtig schlimm, so schlimm, dass ich vom Schmerz aufwache... Und dann ist mir noch aufgefallen: seit ungefähr drei Jahren bekomme ich es immer, wenn ich zwei Mal hintereinander Sex habe... Dann tut es furchtbar weh am Morgen, wenn ich aufwache... aber wenn es an zwei verschiedenen Abenden ist, dann habe ich überhaupt keine Schmerzen... Ich habe ein wenig die Geduld verloren mit meinem Kopf...

• *Kalium silicicum* •

Oft fühle ich mich morgens, als ob ich ein anderer Mensch wäre; diese Dumpfheit und der Kopfschmerz begleiten mich den ganzen Morgen und ich kann mich nicht mehr aufraffen zu arbeiten. Das ist mir unangenehm, und morgens bin ich jetzt immer sehr traurig. Ich habe das Gefühl, dass meine Gedanken nicht mehr dieselben sind. Mein Kopf fühlt sich an, als wäre ich unfähig zu denken, aber das liegt nicht nur an mir... es hat auch mit den Dingen um mich herum zu tun.

Ich habe mich früher für so vieles interessiert: Fotografie, Musik, Kunst und jetzt berührt mich das alles nicht mehr so wie sonst."

Was macht Sie denn so depressiv?
„Ich glaube, ich habe diese Depressionen, weil ich die Ursache für mein Problem nicht finde... Es gibt Augenblicke, da weiß ich nicht mehr, wo ich hin soll. Die Tatsache, dass ich diese Zustände habe und dazu noch im Laden, zwingt mich mit jemanden wie Ihnen Kontakt zu haben... Tag für Tag muss ich mit so vielen Situationen fertig werden. Wenn ich nicht mehr in der Lage bin frei heraus zu reden, dann werde ich bei meiner Arbeit sehr unsicher. Normalerweise kann ich sie mit geschlossenen Augen erledigen."

Auf die Frage was er schon alles unternommen hat:
„Ich war bei so vielen verschiedenen Ärzten, ich kenne viele von ihnen, und jeder hat mir etwas anderes gesagt. Ich mache mir schnell Sorgen, und mein Arzt hat mir ausführlich die Meinung gesagt, weil ich nur durch Zufall herausfand, dass ich Bluthochdruck habe. Es war wegen dieses Gefühls in meinem Kopf... Ich habe es nie untersuchen lassen, weil ich Angst davor hatte, hohen Blutdruck zu haben – alle meine Freunde haben es... Ich wollte nicht für den Rest meines Lebens Medikamente nehmen, mit dem erhöhten Risiko Gefäßkrankheiten zu bekommen."

Auf seine Essgewohnheiten angesprochen:
„Wenn ich nur ein kleines bisschen zu viel esse, habe ich Verdauungsprobleme... Ich liebe Nudelgerichte... Gekochtes Fleisch mag ich nicht... Wenn ich das esse, dauert es anderthalb Tage, bis ich es verdaut habe, und ich bekomme Kopfschmerzen davon. Ich mag die reichhaltigen Gerichte unserer Küche nicht... ich mochte sie nie. Nur der Gedanke, dieses glibberige Zeug zu essen, verursacht mir Übelkeit.

Meine Tochter sorgt dafür, dass ich auf meinen Natriumhaushalt achte. Ich mag sehr gerne Essig... nicht nur Balsamico-Essig. Und wenn ich Granita *(zerstoßenes Eis mit Sirup)* zu schnell esse, bekomme ich sofort Kopfschmerzen... Ich muss sehr vorsichtig sein, dass ich nichts sehr Kaltes zu mir nehme. Meine Tochter trinkt Wasser, das im Kühlschrank stand, aber wenn ich das tun würde, hätte ich mit Sicherheit drei Minuten später Kopfschmerzen... So war es schon immer. Es ist ein sehr scharfer Schmerz über meinem Auge... Sogar mein Essen muss richtig schön heiß sein. Salate kann ich nicht essen, höchstens im Sommer. Ich mag lieber gekochtes Gemüse."

Hatten Sie noch andere Krankheiten?
„Mit 17 Jahren hatte ich eine Appendizitis... aber es war keine Notoperation. Und dann hatte ich zwei Mal eine Trommelfellperforation als ich klein war. Erst auf einer Seite, dann auf der anderen... infolge von Ohrenentzündungen, die ich als Kind häufig hatte. Ich glaube, dass die Behandlungen in den Thermalbädern mich gerettet haben. Ich würde sofort wieder hingehen ..."

Auf seinen Schlaf angesprochen erzählt er:
„Mein Schlaf ist unruhig, ich wälze mich häufig hin und her. Es gibt kaum eine Nacht, in der ich nicht zwei oder drei Mal aufwache... Ich schlafe sehr schlecht, meine Gedanken sind die ganze Nacht über aktiv... Ich denke die ganze Zeit, und deshalb fällt es mir schwer einzuschlafen... Ich wache hundert Mal auf in der Nacht, aber ich darf nicht aufstehen, sonst kann ich überhaupt nicht mehr einschlafen."

Können Sie sich an Träume erinnern?
„Als ich 16 oder 17 war, hatte ich immer wieder die gleichen Träume: Ich träumte von Ringelnattern; damals ging ich immer Frösche fangen... Wenn ich dann herumlief und eine Ringelnatter sah, fing ich sie mitunter mit bloßen Händen und warf sie weg, doch dann wieder hatte ich für einen kurzen Moment Angst, so wie jetzt, wenn ich Pilze sammeln soll."

Sie gehen Pilze sammeln?
„Nein, ich gehe nicht, weil ich Angst vor Vipern habe... Wenn ich zum Beispiel angeln gehe und welche sehe, brauche ich erst mal einen Moment, um mich von dem Schreck zu erholen... Deshalb gehe ich auch nicht in die Berge, weil ich weiß, dass es da Vipern gibt, die mich beißen würden."

Gibt es noch andere Träume?
Ich habe auch oft geträumt, ich würde fliegen. Ich breitete meine Arme aus und flog hinauf zu den Baumkronen. Ich fiel nie und es gab mir ein großes Gefühl von Freiheit.

Als kleiner Junge träumte ich oft, dass Mitglieder meiner Familie gestorben wären... Onkel und Tanten... aber auch Freunde der Familie.

Ich bin mir nicht sicher, ob es nicht vielleicht ein Zustand zwischen Schlafen und Wachen war. Ich hatte definitiv Angst, und selbst jetzt fällt es mir nicht leicht, mich mit der Idee anzufreunden, ganz in der Nähe des Friedhofs zu wohnen... Mir wurde ein herrliches Haus zum Kauf angeboten, doch es war direkt gegenüber vom Friedhof."

Auf die Frage was die Beschwerden verschlimmert:
„Ich bin ein sehr kälteempfindlicher Mensch, und alle Schmerzen und Beschwerden werden schlimmer, wenn es kalt ist, sogar der Blutdruck...
Kälte ist für mich einfach scheußlich. Ich muss die ganze Zeit Wasser lassen, aber das muss ich ohnehin häufig. Und oftmals verspüre ich Harndrang, doch es kommt nichts... Außerdem bekomme ich Rückenschmerzen, wenn es kalt ist... ein Druckgefühl in der Lendengegend, und dann muss ich mich hinlegen, damit es wieder verschwindet."

Auf seine Familie angesprochen:
„Das Leben zu Hause ist in Ordnung, obwohl mir meine Familie sagt, ich sei ein bisschen geizig mit dem Geld. Ich achte sehr auf meine Gesundheit, vielleicht ein bisschen zu sehr. Wenn es mir nicht gut geht, möchte ich alle in meiner Nähe haben... Es ist mir wichtiger, dass sie da sind, wenn ich krank bin, als zum Beispiel, dass wir alle zusammen Weihnachten feiern.

Ich mache mir nichts aus Zeremonien, Gefühle sind mir wichtig. Sie sind die wichtigsten Werte im Leben. Ich glaube, dass unsere Gesellschaft heute wirklich sehr wenige Werte hat."

Mittelanalyse von Kalium silicicum

Fall 12: Repertorisation

Gesicht; Ausschläge; Ekzem; um Mund herum
Schweiß; nachts
Haut; Ausschläge; Ekzem
Gesicht; Verfärbung; rot
Gemüt; Weinen, weinerliche Stimmung; allgemein
Gemüt; Wahnideen, Einbildungen; Bilder, Phantome, sieht; nachts
Gemüt; Wahnideen, Einbildungen; Dieb, Diebe, Räuber, ausrauben; sieht
Gemüt; Träume; Geister, Gespenster
Allgemein; Winter; agg.
Allgemein; Speisen und Getränke; Fette und reichhaltige Speisen; agg.
Allgemein; Speisen und Getränke; kalt; Getränke, Wasser; agg.
Rektum; Verstopfung; allgemein; schwieriger Stuhl; weicher Stuhl
Hals; Schmerz; brennend
Weiblich; Leukorrhö, ätzend, abschürfend
Weiblich; Schmerz; nach unten ziehend
Weiblich; Leukorrhö; gelb

Magen; Durstlosigkeit

Manche Seminarteilnehmer meinten, der erste Fall sähe ein wenig wie *Pulsatilla* aus. Doch es geht hier eher um die Unterscheidung zwischen *Silicea* und *Kalium silicicum*.

Eines der wichtigsten Themen bei *Silicea* und *Silicea-ähnlichen* Mitteln ist, dass sie aus einer Familie kommen, die ihnen wenig Halt gibt. Sie müssen es alleine schaffen. Bei *Pulsatilla* gibt die Familie in der Regel extrem viel Unterstützung. Sie gibt so viel, dass es beinahe überwältigend ist. In dieser Beziehung sind sie vollkommen verschieden. Die einen bitten ständig um Unterstützung, obwohl sie auch ständig Unterstützung bekommen, während die anderen keinen Grund haben anzunehmen, dass ihnen eine solche Unterstützung je gewährt werden könnte.

Wenn keine Unterstützung da ist, wächst man aber natürlich mit der Idee auf, dass etwas fehlt. Wenn die Unterstützung irgendwie in die falsche Richtung geht (z.B. überbehütend), dann kann die Person nicht erwachsen werden und es entstehen ebenfalls Probleme.

Bei *Pulsatilla* bedeutet das Gefühl, sich verlassen zu fühlen: „Warum hatte ich die ganze Zeit über etwas, und habe es jetzt nicht mehr?" Wie ein überbehütetes Kind, das nun in die Schule gehen muss.

Für *Kalium silicicum* stellt das Abschiednehmen von der Familie ein ernstes Problem dar. Für den *Kalium*-Anteil ist alles in Ordnung, solange die Familie existiert. Doch der Verlust kann eine signifikante Dekompensation hervorrufen. In diesem Fall ist es kein physischer Verlust, sondern die Tatsache, nun das Leben alleine meistern zu müssen, keine Unterstützung mehr in ihrer Nähe zu haben, wenn sie in Situationen kommt, wo sie einen Halt braucht Es ist dieser Rückhalt, den sie vermisst. Mit den wenigen Möglichkeiten, die ihr zur Verfügung stehen, muss sie sich ihr eigenes, neues Umfeld, ihren eigenen Rahmen schaffen. Einige ihrer Symptome begannen gleich nach ihrer Heirat. Sie muss sich mit dem Gedanken auseinandersetzen, Kinder zu haben (denen sie selbst Unterstützung geben muss) und muss sich um ihr Haus kümmern. Selbständig zu sein ist ihr Problem.

Silicea sagt Ihnen dagegen ganz klar: die Welt ist so groß und es gibt so viele Dinge zu tun, aber ich bin so klein, dass ich nur einen ganz geringen Anteil davon übernehmen kann. Das ist ein weiterer grundlegender Unterschied zu *Pulsatilla*. *Pulsatilla* beklagt sich, weil etwas nicht mehr da ist, was er mal besaß. *Silicea* klagt über das Fehlen von etwas, was er niemals im Leben hatte.

Weitere interessante Themen sind die des Eindringens: Räuber, Vergewaltigung, jemand dringt in das Haus ein. Für *Silicea* ist die Idee des Eindringens etwas, das sticht (wie Nadeln oder Spritzen, vor denen sie Angst haben). Und dann die spezielle Beziehung, die sie zu Geistern haben. Das Thema Geister ist sehr wichtig.

Immer wenn wir mit etwas zu tun haben, das wie *Silicea* aussieht, müssen wir diese beiden Punkte beachten: 1. Die Idee des Eindringens. 2. Die Beziehung, die sie zu Geistern haben. Diese Symptome sind bei den meisten *Silikaten* (Silizium-Verbindungen) besonders betont.

Bei *Silicea* haben wir hervorgehoben, wie wichtig für sie das Konzept der Selbstverteidigung ist. Eines der wichtigsten Merkmale der *Silikate* ist die Verteidigungshaltung. Von Beginn an haben sie das Gefühl, dass ihnen nur wenig Energie und wenig Möglichkeiten zur Verfügung stehen, und dass die Umgebung, in der sie leben, ihnen dieses nicht gibt. *Silicea* ist ein wichtiger defensiver Bestandteil in Pflanzen (Kieselsäure gibt Festigkeit und ist unverdaulich) und Tieren (bei der Bildung von Hufen, Nägeln etc.).

Wenn wir ihre Angst vor Räubern sehen oder die Angst, alleine zu sein (auch bei den *Muriaticums*), ist es wichtig herauszufinden, welche Bedeutung der Räuber für das System hat: Räuber können zum Beispiel etwas wegnehmen, vergewaltigen, töten. Bei „Angst vor Räubern" ist es wie bei „Angst vor Krankheit": wir müssen die genaue Bedeutung herausfinden. Beides sind häufig vorkommende, allgemeine Probleme, die als Symptome nicht nützlich sind, wenn wir nicht wissen, was sie für die jeweilige Person wirklich bedeuten.

Auch die Geister sind sehr wichtig, und die Art der Geister, mit denen wir zu tun haben. Die Vorstellung von Geistern finden wir oft bei Menschen mit sehr alten Ängsten. Wenn ich „sehr alt" sage, dann meine ich, dass der Ursprung sehr, sehr lang zurück liegt, am Beginn unseres Lebens. Oft liegt der Ausgangspunkt in einer Zeit, als wir noch nicht in der Lage waren, diese Angst zu benennen, ihr Namen, Bilder oder Symbole zuzuordnen. Er liegt in einem Entwicklungsabschnitt, wo uns Logik und Worte noch nicht zur Verfügung standen. Es ist eine Angst vor etwas Nicht-Benennbarem, das nicht leicht zu identifizieren ist, und deshalb nennen wir es „Geist" oder „Monster". Häufig ist es etwas, das man nicht einmal malen oder sonst wie darstellen kann, also wird ein Wort benutzt, das dieser Vorstellung und diesem Gefühl irgendwie nahe kommt.

Was also bedeutet dieser Geist, wofür steht er? Für die *Silikate* hat der Geist eine besondere Bedeutung. Denken Sie an *Calcium silicicum*: der Geist wird regelrecht zu einem fundamentalen Symbol. Bei *Silicea* finden wir eine Leere: es fehlt jemand, der stark genug ist, Halt zu geben. Das Gefühl, keine Unterstützung zu bekommen und es nicht zu verdienen, umsorgt zu werden, ist übermächtig. Bei anderen Elementen (*Bromatums und Arsenicums*) ist die Projektion auf eine Gottheit eine häufig anzutreffende Strategie zur Bewältigung dieses Problems. Die *Silikate* hingegen projizieren oft eine Vaterfigur oder eine Lehrerfigur in Gestalt eines Geistes in ihr Leben. Die Person, die im Leben für sie hätte sorgen sollen, wird nach dem Tod mächtig und stark und kann genau das geben, *was Silicea* von ihr erwartet hatte, als sie noch lebte. Wir wissen, wie wichtig es für *Calcium silicicum* ist, mit Toten zu sprechen. Wichtig ist herauszufinden, worüber sie sprechen und was es zu bedeuten hat. Die Toten, mit denen *Silikate* sprechen, sind normalerweise angsteinflößende Geister. Bei *Calcium silicicum* ist es anders, da ist es ein beinahe überfürsorgliches Geistwesen. Für gewöhnlich war dieser beschützende Geist während seines Lebens ein eher abweisender Mensch, war aber trotzdem über eine lange Zeit hinweg das Objekt ihrer Erwartungen.

Wenn wir bei diesen Patienten sehen, dass Geister eine Rolle spielen, sollten wir mindestens zwei Faktoren berücksichtigen:
1. Wahrscheinlich ist das, was diesen Leuten fehlt oder der Ursprung für ihre Angst etwas sehr Altes. Die *Silicium* Verbindungen haben den Mangel im Allgemeinen sehr früh im Leben erfahren.
2. Der Geist repräsentiert diesen Mangel, ist aber inzwischen zu einem beschützenden Geist geworden. Es ist eine gewisse Ambivalenz zu sehen und auch eine Stärke. Es hat etwas Göttliches, wie wir es auch bei *Arsenicum* und *Bromium* sehen. Die *Silicium*-Verbindungen benutzen für gewöhnlich einen Geist als schützendes Totem.

Für *Kalium silicicum* ist der Geist normalerweise ein ‚Kalium Typ', also einer, der Struktur, Familie und Gesellschaft repräsentiert. Für sie ist es wichtig, die Struktur der Familie am Leben zu erhalten. Hingegen ist es bei *Silicea* meistens anders. Wenn sie die Möglichkeit zu einem neuen Start haben und selber ihr Leben gestalten können, dann sind sie sehr stolz darauf, mehr oder weniger das Gegenteil von dem zu tun, was in ihrer Familie üblich war. Denn *Silicea* erkennt, dass das, was sie von der Familie bekommen haben, nicht gut war. Deshalb streben sie Veränderungen an, wenn die Gelegenheit da ist, etwas Eigenes aufzubauen.

Bei *Kalium silicicum* zeigt sich der *Silicea*-Anteil oft darin, dass sie immer dann einen kritischen Moment haben, wenn sie einen großen Schritt tun müssen, also zum Beispiel bedeutsame neue Erfahrungen zu bewältigen sind: lernen Fahrrad zu fahren, eine Prüfung zu absolvieren, die Schule zu wechseln, von zu Hause wegzuziehen.

Für *Kalium silicicum* ist es ganz wesentlich, alles wieder so zu gestalten, wie es in der Familie war, selbst wenn es ihnen nicht besonders gefallen hat. Es ist, als ob sie die Struktur des Elternhauses exakt nachbilden müssten, auch wenn diese Struktur für sie viel zu schwierig ist. Ein typischer Satz: „Ich mag es nicht, aber auf diese Weise muss eine Familie funktionieren." Wie auch die anderen *Kaliums* sehen sie sich selbst als eine Art Opfer der Umstände, als würden sie in einem Käfig leben oder als seien sie gefangen in einer bestimmten Struktur. Und egal was sie tun, sie müssen diesen Käfig immer wieder erneuern.

Ein weiterer wichtiger Punkt bei *Kalium silicicum* ist der Versuch, sich selbst in eine angesehene Position zu bringen. Es ist nicht notwendigerweise eine Position der Macht und Kontrolle über andere Menschen. Eher eine Position, in der

• *Kalium silicicum* •

man für die Leistungen, die man erbringt, geachtet wird. Sie wollen auf ähnliche Weise wie *Silicea* Anerkennung, und sie möchten für ihre Fähigkeiten und gute Arbeit auf ihrem bestimmten Gebiet anerkannt werden. Ihre Umgebung besteht normalerweise aus schwächeren Persönlichkeiten. Während *Calciums* sich stärkere Partner suchen, die sie unterstützen, finden *Siliceas* schwächere, damit sie sich in ihrem kleinen Umfeld stark fühlen können. Sie brauchen die Anerkennung der Gruppe, dass sie auf eine Art wichtig sind. Häufig schaffen sie sich ein Netzwerk von „wichtigen" Beziehungen, das sie in irgendeiner Form unterstützt. Wenn sie sich vorstellen, sagen sie oftmals nicht ihren Namen: „ich bin Hans Hansen", sondern sagen stattdessen: „Ich bin Lehrer an einer Schule und der Vater eines meiner Schüler ist der Bürgermeister". Sie unterrichten eher an der Grundschule, wo sie zu den Besten und Wichtigsten zählen, als an einer Universität, wo sie in ihrer Stellung und Kompetenz nicht ganz so wichtig und gut sein können.

Ein typischer Satz von *Kalium silicicum*: „Ich würde gerne eine Menge Dinge tun, aber ich kann nicht, denn dann habe ich wahrscheinlich zu viel auf meiner Liste. Wenn ich das dann nicht alles schaffe, bin ich am Abend nicht zufrieden." Wir sehen, wie wichtig die Pflichterfüllung gegenüber der Gesellschaft ist, etwas, das getan werden muss, auch wenn es nicht zu den Dingen gehört, die sie wirklich gerne tun würden.

„Ich glaube, ich habe Schwierigkeiten, wirkliche Verantwortung zu übernehmen". Das ist der Widerspruch bei *Kalium silicicum*. Es ist ihnen wichtig, als kluger und fähiger Mensch zu erscheinen. Sie möchten die Position, aber bitte keine Verantwortung.

Der Geist, von dem die Patientin im obigen Fall träumte, wurde wieder lebendig, um Seelen zu stehlen. Solch ein Geist repräsentiert jemanden, der gestorben ist und nun in machtvoller Position zurückkommt (der Geist von *Silicea*), und er hat eine Position in der Familie inne (der Geist der *Kaliums*). Das Hauptanliegen des Geistes war, die Seelen der Bewohner des Hauses zu stehlen. Die Seele ist das, was uns Identität verleiht. Wenn diese Identität gestohlen wird, dann gehört man diesem *Kalium*-Geist. Die Identität ist verloren und man ist nicht mehr man selbst.

„Je mehr Energie ich investiere, um Teil dieser Gesellschaft zu werden (durch die Examina), umso größer wird die Angst, keinen Erfolg damit zu haben. Immer wenn ich mich für etwas angestrengt habe, habe ich es überhaupt nicht geschafft." Das ist typisch für *Kalium silicicum*. Das *Silicea*-Element hat diese Art von Vorahnungen – sie fühlen sich nicht stark genug, eine Prüfung durchzustehen. Hier sehen wir aber auch dieselbe Schwäche, die allen *Kaliums* gemein ist. Denn diese Frau hat ja versucht, etwas zu tun, was dem Willen einer anderen Person entsprach und nicht ihrem eigenen Wunsch. Sie musste sich selbst aufgeben, um in der Gruppe Anerkennung zu finden.

Fall 12: Verlauf

Insgesamt ist eine wesentliche Besserung zu beobachten. Nach 6 Monaten beschloss sie, sich auch psychiatrisch behandeln zu lassen. - Schüchternheit und Abhängigkeit verringerten sich deutlich und auch die Furcht ging zurück.

Sie bekam einen besseren Bezug zu ihrem Mann. „Im Alter von 34 Jahren kann ich auf einmal feststellen, dass ich einen Ehemann habe." Ihr Mann ist homosexuell. Sie hatte keine Gefühle von Zorn gegen ihn, aber beschloss ihn zu verlassen.

Sie hat an Gewicht zugenommen und keine Probleme mehr mit der Nahrung.

6 Monate später ging sie zum Rechtsanwalt und reichte die Scheidung ein. Sie hatte eingesehen, dass ihr Mann homosexuell war und einen Geliebten hatte, war aber vorher nicht fähig gewesen, Konsequenzen zu ziehen.

Nun war es ihr möglich, alleine zu leben und sie konnte so einen Schlussstrich ziehen. Sie wollte kein Geld (ihr Mann war reich), weil sie zeigen wollte, dass sie sich nicht wegen des Geldes scheiden ließ. Sie war sehr ehrenhaft und sprach nicht schlecht über ihren Mann.

Bei mehreren Gelegenheiten wirkte ein Placebo durchgreifend.

Eine Pharyngitis reagierte jedoch nicht auf das Placebo, - mit dem Mittel wurde es wesentlich besser.

Die Vaginitis und die Probleme um den Mund heilten komplett aus.

Fall 13: Verlauf

Die C30 wurde über 2 Wochen täglich eingenommen, dann einmal die Woche. Es kam zunächst zu einer deutlichen Erstverschlimmerung der Kopfschmerzen, worauf die Mitteleinnahme abgebrochen wurde. Nach einem Monat ließ das Kopfweh nach, so dass er die allopathischen Mittel absetzen konnte.

Der Blutdruck normalisierte sich, die Stimmung wurde wesentlich besser. Er bekam viele Ekzeme um den Mund und am Kopf. Die C200 nach einem Jahr beseitigte die Hautbeschwerden fast vollständig.

Er spürte, dass die Tochter seine Arbeit übernehmen wollte und konnte den Gedanken, in Pension zu gehen, nun annehmen. Vorher hatte er geglaubt, dann ein Niemand zu werden. Jetzt konnte er seine Tochter darauf vorbereiten, seine Arbeit zu übernehmen. Als es dann soweit war, musste er allerdings wegfahren, weil er es nicht ertragen konnte.

• *Kalium silicicum* •

Die Hypochondrie ist sehr viel weniger geworden (80%) – aber er bittet immer noch um sehr viel Unterstützung. Die Kopfschmerzen sind vollständig verschwunden.

Die Hauptsache ist die bessere Beziehung zu seiner Frau. Er stellte fest, dass zwischen ihnen wirkliche Liebe war, trotz seines Alters von über 60 Jahren.

Kalium sulphuricum

Fall 14: Erstanamnese

Ein 8-jähriges Mädchen. Sie ist sehr, sehr hübsch und interessanterweise eine exakte Kopie ihrer Mutter. Sehr niedlich und doch sehr erwachsen. Obwohl erst 8 Jahre alt, ist sie leicht geschminkt und hat lackierte Fingernägel. Und sie hat für diesen Anlass dieselben Farben und ein ähnliches Kleid wie ihre Mutter gewählt.

Während der Konsultation benimmt sie sich wie eine Erwachsene. Als ich sie bitte, etwas zu malen, tut sie das auf eine sehr folgsame Art und Weise, als ob ich es ihr befohlen und sie nicht darum gebeten hätte. Und sie verhält sich genauso, als ich sie bitte, für die Untersuchung zur Liege hinüberzugehen.

Nach einer Weile fällt mir auf, dass sie sehr dicht neben ihrer Mutter sitzt. Unter dem Mantel, den sie auf ihrem Schoß liegen hat, hält sie die Hand ihrer Mutter. Als ich das bemerke, schämt sie sich ein wenig und zieht ihre Hand zurück. Etwas später streckt sie dann aber ihr Bein aus, um das Bein ihrer Mutter zu berühren.

Ich bekomme den Eindruck, es mit einem sehr wohl erzogenen Haustier zu tun zu haben. Immer, wenn die Mutter sie um etwas bittet, gehorcht sie auf eine perfekte Art; es ist, als ob sie stets darauf wartet, dass ihre Mutter ihr sagt, was sie tun soll und was nicht. Die Mutter ist extrem streng und steif in der Art wie sie spricht, sich kleidet und in ihrem ganzen Verhalten. Die Familie ist streng katholisch, mit acht Kindern. Die anderen Familienmitglieder sind bereits bei mir in Behandlung. Sie sind sehr religiös und beten häufig, beinahe wirkt es wie eine Sucht.

Auf die Frage nach den Beschwerden erzählt die Mutter:
„Sie hat häufig Probleme mit den Mandeln und dem Rachen. Oft hat sie Ohrenschmerzen, ihr Trommelfell ist mehrfach geplatzt, und dann kam Eiter heraus (perforierende Otitis). Es ist immer das rechte Ohr... Sie klagte über Schmerzen bis es riss. Seit kurzem hat sie ernste Schwierigkeiten mit dem Hören und der HNO-Arzt riet uns, die Mandeln und Polypen entfernen zu lassen, weil sie so geschwollen sind.

Letztes Jahr war sie viel krank, aber diesen Winter war es nicht so schlimm... Meistens wird sie im Winter krank.

Wenn sie krank ist, will sie mich bei sich haben... sie gibt sich mit niemandem sonst zufrieden."

• *Kalium sulphuricum* •

Auf die Frage nach der Vorgeschichte berichtet die Mutter:
„Ich habe sie viereinhalb Monate lang gestillt. Sie hatte Keuchhusten, Masern und Windpocken. Die waren schlimm, mit vielen Ausschlägen. Der Keuchhusten war 38 Tage lang sehr schlimm und danach hatte sie Atemnot. Die Windpocken haben ein paar Spuren hinterlassen, aber ich weiß ja, dass das manchmal vorkommt."

Ich frage das Mädchen, was sie gerne isst:
„Reis, Gnocco fritto *(eine lokale Spezialität: frittierte Knödel),* Stracchino *(Weichkäse)* und Pizza."

Die Mutter fällt ihr ins Wort:
„Sie will immer Käse essen, auch auf ihre Suppe möchte sie immer Parmesan streuen. Sie hasst Eier, ebenso alle Gerichte, die nach Ei schmecken. Auf Fleisch ist sie auch nicht erpicht, besonders wenn sie Fett oder irgendwelche Sehnen darin entdeckt. Als sie kleiner war, war es nie einfach, sie zum Essen zu bewegen. Sie musste sich sogar selbst dazu zwingen, etwas zu trinken... Wenn wir ihr sehr kaltes Wasser geben, dann trinkt sie ein wenig, doch für gewöhnlich haben *wir* das nicht im Haus. Sie ist verrückt nach Essig, den würde sie am liebsten über alles gießen."

Als ich das Mädchen frage, warum sie so gerne Essig trinkt:
„Ich habe gelernt, dass unser HERR - armer Mann - es trank, als ER am Kreuz war... Ich tunke die Knödel hinein und das Brot auch ..."

Die Mutter fährt fort:
„Sie ist ziemlich ehrgeizig. Sie verkleidet sich gerne, zieht meine hochhackigen Schuhe an... anders als ich *(Die Mutter ist sehr stolz darauf, diese Schuhe nicht zu tragen! Sie sind zu sexy für eine so ernsthafte Frau.).* Ich habe sie nie getragen, aber sie wollte sie schon als sie ganz klein war. Sie bekommt sie zu Weihnachten, wenn sie brav ist."

Ich frage das Mädchen, ob sie sich gern schminkt:
„Ich schminke meinen Mund gerne mit Lippenstift."

Die Mutter berichtet:
„In letzter Zeit hat sie angefangen, über den Tod zu reden. Sie fragt oft, wann ihre Großmutter sterben wird, obwohl es dieser noch gut, sehr gut geht."

Als ich das Mädchen frage, welches Tier sie gern wäre, antwortet sie:
„Ich wäre als erstes gerne ein Pfau: dann würde ich den Leuten, die vorbeigehen, meinen Fächer zeigen. Meinen grünen Fächerschweif.

Kalium sulphuricum

Dann wäre ich gerne ein Hase: Der kann herumhüpfen und in den Wiesen spazieren gehen. Eine Schlange wäre ich nicht gerne, die sind scheußlich. Sie tun den Menschen weh und beißen sie... Fledermäuse mag ich auch nicht. Die sind wie Dracula oder kleine Teufel."

Und vor welchen Tieren fürchtest du dich?
„Ich fürchte mich vor Schlangen und Mäusen."

Womit spielst du denn am liebsten?
„Ich spiele gerne mit Puppen und mit dem Big Jim *(eine männliche Puppe)* meines Bruders. Wenn ich mit ihr spiele und David *(ihr Bruder)* nicht dabei ist, dann stirbt Big Jim immer, und meine Barbie gibt ihm die richtige Medizin... Er ist sehr krank, und damit er nicht leiden muss, geben wir ihm eine Medizin, die ihm hilft zu sterben."

Die Mutter unterbricht:
„Das macht uns wirklich ein bisschen Sorgen... Sie sagt, Big Jim sei sehr krank, und es gab großes Theater in der Familie deswegen, denn sie war diejenige, die ihm einen Arm herausgerissen hatte...

Sie will immer ihre Barbie in der Nähe haben, das ist eine todsichere Sache, wenn sie irgendwo bleiben soll, wenn Barbie da ist, bleibt sie auch ..."

Das Mädchen sagt:
„Barbie hat sehr viel zu tun, und leidet sehr darunter, dass sie so lange dort sein muss... Aber Big Jim muss sterben, also helfe ich ihr."

Ich bitte das Mädchen hinauszugehen.

Die Mutter fährt fort:
„Sie war schon immer ein sehr ängstliches Kind... Und wir sind auch hierher gekommen, weil sie in der Schule Probleme hat."

Was hat sie für Probleme?
„Nun, im Allgemeinen kommt sie ganz gut zurecht, aber sie hat große Probleme mit dem Schreiben, und am Anfang war es schwierig, sie dazu zu bringen, ordentlich zu sprechen. Sie warf die Worte durcheinander und stellte die Satzstellung absichtlich um... Wie die Sardinier, die ja auch eine falsche Satzstellung benutzen. Auch jetzt noch stellt sie manchmal Wörter um, selbst wenn man ihr etwas vorliest."

Im weiteren Verlauf erzählt die Mutter:
„Sie sagt, sie hat Angst vor Geistern... Jahrelang ist sie plötzlich vom Schlaf hochgeschreckt. Sie wollte mich dann nicht gehen lassen, weil sie solche Angst

hatte... Sie sagte, sie träume von kranken Menschen, die getötet werden. Ich weiß nicht, woher sie diese Fantasien hat.

Eine Zeit lang ist sie sogar schlafgewandelt. Sie zog sich aus, und wir befürchteten, sie würde sich in der Nacht erkälten.

Ich habe sie nachts immer gut zugedeckt... mein Mann meint, ich tue das, weil mir selbst kalt ist. Aber was weiß der schon von Kindern... Obwohl ich heute denke, er hatte Recht. Denn ich merke, dass Eliana wirklich stark unter der Hitze leidet und sich aufdeckt, wenn sie kann. Sie sagt, sie schwitze, und das stimmt. Ich muss sie nicht so fest zudecken wie ihren Bruder. Aber ich muss da aufpassen, denn dann wird es zu einem Kampf und sie will immer noch weniger Decken haben.

Seit ihrem dritten Lebensjahr nehme ich Eliana mit zu den Katechismusstunden. Außer anderen Aktivitäten gebe ich auch Katechismusunterricht für die Kinder der Gemeinde. Ich kümmere mich um die Kleinen.

Sie kommt gerne mit. Nur einmal beklagte sie sich. Das war im letzten Jahr zu Ostern, als wir über die Passion sprachen. In der Schule malte sie ein Bild von Jesus mit dem Essig. Ich wollte sie überzeugen, es nicht ganz so tragisch zu machen, also malte sie ein anderes Bild, auf dem ein großer Behälter voll Essig unter dem Kreuz steht. Ihr Großvater - mein Vater nimmt sie immer mit, wenn er Wein abfüllt, und das gefällt ihr sehr gut."

Besucht Eliana den Kindergarten?

„Ja, sie ging gerne in den Kindergarten, aber während der ersten Monate wachte sie oft nachts plötzlich auf und sagte, sie habe geträumt, in eine Leere zu fallen. Dann kam sie zu mir und wollte in meinem Bett ganz nah bei mir schlafen."

Sie schlief bei Ihnen im Zimmer?

„Ja, sie schlief bei uns bis sie sechs Jahre alt war. Es war allerdings mein Mann, der ihr das erlaubte. Ich wollte keine schlechten Angewohnheiten einreißen lassen."

Mittelanalyse von Kalium sulphuricum

Ideen der Seminarteilnehmer

- Einerseits kopiert sie ihre Mutter und Jesus: sie kopiert die Personen, die in ihrer Welt die meiste Autorität besitzen, doch andererseits verhält sie sich auch völlig konträr, indem sie Sätze verdreht, sich schminkt und hohe Absätze trägt.
- Sie muss an das glauben, was ihre Familie glaubt, aber wenn sie alleine ist, kämpft sie gegen ihre Eltern.

• *Kalium sulphuricum* •

Die Geschichte mit dem Essig ist ein totales Missverständnis. Denken Sie einmal daran, wofür die Römer zur Zeit Jesu Essig benutzt haben: das Wasser war so schmutzig, dass sie Essig mit Wasser mischten. Daraus entstand ein weit verbreitetes Getränk, das Saba hieß. Dieses war Teil der Verpflegung, die römische Soldaten mit bekamen, wenn sie in den Krieg zogen. Für die Römer war es also etwas, das sie jemandem anboten, um sein Leiden zu lindern und Schwierigkeiten zu überstehen. In der Bibel wird es als etwas Schlechtes dargestellt, aber historisch gesehen war es tatsächlich eine gute Tat.

- Es ist deutlich eine Haltung zu erkennen, die darauf abzielt, den Vater bzw. die männliche Energie in der Familie zu töten.
- Sie hat eine Trommelfellentzündung; es schmerzt sehr bis es reißt. Bildlich gesprochen widersetzt sie sich hier dem System. Normalerweise ist es sehr schmerzhaft, aber bei ihr wird es mit der Absonderung besser.
- Die Träume von kranken Menschen, die Spiele mit Big Jim, der Essig, sind alle Ausdruck desselben Themas. Sie hat das Gefühl, dass etwas mit ihr selbst nicht stimmt und dass sie deswegen getötet werden sollte. Indem sie anderen Mitgefühl entgegenbringt, identifiziert sie sich mit diesen.
- Interessant ist, dass sie eine Hörschwäche hat: sie hat alle diese Geschichten über den leidenden Jesus gehört, die sie eigentlich nicht hören will.
- Sie hat ihre eigene Art, sich über ihre Mutter und deren Ansichten hinwegzusetzen: die hohen Absätze, das Symbol des Pfaus – hiermit überwindet sie ihre Mutter, die streng, steif und überhaupt nicht sexy ist.

Repertorisation

Allgemein; Speisen und Getränke; Eier; Abneigung

Ohren; Entzündung; Mittelohr, Tympanum, Trommelfellentzündung

Allgemein; Speisen und Getränke; kalt; Getränke, Wasser; Verlangen nach

Allgemein; Speisen und Getränke; sauer, Säuren; Verlangen nach

Gemüt; Fehler, machen; Sprechen, vertauscht Wörter

Gemüt; Träume; Gespenster, Spuk

Gemüt; Träume; Krankheit

Gemüt; Schlafwandeln

Allgemein; heiß, werden; agg.

Gemüt; Angst; allgemein; nachts

Ohr; Entzündung; wiederkehrend, Mittelohr, Tympanum

Bei *Kalium*-Kindern findet man das Bedürfnis nach Struktur und moralischem Halt seltener als bei *Kalium*-Erwachsenen. Eines der wichtigsten Themen von *Sulphur* und den *Sulphuricums* ist genau die Konkurrenz zur Vaterfigur, die wir hier sehen. Das Konkurrenzverhalten kann unterschiedliche Formen annehmen. Insbesondere bei Töchtern (vor allem in *Kalium sulphuricum*) wird es oft als Kampf und Wettstreit ausagiert. *Kalium sulphuricum* tut dies auf eine sehr ambivalente Weise. Auf der einen Seite muss man sich dieser außerordentlich mächtigen, starken Autorität unterordnen. Andererseits würde man gerne diese Autoritätsfigur ausradieren, vernichten. Bei Kindern kann man öfter beobachten, dass sie im Spiel symbolisch den Vater töten.

Das Mädchen sagt: „Er würde gerne in Barbies Nähe bleiben, aber Barbie muss die ganze Zeit arbeiten und es ist ja ohnehin eine Tatsache, dass Big Jim sterben muss."

Es ist interessant, dass bei *Sulphur* und *Sulphuricums* die Träume vom Fallen so wichtig sind. Es fehlt im Repertorium für *Kalium sulphuricum*, aber wir wissen, dass es bei *Sulphur* ein häufig anzutreffendes Symptom ist.

Die Patientin bekam *Kalium sulphuricum* C200.

Fall 14: Verlauf

Ein paar Monate später

Die Mutter berichtet:

„Nach dem Mittel fühlte sie sich bald viel besser und wir mussten die Antibiotika nicht mehr wiederholen. Dann begann sie über Schmerzen im anderen Ohr zu klagen und hatte eine gelbliche, klebrige Absonderung, die meist nachts auftrat und das Kissen verfärbte. Zuvor war es immer im linken Ohr, jetzt ist es vor allem rechts. Bei der Behandlung mit den Antibiotika hielt die Absonderung immer mehrere Tage lang an, aber diesmal mit Kalium sulphuricum war es nach zwei Tagen besser.

Dies ist das erste Mal, dass das Problem während der warmen Jahreszeit auftrat. Früher kam es immer im Winter."

Und wie ist es mit ihrem Schlaf?

„Sie wacht nicht mehr ständig auf. Sie scheint keine Angst mehr zu haben. Manchmal möchte sie noch gerne zu uns ins Bett kommen, aber ich bin vollkommen dagegen."

(Das Kind verlässt den Raum.)

Die Mutter sagt:

„Ich erwarte wieder ein Kind. Meistens muss ich nachts oft aufstehen, um Wasser zu lassen. Deswegen möchte ich nicht, dass sie bei uns schläft.

• *Kalium sulphuricum* •

Weiß Ihre Tochter, dass Sie schwanger sind?
„Nein, wir möchten ihr lieber nichts darüber erzählen, weil wir glauben, dass sie gerade eine schwierige Phase durchlebt. Ihre Lehrerin sagt, sie macht weniger Schreibfehler als früher, aber es sind immer noch viele."

(Das Kind kommt zurück.)

Als ich sie nach ihrem Bruder frage, sagt sie:
„Ich zucke jedes Mal vor Schreck zusammen, wenn ich ein Geräusch höre. Mein dummer Bruder schleicht sich immer von hinten an mich heran und klatscht in die Hände."

Die Mutter erklärt:
„Sie reagiert überempfindlich auf Geräusche. Als sie kleiner war, mussten wir zu Hause auf Zehenspitzen umhergehen, weil sie vom geringsten Geräusch aufwachte."

Zum Thema Fingernägel erzählt die Mutter:
„Sie hatte immer sehr dünne Fingernägel. Es war schwierig, sie richtig wachsen zu lassen. Das war der Grund, warum sie ihre Nägel gerne lackiert, damit man nicht sieht wie schlimm sie aussehen. Aber jetzt kann sie ihre Fingernägel ruhig zeigen, sie sind fast so schön wie meine."

Die Tochter wirft ein:
„Aber Deine Nägel werden niemals so kräftig wie Papas sein...

Mein Vater ist der stärkste Mann auf der Welt, und er hat immer Recht. Manchmal würde ich ihn gerne umbringen."

(Das ist eine typische *Kalium sulphuricum*-Aussage!)

Warum möchtest du ihn umbringen?
„Er erlaubt mir nie zu sprechen, aber unsere Oma ist noch schlimmer. Sie ist die Mutter meines Vaters und natürlich hat er von ihr gelernt... Können sie sich vorstellen, wie der Vater meiner Oma gewesen sein muss?"

Warum sind die Fingernägel so wichtig?
„Fingernägel sind so wichtig, weil sie hübsch aussehen und jeder hält einen für erwachsen, wenn man schöne Nägel hat. Und wenn man dann noch lange Fingernägel hat, kann man jemanden kratzen und so tun, als sei es aus Versehen passiert."

Wie meinst du das?
„Ich meine, wenn man mit jemandem schmust und unvorsichtig ist, kann man so kratzen, dass es sogar blutet. Das passiert mit meiner Katze, wenn ich mit ihr spiele."

• *Kalium sulphuricum* •

Die Mutter unterbricht:
„Sie sagt immer, sie möchte wie ihr Vater werden. Und sie zieht sich gerne wie eine „kleine Dame" an."

Warum möchtest du so werden wie dein Vater?
„Mein Vater weiß wirklich Bescheid. Er sagt mir, was ich zu tun habe. Wenn ich groß bin, möchte ich so sein wie er, wenn es geht...
Es ist wichtig, dass man meinen Vater kennt. Jeder, der ihn nicht kennt, weiß nicht wer er wirklich ist. Niemand kann so lange wie ich in seiner Nähe bleiben. Selbst wenn ich nicht so gut werde wie er, wissen die Leute doch, dass ich seine Tochter bin. Und wenn er einmal stirbt, dann wird es niemanden geben, der ihn so lange und so gut gekannt hat wie ich."

Die Mutter fragt:
„Und wenn du einen neuen Bruder bekommst?"

Das Mädchen antwortet:
„Was denkst du denn, was der neue Bruder verstehen würde? Zunächst einmal ist er männlich und ich bin weiblich (Sie betont, wer zu Hause die Autorität besitzt.)... Und dann war ich zuerst da. Und alle Jungs sind wie meine Klassenkameraden, total dumm. Wenn wir Papa als Lehrer an unserer Schule hätten, wäre alles viel besser."

Die Mutter wirft ein:
„Sie beschwert sich immer auf diese Art über die Schule. Aber andererseits beklagen sich die Lehrer darüber, dass sie an allem was sie tun etwas auszusetzen hat und weniger lernt, weniger Hausaufgaben macht als die anderen. Sie will immer der Boss der Klasse sein, ohne wirkliche Autorität zu haben."

Kalium bromatum und *Kalium sulphuricum* haben beide ein hohes Vater-Ideal. Wie bei *Kalium bromatum* ist es nicht möglich, den Vater zu erreichen. Es ist ein idealistisches Bild von jemandem, der immer Recht hat, immer gut und beinah omnipotent ist. Bis zu einem gewissen Grad ist das bei Kindern normal, aber in diesem Fall ist es extrem ausgeprägt.

Dieses Mädchen hat eine ambivalente Beziehung zum Vater. Was sie mit Big Jim macht, repräsentiert auf eine gewisse Weise die Situation zu Hause: sie ist die Erste, die ihm die richtige Medizin gibt, aber gleichzeitig bricht sie ihm den Arm.

Während *Bromium* weiß, dass die Vaterfigur unerreichbar ist und sie bestenfalls die Gesetze des Vaters übernehmen können, ist die Idee bei den *Sulphuricums*: „Ich kann versuchen, ihm zu zeigen, dass ich bin wie er."

• *Kalium sulphuricum* •

Das Verhalten der Erwachsenen besteht für gewöhnlich darin, zu täuschen und so zu tun, als ob sie sich auskennen. Selbst bei Dingen, die sie gar nicht kennen, tun sie so, als wüssten sie Bescheid. Sie wissen, dass es nicht stimmt, können es aber nicht zugeben. Das Spiel von *Sulphur* besteht darin, den anderen in seine Philosophie zu verstricken und dessen Ideen weiterzuentwickeln, so dass der andere in die Schülerrolle gerät. Dann muss man schließlich *Sulphur* bewundern und als Meister anerkennen.

Sulphur erzählt Ihnen normalerweise nicht alles. Er gibt vor, ein Zen-Meister zu sein, aber letztlich hat er eigentlich nichts Wichtiges zu sagen.

„Ich werde niemals der König dieses Königreichs sein, aber ich kann den König kritisieren, ihm Ratschläge geben, das Königreich zerstören, denn ich habe die richtigen Ideen und kenne die Wahrheit." Doch tatsächlich beschäftigen sie sich nie wirklich tiefgehend mit einem Thema.

Sie wollen von allem was es auf der Welt gibt nur kosten; eine Art horizontales Ausprobieren. Sie wollen sich nicht tiefgehend mit irgendetwas befassen. Es ist eine eher oberflächliche Einstellung zu ihrer Umwelt.

Der Wunsch, sich richtig zu verhalten und auf die bestmögliche Art in der ihm angemessenen Umgebung zu verbleiben, führt bei erwachsenen *Kalium sulphuricums* zu einem völlig anderen Verhalten, als es dieses Kind hier zeigt. Sie kennen die Regeln, können sie kritisieren und zeigen, wie es besser geht. Doch da ist ein Gesetz, das befolgt werden muss.

Zunächst ist es schwierig, *Kalium sulphuricum* von *Kalium bromatum* oder auch *Kalium silicicum* zu unterscheiden. Beide erklären, dass man zum Ursprung der Gedanken kommen muss und implizieren damit, dass sie Bescheid wissen und dass die anderen ihnen deswegen Anerkennung zollen müssen.

Für alle *Sulphuricums* gilt, dass sie sich nicht genügend gewürdigt und anerkannt fühlen. Sie suchen nach Anerkennung, wollen glänzen und brillieren und sind sich gleichzeitig im Klaren darüber, dass sie in Wirklichkeit überhaupt nicht so glänzend und brillant sind.

Klinisch gesehen kann man sagen, dass die *Sulphuricums* immer auf recht gesunde Art reagieren. Man findet entzündliche, akute Krankheiten. Sie reagieren eher zu stark als zu schwach. Symbolisch ausgedrückt: etwas zu eliminieren ist für die *Sulphuricums* ein Ausdruck des Stolzes.

Was ist charakteristisch für Kalium sulphuricums?

Sie zeigen eine ganz besondere Art des Konkurrenzverhaltens, die wir bei anderen *Sulphuricums* nicht finden. Der Wettstreit innerhalb der Gruppe, um Bestätigung zu erhalten, ist nicht so stark ausgeprägt. Andere *Sulphuricums* tun alles, um Aufmerksamkeit zu erhalten, oftmals indem sie sich auf eine Weise verhalten, die sie als etwas Besonderes erscheinen lässt. Das finden wir bei *Kalium sulphuricum* nicht. Wie alle *Kaliums* bleiben sie innerhalb des Systems und demonstrieren, wie wichtig es ihnen ist, darin zu verbleiben. Sie konkurrieren mit jemandem, der stark und anerkannt ist. Doch was wir sehen, ist kein eigentlicher Konkurrenzkampf, es ist mehr oder weniger nur ein sich Bemühen. Sie beschweren sich über Autoritäten, aber kommen niemals selbst in die Situation, Chef zu sein. Das Mädchen in diesem Fall weiß, wie die Dinge sein sollten, doch sie versetzt sich niemals in die Situation, selbst der Boss zu sein.

Es ist auch interessant, dass man bei diesen Kindern häufig Schulprobleme beobachtet. Wie auch *China officinalis* haben sie in der Schule ernste Probleme mit dem Lesen, Schreiben, etc. Sie verhalten sich, als ob sie alles wüssten und versuchen gleichzeitig, ihre Fehler zu verstecken. Oftmals können sie sich nicht darauf konzentrieren, eine Arbeit exakt und gewissenhaft auszuführen. Hier kommt das chaotische, desorganisierte Element von *Sulphur* zum Ausdruck. Es äußert sich in einer Art intellektueller Rastlosigkeit, die einhergeht mit dem übermäßigen Konsumverhalten der *Sulphuricums*.

Causticum

Fall 15: Erstanamnese

Eine 65-jährige Frau erscheint in meiner Praxis. Sie leidet unter einer Autoimmunkrankheit u.a. mit Hautausschlägen. Sie macht dabei einen sehr schwachen, steifen, rigiden Eindruck; auffallend ist nicht nur die generell körperliche Schwäche, sie hat auch eine sehr angespannte Muskulatur. Manchmal verspannt sich ihr ganzes Gesicht – sie kneift dann die Augen zusammen und verharrt so für 30 oder 40 Sekunden! Das Schließen der Augen scheint eine Art Automatismus zu sein, um die anderen Muskeln im Gesicht zu entspannen; als ob sie eine starke krampfartige Anspannung der Augenmuskulatur erzeugen müsse, um die übrige Gesichtsmuskulatur entspannen zu können.

Im Vergleich zu den bisherigen Fällen wirkt sie wie ein überkritischer Mensch. Sie kommt aus einer sehr armen Familie und ihr Leben war nicht einfach. Obwohl sie körperlich schwach wirkt, scheint sie andererseits eine Kämpfernatur zu sein, jemand der wirklich fähig und willens ist, mit allen Mitteln zu kämpfen und sich selbst zu verteidigen.

Sie berichtet über ihre Augenbeschwerden:
„Es fühlt sich an, als ob da innen Nadeln wären, die emporschießen... Wenn ich am Morgen die Augen öffne, schmerzen sie und ich muss im Dunkeln bleiben. Manchmal fühlt es sich auch wie ein Sandkorn an oder wie ein Glassplitter, der mich von innen schneidet.

Auch die Luft brennt... Ich muss mich mit einer Brille schützen. Meine Haut ist sehr trocken und wird noch trockener, wenn ich Creme benutze. Keine der vielen Cremes, die sie empfohlen haben, hat geholfen... Ich höre den Ärzten zu, aber ich glaube nicht mehr an das, was die konventionelle Medizin verschreibt. Sie möchten einen glauben machen, dass sie etwas wissen und alles verstanden haben, aber das gesamte System muss geändert werden!

Zu Anfang habe ich Kortisoncreme benutzt, und eine Anwendung pro Woche hat ausgereicht. Nun haben sie die Zusammensetzung der Creme verändert, und sie hilft nicht mehr. *(Sie deutet damit an, dass alles besser war, als sie noch jünger war. Es ist, als ob es nicht ihre Krankheit wäre, die sich verschlimmert, sondern sie ist überzeugt, dass die Medikamente nicht mehr so gut sind. Sie hatte darüber viele Diskussionen mit ihrem Arzt, aber sie war nicht zu überzeugen.)* Selbst als ich noch jung war, konnte ich nicht alle Cremes vertragen. Doch jetzt, wenn ich nur die Füße oder Hände eincreme *(lediglich mit einer Feuchtigkeitscreme)*, sind meine Augen schon gereizt.

Causticum

Die Räume bei mir im Haus sind immer dunkel, weil ich zu nichts in der Lage bin, wenn es hell ist... weil ich dann eine so furchtbare Reizung in den Augen habe.

Ich hatte bisher zwei Augenuntersuchungen, die negativ waren und nur meine rheumatische Erkrankung bestätigt haben... Aber ich kann nicht akzeptieren, dass das etwas ist, was nicht heilbar ist. Ich brauche meine Augen noch und kann eine so simple Diagnose einfach nicht akzeptieren. Man muss doch in der Lage sein, für so unglückliche Menschen wie mich, etwas zu tun... Ich habe mein Leben lang meine Pflicht getan, und wenn man etwas braucht, dann ist die Gesellschaft nicht für einen da.

Zu ihrer Haut befragt:
„Manchmal ist meine Haut so trocken, dass die Kapillaren platzen... Trockenheit... die Trockenheit zerstört mich geradezu... Meinen ganzen Körper.

Am Meer fühle ich mich etwas besser, aber wenn ich dann in die Stadt zurückkomme, wird alles wieder schlimmer.

Sie haben Recht... ich fühle mich innen und außen trocken... Neulich ist mir aufgefallen, dass ich nur wenig Speichel produziere... und ich spüre, dass meine Zähne ein wenig rau sind, und sogar meine Stimmbänder fühlen sich nicht mehr so feucht an wie früher und mir bleibt leicht die Stimme weg ..."

Haben Sie noch andere Beschwerden?
„Ja, außerdem habe ich Schmerzen in der Wirbelsäule und sämtlichen Gelenken... Ich kann mich nicht mehr gut bewegen und fühle mich so schwach...

Ich habe das Gefühl, dass die Wirbelsäule von innen her ganz kalt ist, und wenn ich dann anfange mich zu bewegen... z.B. hat es eine Weile gedauert, bis ich mich an diesen Stuhl hier gewöhnt hatte. Ich fand ihn dann bequem, obwohl es am Anfang sehr ungewohnt war. Aber das Aufstehen wird eine schwierige Angelegenheit sein, das weiß ich schon jetzt."

Waren die Schmerzen schon immer so schlimm?
„Als ich noch die Monatsblutungen hatte, war es eine Katastrophe und bei der Geburt waren die Rückenschmerzen schlimmer als alles andere... An diese Schmerzen kann ich mich immer noch erinnern ..."

Und jetzt?
„Jetzt tut es überall weh, aber es begann in der Lendengegend. Dann weitete sich der Schmerz aus und seit der Geburt habe ich schreckliche Schmerzen im Steißbein... Bei einem Wetterumschwung ist es immer noch schmerzhaft. Ich glaube, dass ich dort eine Fraktur hatte, die übersehen wurde... Man sagte, das sei in der Tat möglich und dass ich Ruhe bräuchte und man sonst nichts tun könne."

• *Causticum* •

Was sind das für Schmerzen? Können Sie sie beschreiben?
„Ich wüsste nicht, wie ich einen Schmerz genau beschreiben könnte... Ist es möglich Schmerzen exakt zu beschreiben? ... Ich merke, dass ich sehr steif bin, aber das ist etwas, das ich in meinem ganzen Körper spüre. Ich bin total unbeweglich... sogar in meinen Ansichten... Es ist eine Tatsache, je steifer ich bin, desto schlechter geht es mir, aber ich weiß nicht, was zuerst kommt – die Steifigkeit oder der Schmerz.

Ich habe schon viel Physiotherapie bekommen, und alle erzählen mir, ich solle alle Muskeln lockern, nicht nur im Rücken... Mittlerweile habe ich so wenig Kraft, dass ich kaum noch etwas tun kann. Ich strenge mich an, weil ich jemand bin, der es nie versäumt, seine Pflicht zu tun, aber ich kann wirklich nicht mehr... Ich müsste in einer wärmeren Gegend sein, in einem heißen Klima.

Die Knie sind am schlimmsten. Ich muss sie immer bedeckt halten und trage die ganze Zeit lange Hosen... Es kostet solche Anstrengung zu laufen, sogar meine Fußsohlen sind schmerzhaft... Wenn die Schmerzen stark sind, habe ich ein Brennen in den Knien, aber dann werden sie innen wieder kalt – merkwürdig, nicht wahr?"

Sie berichtet von einem weiteren Problem:
„Ich leide seit Jahren stark unter Verstopfung, vielleicht bin ich deswegen so nervös, viel zu nervös. Ich muss morgens oft ein Abführmittel oder Kaffee zu mir nehmen, weil ich nur so meinen Körper in Gang bringe... Nun, wo die Wirkung der Creme nachgelassen hat, bin ich wieder so unruhig und besorgt... Ich mag Kaffee überhaupt nicht, ich mochte ihn nie... Aber Sie wissen ja, alle trinken ihn. Was soll man denn tun, wenn man in ein Café geht und Kaffee ablehnt, und einen dann alle anschauen, als ob man nicht einmal Italienerin wäre... In Wirklichkeit trinke ich ihn nur, weil er mir hilft, zur Toilette zu gehen, denn er schmeckt für mich schlimmer als Medizin... Andernfalls spüre ich zwar einen Drang, aber ich habe nicht die Kraft es herauszupressen... Ebenso wie mir die Kraft zur Verdauung fehlt, wenn ich keine Cola trinke ..."

Haben Sie schon lange diese Verdauungsbeschwerden?
„Ja, ich war schon immer verstopft, aber dann habe ich Kaffee getrunken... Aber jetzt bin ich so nervös... Und das ist ein Problem, denn selbst wenn ich am frühen Nachmittag Kaffee trinke, kann ich mit Sicherheit nicht schlafen... Doch wenn man Besuch bekommt, muss man doch Kaffee anbieten."

Wie war es während der Schwangerschaft?
„Das war eine absolute Katastrophe. Selbst mit Hilfe von Abführmitteln hatte ich keinen Stuhlgang... und dann musste ich auch noch vorsichtig sein mit der Einnahme von Medikamenten, denn es bestand die Gefahr das Kind zu verlieren.

Man hatte mir gesagt, dass Laxantien dem Kind Schaden zufügen und sogar eine Fehlgeburt hervorrufen könnten."

Und wie ist es mit dem Essen?
„Je nervöser ich bin, desto mehr esse ich... aber ich glaube das ist normal... Vor allem Süßigkeiten, aber ich muss wegen meines hohen Cholesterinspiegels vorsichtig sein. Ansonsten war bei mir alles immer normal. Ich mag Kaffee und Wein nicht, ich habe niemals etwas im Exzess betrieben, nicht mal das Essen. Das einzige, was ich nicht trinken sollte, ist Cola, aber es hilft meiner Verdauung, besonders weil es noch schlimmer geworden ist... Aber wenn ich ehrlich sein soll, und *das bin ich*, dann habe ich es immer sehr gern gemocht.

Vor Fleisch habe ich mich immer geekelt, doch ich glaube, dass ich da nicht objektiv bin, denn früher war es für mich etwas, was reiche Leute gegessen haben. Ich habe *nie* versucht, daran Geschmack zu finden."

Gibt es etwas, was Sie gern mögen?
„Ich mag süßes, frittiertes Gebäck, so wie man es in der Winterzeit isst. Ich habe noch nie viel gegessen, denn ich komme aus einer armen Familie, und wir aßen immer nur das Notwendigste. Essen war bei uns zu Hause nie ein reiner Genuss. Besonderes Essen war ein Luxus, den wir uns nur leisteten, wenn es einen guten Grund zum Feiern gab. Essen war mir nie wichtig. Aber als ich dann vor 30 Jahren mein Kind bekam, fing ich wirklich an viel zu essen. Als ich klein war, aß ich überhaupt nicht, und man brachte mich zum Arzt, der mich zum Essen bringen sollte... aber um ehrlich zu sein, ich wollte meiner Familie die Ausgabe ersparen. Meine Großeltern lebten bei uns, und ich hatte kleine Geschwister. Ich war in der Lage, ein Opfer zu bringen, und außerdem musste ich ja ein Vorbild sein. Ich war die Älteste, und wenn ich kein Vorbild war, wer sollte es dann sein?

Mein Vater hat immer außerhalb gearbeitet, und meine Mutter wusste, was eine Mutter zu tun hatte. Sie musste überlegen, wie sie es mit all den Kindern schaffen sollte, die sie meines Vaters wegen bekommen hatte. Und dann wurde ich krank."

Was hatten Sie damals?
„Ich hatte Knötchen in der Lunge *(Es war TB, doch sie wollte das Wort Tuberkulose nicht aussprechen.)* und man schickte mich in die Berge. Dort gab man mir sogar Spritzen, um mich zum Essen zu bringen. Aber ich dachte immer an zu Hause und an meinen Vater, der zuerst uns etwas zu essen gab und selbst nur aß, wenn keiner zusah, in der Fabrik, oder auf dem Feld, weil er so hungrig war... Er musste *unser* Land verlassen, das Land, das er so sehr liebte, um das Geld für die Familie in der Fabrik zu verdienen. Und diese giftigen Dämpfe haben ihn umgebracht.

Ich hatte ein Lungenknötchen *(TB)*, aber das verheilte gut... schon als kleines Kind war es für mich eine Qual, wenn ich zum Essen gerufen werde."

Hatten Sie als Kind noch andere Krankheiten?
„Ja, mit 10 Jahren bekam ich Typhus und mit 12 eine Blinddarmentzündung, die durch eine Peritonitis kompliziert wurde."

Wie war es während der Schwangerschaft mit dem Essen?
„Von dem Moment an, als ich herausfand, dass ich schwanger war, begann ich, normal zu essen... doch das schadete meiner Haut... als ich anfing, mehr zu essen. Ich spürte irgendwas Komisches in meiner Haut... Doch eine kleine Tube Kortisonsalbe, die es früher gab, reichte ein ganzes Jahr und damit ging es mir gut. Jetzt gibt es nicht einmal mehr diese Kortisonsalbe, die wir früher hatten."

Hatten Sie mehrere Schwangerschaften?
„Ich hatte nur eine vollständige Schwangerschaft, und dann einen Abbruch, aber der war *natürlich*. (*Sie wollte deutlich betonen, dass es eine Fehlgeburt war.*) ... Es war noch nicht einmal eine richtige Fehlgeburt... Es starb in meinem Bauch, und dann bemerkte ich eine übel riechende Absonderung und spürte es nicht mehr... Mein Uterus war sein Leben und sein Sarg... Ich war 30 als ich schwanger wurde und übergab mich und fühlte mich krank bis zum letzten Tag. Ich aß immer, aber ich verlor an Gewicht, anstatt zuzunehmen. Diese Erfahrung reichte mir, denn ich war so schwach. Und dann die zweite Schwangerschaft, die so endete wie ich gerade erzählt habe, da wollte ich es nicht noch einmal versuchen."

Auf die Frage nach ihrem Schlaf:
„Ich habe schon immer viel geschlafen, schon als kleines Mädchen... Ich fühle mich nicht wohl, wenn ich nicht mindestens 9 Stunden schlafe, und wenn möglich schlafe ich noch ein bisschen länger... Ich habe nicht viel Energie und ich muss mich ordentlich aufladen. Es gibt nichts Besseres als einen guten Schlaf.

Ich merke es sofort, wenn ich nicht genügend Schlaf bekomme... mir ist dann zum Weinen zumute... Wenn ich ohne Grund weine, dann wird mir klar, dass ich nicht lange genug geschlafen habe."

Können Sie sich an Träume erinnern?
„Ich träume immer von meiner Mutter, ich träume häufig von ihr. Manchmal sind es gute Träume, manchmal schlechte."

Und was passiert im Traum?
„Wenn Sie es wirklich wissen wollen: ich träume oft, dass ich zum Friedhof gehe und der Sarg ist leer. Auf dem Rückwege frage ich mich dann immer, wer sie

mitgenommen hat. Wenn ich dann nach Hause komme, ist sie da... Aber das ist nicht immer so schön, denn sie kritisiert mich dafür, dass ich ausgegangen bin, anstatt zu arbeiten.

Und manchmal träume ich von Tieren in Ketten... fast immer sind es wilde Tiere. Einmal war es ein Schäferhund, doch als er näher kam, stellte ich fest, dass er es geschafft hatte, zu entkommen und sich in seinen ursprünglichen, wilden Zustand zurückverwandelt hatte. Aber dann wurde er wieder eingefangen...

Diese Träume haben eine nachhaltige Wirkung... Sie belasten mich, weil ich sie oft habe und mich nicht richtig schlafen lassen, so wie ich es brauche... Ich weiß nicht genau, wie ich es sagen soll, aber ich habe immer Mitleid mit diesen armen Tieren. Weil ich im Traum weiß, dass sie in Freiheit geboren wurden und Menschen sie zu Sklaven gemacht haben.

Es gibt nur *ein Gesetz* auf der Welt, das Gesetz der *Natur*. Alle anderen Gesetze sind Erfindungen, Tricks und Lügen der Menschen... die immer Macht und Geld haben und behaupten, Recht zu haben.

Es mag ihnen als Widerspruch erscheinen, aber ich kenne die Wahrheit wirklich und bin bereit, mein Leben dafür zu geben. Doch ich weiß, dass das nicht lediglich *meine* Wahrheit ist. Es ist eine höhere Macht, deren Instrumente wir sind – sofern wir dazu fähig sind.

Ich wusste schon als Kind, dass ich solch ein Instrument bin. Mein Vater sagte es mir eines Tages. Er sagte nur ein paar Worte, aber die waren die richtigen und ich dankte ihm, obwohl ich es bereits gewusst hatte. Ich hatte bereits verstanden. Ich hatte gelernt, indem ich meine Mutter beobachtet hatte und die anderen Frauen, die wie sie waren. Ich weiß, was unsere Pflicht ist und wie viel es uns kostet, hier auf der Welt.

Ich weiß, dass die Welt voller Ungerechtigkeit ist, und ich weiß, dass ich meinen Teil beitragen kann und wehe mir, wenn ich es nicht tue... Auch wenn ich nicht all die Energie habe, was zählt ist, dass man die Dinge versteht und sein Wissen weitergibt. Frauen waren immer die ersten, die gespürt haben, was in der Luft lag, und sie haben schon immer die Männer, Söhne und Ehemänner in den Krieg geschickt, um Ruhm und Ehre zu erwerben. Frauen haben zu viel damit zu tun, weitere Söhne zu bekommen und über den Särgen der Verstorbenen zu weinen ..."

Mittelanalyse von Causticum

Ideen der Seminarteilnehmer

- Sie hat eine beinahe missionarische Haltung. Sie fühlt sich als Instrument einer höheren Macht, die Einzige, die davon weiß. Dafür würde sie jedes Opfer bringen.

• *Causticum* •

- Der Fall ähnelt in gewisser Weise dem *Kalium phosphoricum*-Fall – der Junge, der die kleinen Revolutionen wollte. Und es gibt auch eine Ähnlichkeit mit den *Kalium sulphuricum*-Fällen: sie erhöht die Vaterfigur.
- Sie hat mehr Idealismus als die anderen Mittel. Ihre Aussage ist überraschend für jemanden, der so wenig Energie hat.
- Intoleranz gegenüber Ungerechtigkeit; fühlt sich als Instrument der Wahrheit.
- Die anderen wollten Regeln befolgen und tun, was die Familie von ihnen verlangt – doch sie weiß schon Bescheid!
- Sie ist die Art Missionarin, die wie ein Soldat für eine Sache kämpft.
- Wie die anderen *Kaliums* definiert sie sich über gesellschaftliche Konzepte, doch in ihrer Vorstellung von Ungerechtigkeit unterscheidet sie sich von ihnen.
- Sie hat keinen Zugang zu ihrer Gefühlswelt.
- Die Schwangerschaft, als sie sich für das Ungeborene verantwortlich fühlte, war die einzige Zeit, in der sie richtig essen konnte.
- Sie ist von ihrer Mutter total abgeschnitten; Feuchtigkeit hat mit der weiblichen Seite zu tun und sie ist sehr trocken. Im Traum war der Sarg der Mutter leer.
- Sie ist sehr empfindsam gegenüber dem sinnlichen Aspekt der Natur, doch kann sie es nicht ausleben. Sie lebt die väterliche Seite, verlangt aber nach der Mutter. Als sie selbst Mutter werden soll, stirbt ein Kind in ihrem Bauch. Sie sagt: ihr Bauch war des Kindes Leben und sein Sarg. Im Traum ist der Sarg leer.

Beachten Sie: Wenn wir die verschiedenen Kaliumverbindungen definieren wollen, so tun wir das nur aufgrund unserer Beobachtungen der Patienten. Hier werden wir die Unterschiede, die für eine Analyse und Differentialdiagnose wichtig sind, finden!

Auch bei *Causticum* finden wir viele Ähnlichkeiten mit *Kalium*. Wenn wir eine Kaliumverbindung erkennen wollen, so achten wir darauf, wie dieses *Kalium* mit seiner Umgebung in Verbindung tritt.

Kalium empfindet seine Umgebung als starr und unnachgiebig. Wir können einige interessante Vergleiche zu *Causticum* vornehmen. *Causticum* ist bekannt für eine bestimmte Art von Schwäche, eine spezifische Art von schwacher Lähmung.

Die Vorstellung von der anderen Person entspringt der Erkenntnis, dass da jemand ist, der anders ist als man selbst, auch wenn es bis zu einem gewissen Grad möglich ist, das Andere in das eigene System zu integrieren. „Alienus" und „Alter" (lat. fremd, anders) haben im Lateinischen die gleichen Wurzeln und sind auch im englischen „other" oder im deutschen „anders" zu finden. Wenn wir das nicht erkennen, können wir nicht all unsere Möglichkeiten auf diesem Planeten erforschen. Nur wenn man auf Reisen offen ist und nicht versucht, den anderen die eigene Kultur aufzudrücken, erfährt man, wie andere Menschen auf eine andere Art und Weise leben. So wird daraus eine bereichernde Erfahrung, die den eigenen Horizont erweitert. Die Fähigkeit, andere Möglichkeiten und Perspektiven zuzulassen, ermöglicht es, den eigenen Blickwinkel zu vergrößern.

Ein Alien ist anders und er wird immer anders bleiben. Er ist etwas, das nicht in das eigene System integriert werden kann, so verschieden von uns, dass es keine Möglichkeit gibt, ihn als Teil unserer Welt oder auch des eigenen Systems zu betrachten.

Repertorisation

Trockenheit
Lichtempfindlichkeit
Pflicht
Schwäche
Steifheit
Starre
Augenschmerz
Hitze / Wärme amel.
Verstopfung
Coca Cola
Fleisch agg. / Abneigung
Süßigkeiten begehrt
Fehlgeburt
Ungerechtigkeit
Rücken Kälte / Frösteln
Idealismus
Tiere wild verfolgt von
Tuberkulose
Kaffee Abneigung / agg.
Anorexie

Der Prozess der Persönlichkeitsentwicklung besteht generell darin, herauszufinden, wer man ist und wie man sich von den anderen (z.B. in einer Gruppe) unterscheidet.

Bei allen *Kaliums* besteht eine Schwäche, was diesen Prozess anbelangt: herauszufinden, wer sie sind und sich so zu akzeptieren. Es ist, als ob sie nicht genügend Energie haben, um diese Arbeit zu vollbringen. Das ist ganz deutlich zu sehen bei *Kalium carbonicum, Kalium phosphoricum* und auch bei *Causticum*.

• *Causticum* •

Aber welche Bedeutung hat dann die „anarchistische" Seite von *Causticum? Causticum* hat die gleiche Schwäche wie *Kalium* bis hin zu dem Punkt, der zur Lähmung führt. Im kompensierten Zustand wird versucht, diese Schwäche durch eine Art fortschreitende Unbeweglichkeit auszugleichen, was zum Schluss jegliche Bewegung verbietet. Dieser Prozess der Versteifung findet statt, wenn sich jemand schwach fühlt und kompensatorisch versucht, das System zu festigen, um so in der Lage zu sein, zu überleben und sich dem Leben zu stellen. Daraus wird dann der Käfig, der alle *Kaliums* umschließt.

Was unserem homöopathischen Verständnis gemäß bei *Causticum* anders ist, ist die Idee der Anarchie. Bei den *Kaliums* finden wir für gewöhnlich keinen Menschen, der wirklich kämpft. Im Allgemeinen haben die *Kaliums* zwar die Vorstellung und das Empfinden, dass etwas nicht stimmt. Aber in *Causticum* finden wir jemanden, der in der Lage ist, sich auf den Kriegsschauplatz zu begeben und zu kämpfen. Sie suchen nicht die körperliche Auseinandersetzung (wie z.B. *Ferrum*). Es sind vielmehr Intellektuelle, die überzeugt sind, dass wirkliche Stärke nicht aus Kampfhandlungen besteht, sondern aus der Fähigkeit zu denken, zu schreiben und sich auszudrücken. Die Schwäche des *Kalium*-Anteils erlaubt es ihnen nicht, körperlich zu kämpfen oder sich direkt in einen Wettbewerb zu begeben.

Die Anarchie ähnelt in gewisser Weise dem, was wir bei *Kalium phosphoricum, Kalium arsenicosum* oder *Kalium bromatum* sehen: eine starke idealistische Seite, fast schon ein Fanatismus. Für gewöhnlich schauen sich *Kaliums* die Struktur des gesellschaftlichen Umfelds an und tun ihr Möglichstes, sich selbst auszuradieren und sich anzupassen, damit sie wie die anderen werden. Das finden wir bei *Causticum* nicht, sondern wir sehen einen idealistischen Kämpfer, der die Zustände ändern will, eine hypothetische Bereitschaft zur Rebellion.

Meiner Meinung nach ist *Causticum* definitiv kein Anarchist. Ein Anarchist ist ja jemand, der sich gegen Dinge stellt, die bereits arrangiert und organisiert sind, jemand der die vorhandene Ordnung zerstören und die gesellschaftliche Struktur verändern will. Das Konzept der Anarchie ist eine extreme Denkweise, wo jeder tun kann, was er möchte.

Causticum hingegen möchte seine Denkweise den anderen aufzwingen. Die Unbeweglichkeit der *Kalium*-Seite von *Causticum* wird darin deutlich, wenn jemand sagt, dass die Welt nicht funktioniert, dass es zu viele Ungerechtigkeiten gibt, aber „ich weiß, wie die Dinge sind". Würde *Causticum* wirklich eine Revolution herbeiführen, so wäre eine andere Art der Diktatur die Folge. Dies ist jedoch weit entfernt vom eigentlichen Konzept der Anarchie. *Causticum* hat eine klare Vorstellung, wie die Welt sein sollte, und das auf eine sehr fanatische Art.

In *Kalium arsenicosum* und *Kalium bromatum* finden wir die Vorstellung von Gott, in *Causticum* ist es das Naturgesetz Es gibt nichts Weibliches (kein Wasser, keine Mutter, keine Emotion); die Patientin in unserem Fall ist extrem geprägt von dieser Vorstellung des Naturgesetzes. Sie sieht sich selbst befugt, dieses

Causticum

Gesetz der Natur auszulegen, denn sie weiß, wie die Dinge wirklich sind. Es ist eine extrem unnachgiebige und fanatische Haltung.

Das „Mitgefühl" von *Causticum* ist seine Fähigkeit, zu erkennen woran andere Menschen leiden.

In den meisten *Causticum*-Fällen werden sie feststellen, dass diese Menschen für gewöhnlich nicht in der Lage sind, die Veränderungen, die ihnen vorschweben, auch umzusetzen. Und in ihrem kleinen, begrenzten Umfeld sind sie bekannt als diejenigen, die mit am fanatischsten, starrsten und engstirnigsten sind. Sie sind meistens sehr offen gegenüber leidenden Mitmenschen, aber sie können Andersdenkende nicht akzeptieren.

Diese Patientin sagt: „Ich weiß, dass die Welt voller Ungerechtigkeiten ist und ich weiß auch, dass ich meinen Beitrag leisten muss. Wenn ich das nicht könnte, wäre das ein großes Problem. Auch wenn ich nicht die nötige Energie habe, um eine Revolution herbeizuführen, so ist es doch wichtig, diese Gedanken an andere weiterzugeben. Für Sie sieht das vielleicht wie ein Widerspruch aus, aber ich kenne die Wahrheit und bin bereit, mein Leben dafür zu geben." Sie ist eine Revolutionärin, aber sie kämpft nicht für wirkliche Freiheit oder Anarchie. Nach der Revolution würde sie der Welt ihre eigenen rigiden Vorstellungen überstülpen.

Die Tiere in ihren Träumen sind interessanterweise deutliche Repräsentanten der instinktiven Seite. Sie werden als wild und ungezähmt empfunden und das Problem besteht darin, dieser Seite des eigenen Selbst Raum zu geben. Letztendlich: „Ich weiß: „der Mensch hat die Macht zur Kontrolle". Aufgrund ihres deutlichen und tiefen Gefühls der Schwäche spürt sie, wie wichtig es ist, Teil einer Gruppe zu bleiben, innerhalb derer sie normalerweise als Anführerin angesehen werden will.

Causticums bekommen häufig eine leitende Position in einem kleineren Umfeld (in einem Büro, einer Familie, etc.), da sie sich ganz offen für andere einsetzen. Sie setzen sich stets für die Rechte ihrer Mitmenschen ein. Das ist eine außerordentliche gute Strategie, um Anerkennung zu finden. Tatsächlich findet man *Causticums* häufig in Politik oder Gewerkschaften involviert. Das ist für sie ein äußerst wichtiger Bestandteil ihres Lebens. Wenn man ein wenig tiefer geht, wird man häufig feststellen, dass das, was sie in anderen erkennen, einen Teil ihrer selbst darstellt, der verwundet wurde. Sie empfinden nur denen gegenüber Mitgefühl die ihnen ähnlich sind. Alles ‚Fremdartige' muss hinausgeworfen werden. Auf ihre Art sind sie sehr konservativ!

Aus ihrer Wortwahl könnte man auch schließen, dass *Causticums* sehr leidenschaftlich sind. Sie erscheinen extrem leidenschaftlich, doch wenn es zum tatsächlichen Kampf kommt, sind sie dazu nicht in der Lage. Die Vorstellung, krank zu sein, ist einer der besten Gründe, nicht in den Krieg zu ziehen. „Du gehst und kämpfst, und ich sage Dir, was Du tun sollst!"

• *Causticum* •

Das Gefühl der Leere ist ein weiterer interessanter Aspekt. Wenn wir das Wesentliche der Vorstellung von „fremdartig" und „anders" herausarbeiten, ist das Konzept des „Fremdartigen" normalerweise eine männliche Haltung, während das „Andere" eine weibliche Einstellung darstellt. Der männliche Teil ist gewissermaßen derjenige, der Grenzen, Rechte, Regeln, Gesetze, Gerechtigkeit und Organisation definiert. Es ist etwas Trockenes, während das Wässrige, das Emotionale den weiblichen Teil des Lebens repräsentiert. Normalerweise ist die Fähigkeit, einen anderen zu erkennen, der mütterlichen Seite zugeordnet. „Ich erkenne dich als Person, die Bedürfnisse hat, also komm her und lass uns etwas zusammen unternehmen." Gerechtigkeit, Strafe, Grenzen sind mehr dem Männlichen zugeordnet. Bei den *Kaliums* und besonders bei *Causticum* sehen wir, dass vor allem die weibliche Seite fehlt. Wenn wir im Repertorium eingeben:

Gemüt; diktatorisch, herrisch, dogmatisch, despotisch, erhalten wir 37 Einträge: *allox., androc, apis, arn., ars., bamb-a., bar-s., bell., borag., camph., caust., cham., chel., chin., con., cupr., dulc., falco-p., ferr., gall.ac., kola, lac-eq., lac-leo., lach., lil-t., lyc., med., merc., nux-v., ozone, pall., phos., plat., sulph., thymu., thyr., verat.*

All diese Mittel können sehr fanatisch sein. Zudem haben sie die Vorstellung, dass man einem Vorbild folgen muss. Was *Causticum* grundlegend unterscheidet ist, dass es sagt: „Ich habe das von meinem Vater gelernt, der ein armer Mann war. Ich kann tun, was er nicht geschafft hat." Bei *Kalium sulphuricum* ist der Vater ein Mensch, dem man zeigen musste, dass man wie er sein konnte. *Kalium arsenicosum* muss sich eine ähnliche Position verschaffen, um die anderen kontrollieren zu können. Für *Kalium bromatum* ist die Vaterfigur unerreichbar. *Causticum* leidet für den Vater, der aufgrund seiner niedrigen gesellschaftlichen Position nie seine Möglichkeiten verwirklichen konnte. *Causticum* erkennt eine Art Gesetz innerhalb der Familie und dieses muss er bekämpfen.

Es gibt noch eine weitere Gemeinsamkeit mit anderen *Kaliums*. Letztendlich lebt *Causticum* nicht allein für sich selbst. *Causticum* lässt sich foltern oder ins Gefängnis schicken für die Sache, an die er glaubt. Das ist ihm äußerst wichtig. Das bedeutet ihm mehr als das eigene Leben und seine individuelle Persönlichkeitsentwicklung. Herauszufinden, was er vom Leben erwartet und wer er ist, hat keine Priorität. Diese Menschen opfern ihrem Idealismus alles: sie essen nicht, rühren kein Fleisch an, geben ihren Instinkten und Trieben keinen Raum. *Causticum* ist ein intellektueller Soldat, dessen Lebensaufgabe darin besteht, bestimmte Ideen zu verwirklichen.

Wenn Sie diese Menschen fragen, was sie vom Leben erwarten, erzählen sie Ihnen lediglich, was für ihre Ideale notwendig ist. Mit dieser extremen emotionalen Trockenheit und einer geistigen Unbeweglichkeit vermitteln *Causticums* den Eindruck, dass sie nicht wirklich Freude an ihren Beziehungen und an ihrem

Leben haben. Sie haben auch keinen guten Kontakt zu ihrem Körper. Ihr Leben besteht aus Opfern.

Die Patientin hier sagte, dass sie noch niemals Kaffee mochte, aber dass er ihr zum Stuhlgang verhilft. Zudem muss man als Italienerin seinen Gästen auch Kaffee anbieten, sonst ist man keine richtige Italienerin. Aber sie selbst kann Kaffee nicht genießen!

Die folgenden Symptome habe ich meinem Klinischen Repertorium hinzugefügt:

Gemüt; Ambitionen, große, ehrgeizig
Gemüt; Anarchist
Gemüt; feurig
Gemüt; Träume, Tiere, von, verfolgt von, wilden
Gemüt; Ungerechtigkeit, kann nicht unterstützen
Gemüt; leidenschaftlich
Gemüt; tadelt, sich selbst, weil er nicht genug geleistet hat
Gemüt; mitfühlend, teilnahmsvoll
Auge, schließen, möchte, wenn er angesprochen wird
Auge, Schließen, unwillkürlich, links, mit Kopfschmerz
Auge, Schließen, krampfartiges
Auge; Bewegung, Lid, konvulsiv, spasmodisch
Ohr; Taubheit, Brille, tragen
Zähne; Rauheit, Empfindung von
Weiblich; Fötus; toter, zurückgeblieben
Sprache & Stimme, Verlust der, Überanstrengung von
Schlaf; Schlaflosigkeit, Kaffee, nach übermäßigem Genuss
Haut; Ausschläge, Molluscum
Haut; Ausschläge, Molluscum contagiosum (Dellwarze)
Haut; Jucken, Aufregung, bei
Allgemein; Allergie, Metall, gegen, Dermatitis
Allgemein; Zahndurchbruch, Beschwerden durch, Weisheitszähne
Allgemein; Speisen und Getränke, Coca Cola, Verlangen nach
Allgemein; Speisen und Getränke,, Fleisch, Abneigung
Allgemein; Speisen und Getränke, Milch, agg.
Allgemein; Speisen und Getränke, Joghurt, Verlangen nach

‚*Gemüt, Anarchist*' wurde hinzugefügt, obwohl es in der Alltagssprache auf eine Art und Weise verwendet wird, die nicht dem Kern von *Causticum* entspricht.

• *Causticum* •

Causticum wird zwar wegen seiner Ideale oft als Anarchist bezeichnet, man merkt jedoch schnell, dass sie dafür viel zu konservativ und starrsinnig sind.

Repertorisation

Tadel; sich selbst; nicht genug geleistet, ...
Verstopfung; vergeblicher Drang
Auge; Trockenheit
Allgemein; Schlafmangel, durch
Allgemein; Speisen und Getränke; Coca cola, Verlangen nach
Allgemein; Speisen und Getränke; Fleisch; Abneigung
Zähne; Rauheit, Gefühl von
Allgemein; Trockene Empfindung; innerer Teile
Gemüt; Träume; von Tieren; verfolgt von, wilden
Gemüt; Fanatismus
Gemüt; Essen; verweigern
Gemüt; Träume; lästige
Gemüt Träume; Tod, von; Verwandten
Weiblich; Fötus; toter, zurückgeblieben
Auge; offene Lider; schwer offen zu halten
Auge; Schließen; krampfartiges

Die Themen der Kalium-Mittel

Um das homöopathische Thema der Kalium-Mittel näher zu verdeutlichen, sollten wir uns zunächst folgende Fragen stellen:

1. Was haben alle Kalium-Mittel gemeinsam?
2. Was ist charakteristisch für jedes einzelne Mittel?

Allgemeine Kalium-Themen:

- **Identifikation mit einer Gruppe** (Struktur, Regeln, die oft als rigide erfahren werden und wie ein Käfig wirken).
- **Dekompensation nach einem Verlust**. Das, was verloren ist, repräsentiert üblicherweise das herrschende Dogma. Die Person, die nicht mehr da ist, war die einzige, die das Dogma und die Regeln vermitteln konnte. Nach diesem Verlust gibt es niemanden, der diese Person ersetzen könnte. Was verloren wurde, ist für immer verloren und das bedeutet den Verlust der Gesamtstruktur.
- **Gefühlsarmut** – Struktur steht dem Gefühl entgegen. Lust und Vergnügen fehlen. Es ist nichts vorhanden, das ihnen Lebensfreude geben und ihre eigene Identität damit unterstreichen könnte.
- Der **Mangel an Ausdrucksvermögen** ist deutlich: sie finden es schwierig, sich mitzuteilen, z.B. in der Anamnese ihre Symptome zu beschreiben („kann man denn Schmerzen beschreiben?").
- **Starre und Steifigkeit** mit Schwächegefühl. Besonders Steifigkeit und Lähmungsgefühl in der Wirbelsäule.
- **Schweregefühl**.
- Zahlreiche, **unspezifische Symptome**
- Viele **chronische Symptome** (die lange anhalten und sich wenig verändern).
- Symptome breiten sich im ganzen System aus.
- Probleme mit der Verdauung
- Probleme mit der Integration des Umfelds.
- **Thema Elternschaft** (Auseinandersetzung mit den eigenen kindlichen Anteilen).

Wenn die *Kaliums* sich mit einer Gruppe identifizieren, was für eine Gruppe ist das? Wir müssen das Konzept, das die Gruppe für *Kalium* darstellt, definieren. Allgemein gesprochen ist für sie der Sinn der Gruppe, ihnen Struktur zu vermitteln.

Die Themen der Ammonium-Verbindungen

Kalium und *Ammonium* haben beide Schwierigkeiten mit der eigenen Identität und den Erwartungen, die die Gesellschaft an sie stellt.

Symbolisch betrachtet ist es interessant, dass vom kleinsten, einfachen Tierchen bis zu den komplizierteren Tierformen alle den biologischen Stickstoff, den sie als Aminosäuren, Proteine und Enzyme als Funktionsträger des biochemischen Stoffwechsels für ihre Lebensvorgänge benötigen, dass all diese Organismen den biologischen Stickstoff als simplen Ammoniak wieder ausscheiden. Meerestiere, Säugetiere, Spinnen und viele andere benutzen Ammoniak in ihrem Exkretionsprozess auch als Träger für Stoffe, die sie nicht verarbeiten können. Aus medizinischer Sicht sind die toxischen Eigenschaften des Ammoniaks zu beachten; ist die Ausscheidung gestört, kann ein schweres Koma die Folge sein. Dies ist eine der meist gekannten Autointoxikationen eines Systems. Der Prozess ist bei allen Tieren und auch beim Menschen derselbe.

Fast alles, was mit Ammoniak zu tun hat, wird gemieden, beseitigt und von Menschen fern gehalten. Ammoniak hat einen besonderen unangenehmen, stechenden Geruch, der dazu führt, dass alle Tierarten ihm so fern wie möglich bleiben. Andererseits ist es auch wieder interessant zu wissen, dass bestimmte Ammoniakverbindungen in höher entwickelten Tierarten ein deutlicher Hinweis auf die Individualität dieser Tiere sind. So benutzen z.B. einige Tierarten die Ausscheidung ihres Urins dazu, die Grenzen ihres Territoriums deutlich zu markieren. Das hat einen signifikanten Wert in der Natur, denn es teilt anderen Tieren auf individuelle Weise mit: „Hier lebe ich!" Beim Menschen fehlt die Anlage, derartige Geruchsunterschiede wahrzunehmen, aber für Tiere hat der Urin jedes einzelnen Artgenossen eine deutliche, individuelle Qualität.

Ammoniak-Geruch kann auch als sexueller Botenstoff eingesetzt werden. Tiere können dadurch verschiedene Informationen identifizieren, wie z.B. Schwangerschaft, Bereitschaft zum Koitus, Menstruation. Hier ist es natürlich interessant, dass der Stoff einen fäkalen Charakter hat. Er hat eine besondere Bedeutung, aber er muss ausgeschieden und entfernt werden.

Ammoniak als chemische Verbindung hat eine Tendenz, sich am Rand von Zellen aufzuhalten. Kalium bleibt innerhalb der Zelle, während Nitrate außerhalb der Zelle verbleiben. Auf eine gewisse Weise hat Ammoniak das Gefühl, von allen zurückgewiesen zu werden, es ist nicht gesellig. „Meine Position ist nicht innerhalb der Gruppe, sie ist nicht einmal außerhalb der Gruppe. Sie ist am Rand der Gruppe." Ammonium-Menschen sind weit entfernt vom Zentrum der Gesellschaft, auch wenn sie sich in einer gesellschaftlich anerkannten Position befinden. Sie sind mehr die Einzelgänger, anerkannt zwar und durchaus noch Teil der Gruppe, doch am Rande stehend.

Außenseiter am Rande der Gesellschaft

Es gibt eine häufige gesellschaftliche Situation, die für viele Menschen ein Problem darstellt. Und zwar dann, wenn man das Gefühl hat, auf irgendeine Weise nicht dazuzugehören, wenn man nicht in der Lage ist, sich als Teil einer Gruppe oder einer Idee zu fühlen. Für gewöhnlich handelt es sich hier also um jemanden, der sich am Rande der Gesellschaft aufhält.

„Ich stinke nicht, es sind die anderen!" Das Problem ist dabei, dass es schon unerträglich ist zu realisieren, dass man so ein ungeliebter Mensch ist. Wir Menschen projizieren normalerweise unsere Probleme auf andere. Wir lassen das Gefühl nicht zu, dass man uns wirklich ablehnen könnte. Wir lehnen stattdessen die Gesellschaft anderer ab und betonen, dass die anderen die schlechten oder langweiligen Menschen sind. Schwierigkeiten bei anderen zu erkennen ist nicht so schwierig, wie sie bei sich selbst einzugestehen.

Bei den Ammonium-Mitteln liegt der Fall so, dass es ihnen absolut unmöglich ist, ihre dunkle Seite anzusehen. Ihre Reaktion besteht darin, ihre Umgebung, die gegebene Situation und die ganze Welt als hässlich und schlecht darzustellen. „Ich will auf keinen Fall dazugehören und die anderen sehen lassen, wie wenig ich mit ihnen übereinstimme." Sie tragen eine Flagge, besondere Kleidung oder eine charakteristische Haltung vor sich her, die deutlich hervorhebt, wie sehr sie sich von anderen unterscheiden. Dadurch unterstreichen sie ihre Individualität, die die Individualität eines Menschen ist, der sich wie ein Protagonist durch sein Anderssein definiert. Sie sind ganz klar der Auffassung, dass sie im Recht sind und die anderen im Unrecht. Sie sind die Einzigen, die in der Lage sind, eine Rolle authentisch zu spielen, alle anderen spielen verkehrt oder haben eine falsche Rolle.

Überkritisch

Diese Menschen sind eigentümlich, extrem, überkritisch und das Charakteristische an ihrer überkritischen Haltung ist, dass es sich dabei um Kritik per se handelt. Es ist einfach überzogene Kritik. Es ist keine Kritik, die auf ein mögliches Ziel, eine mögliche Entwicklung oder Veränderung abzielt, sondern die Kritik eines Menschen, der sich in der Rolle des Kritikers gefällt. Egal, was man vorschlägt oder wie man helfen will, es lässt sich definitiv nichts tun. Das Problem liegt nicht in der Sache, die kritisiert wird, das Problem liegt in dieser überkritischen Haltung. „Du magst mich nicht, ich mag Dich nicht." – das ist die typische Haltung eines Menschen, der keine bestimmte Sache zu bemängeln hat.

Er will nicht partizipieren und ein mögliches Problem lösen oder etwas verändern. Diese Menschen kritisieren pauschal aufgrund ihrer eigenen Schwäche und ihres eigenen Problems, das sie nicht akzeptieren können und aufgrund dessen sie sich irgendwie ausgeschlossen fühlen. Also ist es einfacher zu sagen, dass die anderen ein Problem haben und sie sich deshalb von ihnen zurückziehen.

Opportunismus

Bei den *Kalium*-Mitteln haben wir es mit einem gewissen Konformismus zu tun, die *Kalium*-Menschen möchten sich anpassen und so sein wie die anderen. Die Haltung von *Ammonium* ist das genaue Gegenteil. Ein *Ammonium*-Mensch tut alles, was er kann, um zu zeigen dass er anders ist und nichts mit dem Rest der Gesellschaft zu tun hat. Er verweigert sich jedoch nicht dem Leben, indem er weg geht. Stattdessen gibt er vor, sich zu verweigern und bleibt am Rand stehen.

Neid

Bestimmte *Ammonium*-Zustände können leicht erkannt werden. Es geht immer um Wettkampf mit anderen. *Ammonium*-Menschen können es nicht akzeptieren, dass jemand besser aussehen oder arbeiten könnte als sie selbst. Das Gefühl, das wir oberflächlich als Neid bezeichnen, sitzt bei ihnen tief, denn andere haben etwas, das sie nicht haben und niemals haben werden. Anstatt jedoch zu versuchen, selbst etwas zu erlangen, verweigern sie sich.

Borderline

In der Psychiatrie würde man die hier zu Grunde liegende Struktur als „Borderline" bezeichnen. Diese Patienten leben wie in einer Kampfsituation, einer Situation der ewigen Gegensätzlichkeit. Sie hätten gerne die Nähe zu einer anderen Person, aber gleichzeitig zerstören sie jede andere Person und jede mögliche Beziehung. Es ist ihnen unmöglich zuzulassen, dass jemand besser als sie selbst sein könnte. Die gesamte Struktur kann man als „Borderline" bezeichnen, es ist nicht nur eine persönliche Eigenart, es ist der Gesamtzustand der individuellen Persönlichkeitsstruktur.

Dies sind wichtige Zusammenhänge, die Sie als Homöopathen berücksichtigen müssen. Wenn Sie mit diesen Leuten zu tun haben, dann haben Sie mit die schwierigsten Patienten vor sich, die es gibt. Sie fangen die Unterhaltung damit an, dass alle Ärzte Betrüger sind, die es lediglich auf ihr Geld abgesehen haben. In gewisser Weise strahlen diese Leute eine Art Autorität aus. Eines ihrer

Hauptprobleme ist, dass sie immer kämpfen müssen und keinerlei andere Autorität anerkennen können.

Ärger

Eine der größten Schwierigkeiten für *Ammonium*-Menschen ist ein tief sitzendes Gefühl von Kummer und Ärger, das die einzig mögliche Energie produziert, mit der sie in Kontakt zu anderen treten können. Die Herausforderung für den Therapeuten besteht also darin, mit dem Ärger dieser Leute zu arbeiten.

Für gewöhnlich ist das Ausdrücken von Ärger eine ganz normale Verhaltensweise. Wenn hier aber der Ärger nicht mehr vorhanden ist, müssen sich die Patienten jedoch im Spiegel anschauen, und das fällt ihnen extrem schwer. Deshalb verwickeln sie den Homöopathen ständig in Konflikt- und Kampfsituationen. Sie benehmen sich anständig, aber letztendlich versuchen sie ganz konsequent, beim Homöopathen etwas hervorzubringen, das es ihnen gestattet, sich abgelehnt zu fühlen. So wird ihr Empfinden gestärkt, dass die Gesellschaft sie nicht akzeptiert.

Ich halte diese Patienten für die Schwierigsten überhaupt. Sie sind sich bewusst, dass es Probleme gibt, aber sie wollen weder darüber sprechen noch sich damit auseinandersetzen. Das Problem haben die anderen und nicht sie selbst. Sie tun stets das Gegenteil dessen, was die anderen tun und dementsprechend sagen und arbeiten sie auch permanent gegen den Behandelnden.

Ammonium carbonicum

Fall 16: Erstanamnese

Eine 59-jährige Frau kommt in meine Praxis mit zahlreichen dunklen Flecken im Gesicht. Sie ist jetzt pensioniert, für italienische Verhältnisse in einem recht jungen Alter, arbeitete vorher jedoch viele Jahre für ein pharmazeutisches Unternehmen und war dort zuständig für eine Produktionsabteilung. Die bräunlichen Flecken hat sie nicht nur im Gesicht, sondern auch am restlichen Körper und besonders an den Händen. Bei der körperlichen Untersuchung fällt auf, dass sie überall an den unteren Extremitäten Ekchymosen hat, die nach ihrer Auskunft aber nicht auf Verletzungen zurückzuführen sind.

Nach meiner Erfahrung kann man für die *Ammonium*-Mittel einen bestimmten Gesichtsausdruck als Schlüsselsymptom betrachten; dieser drückt Ekel aus und will sagen „Halte dich bitte fern von mir!" Bei dieser Patientin waren die Mundwinkel auf diese Art nach unten gezogen, obwohl ihr Gesicht entspannt war.

Sie sieht wenig gepflegt aus und ist recht schlampig gekleidet, wie eine Frau, die sich nicht die Zeit nimmt, zum Frisör zu gehen und sich etwas Nettes anzuziehen.

Bei *Ammonium*-Menschen fällt häufig zu Beginn der Konsultation auf, dass sie ein extrem unterwürfiges Verhalten an den Tag legen. Sie fühlen sich wie Dienstboten, die in einer Welt leben, in der die Bessergestellten die Armen ausnutzen.

Was führt Sie zu mir?
„Vor einigen Monaten wurde ich wegen eines Blasenvorfalls operiert. Ich musste mich immer ins Bett legen und abwarten, bis ich meine Blase entleeren konnte. Vor der Operation hatte ich immer wieder Blasenentzündungen gehabt. Der Arzt sagte, das sei chronisch, und ich hatte auch permanent Schmerzen beim Urinieren. Noch Monate nach der Operation musste ich Antibiotika nehmen, weil meine Temperatur immer leicht erhöht war und die Untersuchungsergebnisse immer noch positiv waren. Also nehme ich nun ständig Antibiotika ein *[die angelegten Kulturen zeigten in den letzten Monaten Kolibakterien im Bereich von 1–2 Mio. im Urin].*"

Wann fingen die Beschwerden an?
„Ich habe vor sieben oder acht Jahren bemerkt, dass mit meiner Blase etwas anders war. Ich spürte, dass sie sich gesenkt hatte, das war alles, und es hat mir zunächst nicht sehr viel ausgemacht. Nach einer Weile musste ich mich allerdings immer hinlegen, um die Blase wieder nach oben zu bringen, denn das Gefühl, dass sie

unten war, war unangenehm, und ich konnte nicht urinieren. Wenn ich mich hinlegte, dann ging es."

Hatten Sie Schmerzen beim Wasserlassen?
„Ja, immer so gegen Ende des Urinierens. Es war einfach ein Schmerz… ich kann nicht beschreiben, was für ein Schmerz das war"

Nach der Operation hat man mich noch einige Tage im Krankenhaus behalten, weil es jedes Mal beim Katheterisieren Probleme gab. Ich hatte jedes Mal fürchterliche Schmerzen, aber die hören ja nicht auf einen, selbst wenn man leidet wie ein Hund.

Dort ist man ja nur eine Nummer. Man muss sich einfügen und wenn man das nicht tut, wird man wie der letzte Dreck behandelt."

Haben Sie jetzt auch noch Schmerzen?
„Oh ja. Und wenn Sie mich fragen, dann kommt der Schmerz von da, wo der Harnausgang ist. Seit der Operation geht es mir viel schlechter als davor.

Ich muss Inkontinenzwindeln tragen, denn beim Husten verliere ich Harn. Manchmal passiert es sogar, wenn ich eben erst mit dem Wasserlassen fertig bin, dass ich ein paar Tröpfchen spüre. Ich trage diese Inkontinenzwindeln ständig und glaube auch, dass sie eine Hautirritation verursachen."

Wie ist das, wenn Sie den Urin nicht halten können?
„Wenn es passiert, kann ich nicht viel dagegen tun. Aber ich fühle mich dann wie ein Kleinkind. Als ich noch ein Baby war, hatte ich wenigstens nicht diese schrecklichen Plastikdinger, die man heutzutage hat und die die Haut so reizen.

Vielleicht konnte man mit den alten Baumwollwindeln den Urin mehr riechen, aber sie haben die Haut geschont. Heutzutage kann man die nicht mehr benutzen, denn niemand kann ja Gerüche tolerieren. Nicht einmal in den Ställen darf es noch riechen. Ich finde jedoch die künstlichen Gerüche viel ekelhafter als die menschlichen."

Welche mögen Sie denn nicht?
„Sind Sie schon einmal in einem Auto gesessen, das so einen Deodorantanhänger am Innenspiegel hatte? Davon wird mir sofort schlecht."

Hat man Ihnen den Grund für die Blasensenkung mitgeteilt?
„Ich habe zwei Söhne geboren, die sehr groß waren. Damals gab es ja nicht so viele Behandlungsmethoden wie heute, auch nicht unter der Geburt. Man hat mir gesagt, dass meine Blase da Schaden genommen hat. Die Schwangerschaften waren in Ordnung, die Probleme fingen erst hinterher an. Meine Söhne

waren von Anfang an schwer, und ich meine das nicht nur in Bezug auf ihr Körpergewicht."

Wie meinen Sie es denn?
„In den Monaten vor der Operation nahm ich 16 Kilo zu. Ich musste schon in der Vergangenheit häufiger auf Diät gehen, aber noch nie in diesem Ausmaß. Jetzt habe ich das Gefühl, mein Gewicht zieht mich nach unten. Meine Beine sind müde, und ich bin außer Atem. Ich kann nichts mehr hochheben und kann nicht mehr Fahrrad fahren. Ich musste mir sogar eine andere Arbeit suchen. Ich weiß nicht, aber ich bin seit der Operation sehr gebrechlich geworden."

Wie fühlen Sie sich psychisch?
„Ich habe mir große Sorgen gemacht, als die Harnuntersuchungen so schlecht ausfielen. Seither bin ich nervös und sehr gereizt."

Und was ist mit Ihrem Sexualleben?
„Auf diesem Gebiet passiert überhaupt nichts mehr... seit vier oder fünf Jahren schon, als der Prolaps begann."

Warum?
„Es macht mir nicht so großen Spaß. Meinem Mann schon ein bisschen, aber ich war nie so eine Frau *[die gerne Sex hat]*. Ich bin sehr ruhig und habe nicht so einen Zugang zu diesen Dingen, auch schon früher nicht. Ich hatte schon immer sehr viele gynäkologische Probleme."

Gibt es noch andere Beschwerden?
„Ich habe seit 30 Jahren Rückenprobleme und konnte mich plötzlich nicht mehr bewegen. Ich konnte nicht vom Bett aufstehen, und wenn ich Fahrrad fuhr, musste ich erst absteigen, um meinen Kopf zu drehen. Jetzt haben meine Schmerzen dem Fahrradfahren ein Ende gemacht, und ich gehe zu Fuß. Aber ich habe das Fahrradfahren geliebt, selbst wenn ich 20 Kilometer weit fahren musste."

Tut Ihnen Bewegung gut?
„Naja, wenn mir die Ärzte Ruhe verordnen, geht es mir jedenfalls nicht gut. Ich muss mich bewegen, damit ich mich gut fühle.

Ich kann mich nicht mehr bücken, so schlimm ist es. Aber ich habe mich ja mein Leben lang gebückt. Bei der Arbeit und auch im übertragenen Sinne.

Ich habe auch viele rheumatische Beschwerden, hier und dort. Die bekomme ich, wenn ich gerade keine Rückenschmerzen habe. Auf die eine oder andere Art geht es mir eigentlich immer schlecht."

• *Ammonium carbonicum* •

Wo haben Sie diese rheumatischen Schmerzen?
„Besonders hier, an den Beinen *[sie zeigt auf die Oberschenkel].* Die fühlen sich zerschlagen an, als ob ich verprügelt worden wäre, und wenn das weg geht, dann fängt mein Rücken wieder an zu schmerzen."

Gehen Sie zum Arzt?
„Ich bin jahrelang zum Zahnarzt gegangen, denn ich hatte viele Kariesprobleme. Jetzt sind alle meine Zähne locker, und das Zahnfleisch weicht zurück. Ich verliere meine Zähne, und man hat mir gesagt, dass man nichts dagegen tun kann.

Schon als ich jung war, hatte ich viele Probleme mit den Zähnen, sogar das Kauen war über Jahre hinweg schwierig.

Meine Mutter sagte, dass meine Zähne sehr spät herauskamen. Es ist ja offensichtlich, dass sie nicht herauskommen wollten, weil sie wussten, wie viel sie leiden würden."

Wie ist es mit dem Essen?
„Ich hatte immer einen sehr guten Appetit und kann alles essen."

Und was mögen Sie besonders gern?
„Ich liebe Brot. Dazu esse ich gerne Früchte oder etwas anderes, alles was man sich denken kann. Ich habe es immer gern gegessen, man hat uns daran gewöhnt, als wir klein waren, weil es nichts anderes gab. Es ist mir mehr als nur ein Nahrungsmittel – es ist die Erinnerung an eine bessere Welt.

Balsamico-Essig mochte ich auch schon immer sehr gerne, die süße Sorte – nicht die starke, die ist für Männer. Das kann nicht jeder zu sich nehmen. Wir hatten ein fantastisches Essigfass auf dem Dachboden, aber mein Großvater war ein Schwachkopf und verkaufte es an irgendeinen reichen Typen, der ihm ein paar Cent dafür anbot."

Und das haben Sie bedauert?
„Darüber habe ich geweint. Nicht, dass es meines gewesen wäre, denn solche Dinge sind ja nicht wie Grundstücke, die man aufteilen kann. Es war schon meinem Bruder zugesprochen. Es sind doch immer die Männer, die auf dieser Welt gewinnen, und wir Frauen schlucken die bitteren Pillen.

Ach ja, à propos bitter und süß: Ich liebe Schokolade, aber nicht die Sorte, aus der man Ostereier macht. Ich mag die süße, vor allem die weiße Schokolade. Brot und Schokolade könnte ich jeden Tag essen, mittags und abends."

Nichts Warmes?
„Mit gebratenem Essen habe ich Schwierigkeiten bei der Verdauung, mit rohen Zwiebeln genauso. Die kann ich nur schwer verdauen. Das war schon immer so,

und ich habe noch damit zu tun, wenn schon ein Tag vergangen ist, nachdem ich sie gegessen habe."

Was ist mit Milch?
„Milch habe ich noch nie gemocht, nicht mal als ich klein war. Die bringt meinen Magen ganz durcheinander."

Trinken Sie viel?
„Nein, ich habe nicht viel Durst und trinke auch nicht viel. Ich habe kein Bedürfnis danach und zwinge mich, weil es mir geraten wurde."

Nehmen Sie Medikamente ein außer dem Antibiotikum?
„Ich habe jahrelang keine Medikamente genommen, und jetzt kann ich mich auch nicht überwinden. Das ist ein bisschen widersprüchlich oder auch nicht. Ich habe in einer pharmazeutischen Fabrik gearbeitet und gesehen, dass da manches zweifelhaft vonstatten geht."

Was denn?
„Das möchte ich Ihnen nicht sagen, denn Sie schreiben ja alles auf und Sie haben meinen Namen und meine Adresse.

Ich glaube allerdings, dass jeder gute Arzt über seine Nasenspitze hinaussehen sollte. Es ist doch wahr, dass wir in einer Gesellschaft leben, in der viele Menschen arbeiten, damit einige wenige Geld verdienen. Wenn man nicht dazugehört, dann ist man ausgeschlossen. Aber ich denke, es muss trotzdem möglich sein, seinen eigenen Verstand zu benutzen."

Was war mit Ihren Kopfschmerzen?
„Einmal im Monat bekomme ich diese Kopfschmerzen, die habe ich schon seit vielen Jahren. Wenn ich mich vorwärts beuge, ist es ein Gefühl, als ob mein Kopf nach vorne fällt. Das hält ein paar Tage an. Alles tut weh, mein Kopf ist ganz schwer und schmerzt beim Gehen. Ich muss ganz still stehen, damit ich den Schmerz nicht spüre."

Wie fühlt sich das genau an?
„Es fühlt sich an, als ob sich innen etwas bewegt, wie ein Stein. Etwas Schweres. Als ob es von einer Seite zur anderen geschubst würde. Ein Schmerz, der wandert und den man niemals festmachen kann. Man kann nur stillhalten."

Wann bekommen Sie diese Kopfschmerzen?
„Bei jedem Wetterumschwung fühle ich mich schrecklich. Ich bin kein Mensch, der sich leicht anpasst."

Gibt es Träume?

„Ich träume viel. Alles Mögliche. Ich habe oft davon geträumt, barfuß in der Kirche zu sein und habe mich geschämt, weil die Leute mich angesehen haben. Ich weiß nicht warum.

Als ich klein war und bis zu meiner Heirat hatte ich einen Albtraum, der sich immer wiederholte: da war ein Monster, eine Art Geist. Nein, etwas aus Fleisch und Blut, das zu mir kam und sich auf meine Brust setzte. Es wog so viel wie hundert Menschen und ich konnte nicht atmen. Es war schrecklich, denn ich wurde nach und nach zerquetscht, und das erste, das aus mir herauskam, waren Urin und Kot und dann der Schleim von meinen Lungen. Ich starb langsam inmitten von all diesem schrecklichen Zeug. Ich wusste, dass meine Eingeweide und mein Blut auch herauskommen würden, wie bei den toten Katzen, die auf den Straßen liegen. Aber bis dahin wäre ich dann schon bewusstlos gewesen.

Es ist schade, dass die Dinge, die zuerst aus einem herauskommen, die am wenigsten wertvollen sind ..."

Mittelanalyse von Ammonium carbonicum

Ideen der Seminarteilnehmer

- Die *Ammonium*-Seite ist klar, aber der andere Bestandteil des Salzes ist nicht so deutlich zu erkennen.
- Sie lehnt die Gerüche ab, die in der menschlichen Gesellschaft vorkommen
- Das Urinproblem ist definitiv ein großes Thema, aber sie tut so, als wäre es das nicht. Es ist ungewöhnlich zu denken, dass es kein Problem darstellt, wenn man sich in die Hose macht.

Einerseits haben wir den *Carbonicum*-Anteil eines Menschen, der nach Schutz sucht (sie sagt, sie sei wie ein Kleinkind), aber andererseits sehen wir da nicht die klassische Strategie eines Kindes, das sich um Aufmerksamkeit bemüht.

Essen ist auch ein zentrales Thema für sie, das bestätigt ebenfalls die *Carbonicum*-Seite.

Repertorisation

Blase, Entzündung

Blase, Prolaps

Blase, Urinieren, unfreiwillig

Nase, Geruch, überscharf, strenge Gerüche

Weiblich, sexuelles Verlangen, vermindert

• *Ammonium carbonicum* •

Rücken, Steifheit, Nackenregion, Kopfdrehen, beim
Zähne, lose
Zähne, Karies, Stockzähne, hohl
Mund, Skorbut des Zahnfleisches
Allgemein, Speisen und Getränke, Brot, Verlangen nach
Allgemein, Speisen und Getränke, Saures, Verlangen nach
Magen, durstlos
Gemüt, Hoffnungslosigkeit, Gefühl von
Allgemein, Wetterwechsel schlechter
Kopf, Bewegung
Träume, Gespenster
Weiblich, Schmerzen, brennend
Allgemein, Schwere
Gemüt, tadelsüchtig, krittelig
Gemüt, Neid
Haut, Verfärbung, braun, Leberflecken

Die naive Art und Weise, wie sie über den Prolaps redet und über ihren Hang zum übermäßigen Essen, entspricht durchaus der Reaktion eines Kindes, doch diese Probleme sind hier viel mehr als nur lokale körperliche Symptome. Ein Prolaps könnte normalerweise auf *Sepia*, *Murex* und viele andere Mittel hindeuten. Wenn wir uns aber auf diese Sichtweise beschränken, dann haben wir nicht begriffen, um was es in der Homöopathie im Wesentlichen geht.

Sie sagt, ihre Zähne seien spät herausgekommen, weil sie „wussten", wie viel sie zu leiden haben würden. Genau das ist nämlich ein Thema für sie! Sogar schon am Anfang ihres Lebens ist da dieses ganz spezielle Gefühl der Schutzlosigkeit, des Leidens und von etwas Schwerem, das sie herunterzieht.

Ammonium carbonicum hat auch mehrfach die Empfindung der Lockerheit:

Kopf, Loses Gefühl, Gehirn
Kopf, Loses Gefühl, Gehirn, bei Bewegung
Kopf, Loses Gefühl, Gehirn fällt auf die Seite, zu der er sich lehnt

Diese Frau beschreibt das Gefühl, dass etwas lose ist, ganz deutlich in verschiedenen Bereichen ihres Körpers. Man kann das als ein einziges Symptom ansehen, aber die Rubrik für ein „loses Gefühl" im Repertorium kann dann eventuell nicht das richtige Mittel enthalten. Wenn Sie also ein wichtiges Konzept gefunden haben, dann suchen Sie in allen Rubriken, die ein „loses Gefühl" oder „Lockerheit" beinhalten und sehen Sie nach, ob das fragliche Mittel aufgelistet ist. Wir könnten in diesem Fall „wandernd", „loses Gefühl" und „Drang" als Themen verwenden. Diese Vorgehensweise kann nützlich sein, wenn man die Mittel herausfiltern möchte, die ganz klar nicht durch die Hauptthemen abgedeckt sind. Aber bitte denken Sie daran, dass das Repertorium wahrscheinlich nicht bei jedem Symptom, das Sie verwenden, auch dieses Mittel aufführt. Deshalb ist es besser, Symptome zu finden, die das ganze Thema abdecken, als Einzelsymptome zu verwenden.

Es ist typisch für *Ammonium*-Menschen zu sagen, dass niemand einem zuhört und dass man lediglich eine Nummer ist. Außerdem bemängeln sie häufig, dass es nach der Operation schlimmer war als davor. Das ist ihre Art, der Gesellschaft den Krieg zu erklären. „Egal was man versucht für mich zu tun, es funktioniert nie und immer geht etwas schief."

Interessant ist, was sie über die Inkontinenzwindeln bemerkt hat. Eigentlich sagte sie, dass man stinken muss, um zu überleben.

Aus dem Bereich der *Carbonicum*-Seite kommt ihre Aussage, dass die Schwangerschaft gut verlief, aber die Probleme hinterher begannen, weil die Kinder so schwer waren, allerdings nicht nur in Bezug auf das Gewicht. Für *Carbonicum*-Menschen ist es eine wirkliche Herausforderung, etwas ganz alleine zu bewältigen.

Ammonium-Patienten haben häufig Schwierigkeiten damit, sich zu bücken oder vornüber zu beugen. Es ist, als ob damit ihre dienerische Haltung betont würde. Sie sagte sogar, dass der Schmerz in den Beinen sich anfühle, als ob jemand sie verprügelt hätte – immer sind die anderen schuld.

Die Patientin nahm *Ammonium carbonicum* Q1. Nach drei Wochen rief sie an wegen einer Verschlimmerung ihrer Inkontinenz. Sie hörte auf, das Mittel zu nehmen und fühlte sich innerhalb weniger Tage besser. Zwei Monate später hatte sie einen Rückfall bei all ihren Symptomen und nahm das Mittel wieder ein. Sie teilte in barschem Ton mit, dass sie nicht erpicht darauf sei, das Mittel zu nehmen, weil sie davon eine Verschlimmerung bekommen hatte. Sie würde nur als Patientin zurückkehren, wenn ich ihr garantieren würde, dass sie dieses Mittel niemals wieder nehmen müsste. Hier haben wir ein weiteres Charakteristikum von *Ammonium*. Das sind extrem schwierige Patienten. Es ist ihnen unmöglich anzuerkennen, dass jemand mit Autorität in der Lage sein könnte, ihnen zu helfen. Eine häufige Strategie besteht dann darin, zu behaupten, dass das, was ihnen helfen könnte, entweder nutzlos sei oder die Sache noch verschlimmere. Mit dieser Strategie brechen sie auch Beziehungen zu Menschen ab.

Eine weitere wichtige Aussage ist: „Ich erlaube niemandem, sich um mich zu kümmern, und was auch immer sie tun wollen, es ist verkehrt". Wenn ein Patient sich so verhält, ist das ein deutliches Zeichen, dass die Verschreibung korrekt war. Die Hauptschwierigkeit liegt hier nicht darin, das Mittel zu erkennen, sondern einen Kontakt zum Patienten aufrecht zu erhalten.

Es gibt gute Gründe, warum *Ammonium* Hilfe ablehnt. Meistens verweigern sich diese Menschen allen ernsthaften Behandlungsmethoden. Sie sind die klassischen Patienten, die lediglich ein symptomatisches Mittel wollen. Sie möchten etwas, das die Schmerzen ausradiert. Jeglicher ausführlichen Abklärung sind sie abgeneigt und sie möchten nicht, dass man sich in der Tiefe mit ihrem Fall auseinandersetzt. Normalerweise verweigern sie sich da.

Ich habe also mit dem Apotheker verabredet, die Flasche mit dem *Ammonium carbonicum* anders zu beschriften.

Fall 16: Verlauf

Nach drei Monaten kam die Patientin wieder. Sie wirkte weniger unterwürfig, viel direkter.

„Ich fühle mich ehrlich besser. Und ich hatte Recht, als ich Ihnen sagte, dass die Tropfen, die sie mir zuerst gaben, nicht die richtigen waren, denn die zweiten waren viel besser. Die ersten waren schlecht. Ich hatte böse Träume. Mit den zweiten Tropfen konnte ich viel besser schlafen und habe mich allgemein besser gefühlt. Es kommt mir so vor, als hätte meine Blase etwas mehr Spannkraft bekommen. Ich habe den Eindruck, dass ich zwar zur Toilette rennen muss, aber ich kann den Urin halten. Ich fange an, das Problem zu akzeptieren und fühle mich nicht so schlecht wie früher."

Waren Sie noch einmal beim Arzt?

„Natürlich war ich schon wieder beim Gynäkologen, aber ich hatte eine Auseinandersetzung mit meinem Hausarzt, weil der sagte, es gäbe keinen Grund, diese Untersuchung so oft zu wiederholen. Sogar die Harnuntersuchung. Aber das ist ja meine Blase und nicht die seiner Ehefrau! Aus dieser Sicht war Ihre Behandlung sehr effektiv. Es sind keine Kolibakterien mehr vorhanden. Sie wissen ja, dass man langfristig auch mit Antibiotika den Harn keimfrei bekommen kann. Aber wenn ich das gewollt hätte, wäre ich ja nicht zu Ihnen gekommen.

Ich habe viel darüber nachgedacht, dass mein Urin innerhalb von drei Monaten gut geworden ist. In der Zeitung habe ich vor ein paar Wochen gelesen, dass die Polizei einige Kräuterheilmittel beschlagnahmt hat, weil auf der Verpackung stand, sie seien total natürlich und sich dann herausstellte, dass sie synthetisch waren. Wie ist es denn möglich, dass diese homöopathischen Mittel keine solche Beschriftung haben? Außerdem verstehe ich nicht, warum sie dreimal so viel kosten wie die allopathischen Medikamente. Wissen Sie, wo wir schon beim Thema sind, Sie sind auch ein sehr teurer Arzt. Was machen Sie denn mit Ihrem Geld? Sparen Sie für den Urlaub? Ja, da habe ich schon nachgeforscht und festgestellt, dass in Deutschland alles teurer ist. Sie wissen bestimmt auch, dass dieses Mittel in Frankreich nur ein Drittel kostet. Das bedeutet, dass es neun Mal weniger kostet als in Deutschland!"

• *Ammonium carbonicum* •

Was kostet denn eine Flasche von Ihrem bevorzugten Balsamico-Essig?
„Ich verstehe nicht, warum Sie mit mir über den Preis von Balsamico-Essig sprechen wollen. In Ordnung, ich werde einige Informationen heraussuchen und Sie dann anrufen. Aber dass wir jetzt darüber sprechen, ist Ihr Fehler, ich würde lieber über etwas anderes sprechen.

Ich kann nämlich nicht nachvollziehen, warum Sie mit mir über Sex sprechen wollten. Ich denke nicht, dass diese Art Therapie in dieser Richtung etwas bewegen würde. Ich hatte ja nie großes Interesse an Sex. Und in jüngster Zeit hat sich die Angelegenheit vollständig erledigt. Mehr oder weniger ist das Thema einfach nicht mehr da. Auch mein Mann war nie besonders an Sex interessiert. Ihm reicht es, dass wir einfach unter demselben Dach leben.

Ich wollte sogar noch eine weitere Blasenuntersuchung durchführen lassen, weil man mir zu einer Operation geraten hatte, um die Blase und die Gebärmutter nach oben zu bringen. Zu diesem Arzt bin ich wieder gegangen und auch noch zu einem anderen Gesundheitszentrum. Dort hat man mir gesagt, dass diese Operation nicht mehr notwendig ist. Ich habe selbst festgestellt, dass die Inkontinenz viel besser geworden ist. Wenn ich Wasser lasse, habe ich das Gefühl, die Blase komplett entleeren zu können. Ich konnte sogar rennen und hatte keine Probleme dabei.

Ich habe auch keine Probleme mit Harninfektionen mehr. Es brennt nicht mehr, sogar wenn ich nicht so viel trinke. Der Test ist negativ gewesen. Wenn diese Tropfen, die Sie mir gegeben haben, so eine Wundermedizin sind, würde ich doch gerne wissen, was sie beinhalten."

Trinken Sie genug?
„Ich bemühe mich, aber ich habe eben keinen großen Durst. Das war schon immer so. Wenn ich Durst habe, esse ich einfach Obst.

Ich würde gerne etwas an Gewicht abnehmen. Nach der Operation habe ich fünf Kilo zugenommen und war bisher noch nicht in der Lage, diese von selbst wieder zu verlieren. Die Diäten aus den Zeitschriften will ich nicht machen. Können Sie mir einen Rat geben, was ich essen soll? Ich habe immer großen Hunger und esse viel Brot. Ich würde sogar mit dem Obst noch Brot essen. Ich versuche, mich zurückzuhalten, aber ich kann nicht."

Was ist mit Ihren Rückenschmerzen?
„Ich habe den Eindruck, dass es meiner Wirbelsäule auch besser geht."

Und die Kopfschmerzen?
„Es ist schon lange her, dass ich Kopfschmerzen hatte, länger als einen Monat. Ich habe Ihnen noch nicht erzählt, dass ich spüre, wenn sie kommen, weil ich starken

Harndrang bekomme. Ich glaube, dass ich deswegen so oft zur Toilette muss, weil ich etwas loswerden muss, um die Spannung abzubauen.

Meinen Sie, dass ich steif und angespannt bin und deswegen so krank geworden bin? Ich habe eine Menge Gründe, um angespannt zu sein, aber darüber will ich mit Ihnen nicht reden."

Sie bekam *Ammonium carbonicum* Q3. Nach drei Monaten kam sie zurück.

„Es geht mir besser. Das Problem ist verschwunden, selbst die Kopfschmerzen kommen sehr viel seltener und sie halten nicht so lange an. Ich kann den Urin gut halten. Es ist unglaublich. Ich hatte überhaupt keine Blasenentzündung mehr. Wissen Sie, diese Tröpfchen wirken Wunder. Sogar im Urlaub war alles in Ordnung. Man kann sehen, dass diese Art der Medizin anders ist. Es ist doch auf diesem Planeten mit all den Dingen so, die wirklich funktionieren. Die Dinge, die funktionieren, werden immer etwas aus dem Zentrum des Geschehens verdrängt."

Und der Rücken?
„Meiner Wirbelsäule geht es eindeutig besser."

Wie geht es mit Ihrem Mann?
„Ach, wir haben zusammen eine Reise unternommen, weil wir einige Dinge zwischen uns klären wollten. Als wir heirateten, war er wirklich arm. Wir haben einander im Krankenhaus kennen gelernt. Ich hatte gerade eine schwere Depression hinter mir und ging in die Psychiatrie zur Schlaftherapie. Diese Therapie bekam ich mehrmals im Jahr, immer wenn ich mich krank fühlte."

Und weswegen war Ihr Mann da?
„Ich weiß nicht, was passiert ist. Es war so, dass er versucht hatte, Selbstmord zu begehen, nachdem ihn seine frühere Frau verlassen und sein ganzes Geld mitgenommen hatte. Er hatte nicht einmal mehr eine Arbeit. Er war so lieb zu mir, sorgte für mich und war mir eine große Hilfe. Ich hatte fast Angst davor, gesund zu werden, weil er mich ja in diesem fürchterlichen Zustand kennen gelernt hatte und ich nicht wusste, ob er sich für mich interessieren würde, wenn ich ein anderer Mensch sein würde."

War Sex bei Ihnen schon immer unwichtig?
„Für ihn stellt Sex eine Vereinigung dar. Und er möchte diese Vereinigung schon gerne einmal in der Woche, aber für mich ist das im Moment zu viel. Aber es reicht ihm auch, wenn wir uns nur liebkosen."

Vier Wochen später wurde sie auf dem Heimweg von einem Auto angefahren. Sie hatte eine schwere Hirnverletzung und lag mit einem Koma im Krankenhaus; die

Prognose war sehr ernst. Ihr Ehemann rief mich an und das Krankenhaus stimmte einem Besuch zu. Sie bekam im komatösen Zustand *Ammonium carbonicum*. Der Ehemann gab es ihr dann zwei Mal täglich. Sie war fünf Tage lang im Koma gewesen und wachte, sechs Stunden nachdem sie das Mittel bekommen hatte, auf. Die Ärzte waren sehr überrascht. Man kann sagen, dass für Carbonicum-Patienten ein Koma der Zustand ist, der ihnen quasi genau das erfüllt, was sie sich insgeheim wünschen: totale Fürsorge, ohne eigene Anstrengung.

Der Ehemann sagte:
„Ich weiß nicht, ob es an den Tropfen liegt, aber kurz nachdem ich sie in ihren Mund träufelte, fing sie an, ihre Zunge zu bewegen. Sie war einen Monat lang im Krankenhaus wegen einer rechtsseitigen Lähmung, und sie hat jetzt noch Probleme damit, sich zu bewegen und zu sprechen. Das Hauptproblem ist, dass sie sehr verärgert ist, weil sie genau weiß, was sie sagen will, aber sie hat geschrieben, dass ihr Gedächtnis nicht ausreicht, um die richtigen Wörter zu finden. Jetzt ist sie in logopädischer Betreuung, aber sie arbeitet weder mit dem Logopäden noch mit dem Physiotherapeuten zusammen. Sie hasst sie alle. Sie behandelt sie miserabel, obwohl sie eine Menge Unterstützung braucht."

Anfänglich fand sie keine Wörter. Die einzigen vier Wörter, die sie sagen konnte, waren „Kohl, Fenchel, Zwiebel und rote Beete". Ich fragte ihren Mann, warum sie wohl ausgerechnet diese Wörter benutzte.

„Das sind die Gemüsesorten, die sie am widerwärtigsten findet."

Sie bekam 100 mg Gardenal [Phenobarbital, Luminal] wegen der Verletzung. Außerdem *Ammonium carbonicum* Q5. Es begann eine dramatische Verbesserung.

Ein paar Monate lang hatte sie Schwindelanfälle, die jedoch unter dem Mittel besser wurden.

„Es ist das erste Mal seit Jahren, dass ich mich an meine Träume erinnern kann. Ich habe Ihnen nie erzählt, dass ich oft von Tieren träume. Der interessanteste und beeindruckendste Traum war der von Hyänen. Die Hyänen verwandelten sich in Elefanten. Die waren so dreckig wie Schweine. Sie gingen zum Fluss, um sich zu waschen und spritzten mit ihren Rüsseln Wasser über sich. Das Wasser war ziemlich trübe und voller Flusspferde. Es war also ziemlich riskant. Niemand fasste die Elefanten an, und die Hyänen waren so widerwärtig, dass niemand in ihre Nähe wollte. Eine der Hyänen brachte ein Junges zur Welt und ein Elefant versuchte, ihr mit seinem Rüssel zu helfen. Es war eine solche Schweinerei, aber letztendlich begriff ich, dass der Elefant der Vater des Babys war. Es war so ein schönes Bild! Wissen sie, ich glaube, dass Elefanten die wirklichen Könige des Dschungels sind. Sie sind um so vieles besser als die anderen Tiere, und niemand kann sie berühren. Es war so eine Art Disney-Trickfilm und wenn auch manche böse waren, so waren sie doch alle schöne Tiere. Ich hatte erwartet, dass aus dieser Hyäne eine Art Monster herauskommen würde, aber am Ende war es einfach ein kleines Baby. Ich finde alle Tierkinder so hübsch. Sogar das Junge eines Warzenschweins ist ein hübsches Tier."

Es gibt ungefähr 6000 Rubriken für dieses Mittel im ‚Complete Repertory', weshalb wird es dann so selten verschrieben? Vielleicht weil die Patienten, die *Ammonium carbonicum* brauchen, so schwierig sind. Es ist wirklich schwer, mit ihnen zurechtzukommen.

Die Fälle können auch wie *Nitricum*-Fälle aussehen, weil sie so selbstzerstörerisch erscheinen. Doch diese Patienten haben mehr eine hypochondrische Einstellung, weswegen sie die Nähe des behandelnden Therapeuten suchen. Für *Argentum nitricum*-Patienten ist es wichtig, jemanden zu finden, der sie permanent unterstützt und für sie sorgt. Sie sind die typisch fordernden Menschen, die gerne krank bleiben, damit sie sich anlehnen können. Vom Standpunkt der Arzt-Patient-Beziehung her betrachtet sind *Ammonium*-Menschen das genaue Gegenteil. Sie wollen keine langanhaltende Beziehung mit Ihnen.

Ammonium bromatum

Fall 17: Erstanamnese

Vor mir sitzt ein 33 Jahre alter Mann, von Beruf ein einfacher Arbeiter. Er ist ziemlich dick und hat ein ungepflegtes, verlottertes Äußeres und einen schlechten Atem. Zu Seife und Zahnbürste scheint er kein sehr gutes Verhältnis zu haben. Er ist ein Zeuge Jehovas. Beim Reden macht er viele Fehler und verliert häufig den Gesprächsfaden. Wenn das passiert, schaut er mich ganz scheu an, als ob er von mir Hilfe erwarte. Aus irgendeinem Grund habe ich viele Zeugen Jehovas als Patienten; in der Nähe von Modena lebt eine große Glaubensgemeinschaft. Viele von ihnen lassen sich nicht gerne allopathisch behandeln. Er betont klar, dass er Zeuge Jehovas ist, so als ob dies auf eine bestimmte Art und Weise deutlich machen würde, wer er ist, und das, obwohl diese Gruppierung in Italien gesellschaftlich eher einen schlechten Ruf hat.

„In den letzten Jahren habe ich stark an Gewicht zugenommen und nehme nicht mehr ab. Es macht mich müde, ich fühle mich nicht wohl damit. Ich habe früher 62 Kilo gewogen, jetzt sind es mehr als 110 Kilo. Ich weiß nicht warum, denn es ging mir eigentlich immer gut und ich habe niemals zu viele Medikamente genommen, zumindest glaube ich das nicht. Ich habe mein ganzes Leben lang kein Obst gegessen, es hat mir nie geschmeckt, aber seitdem ich anfing zuzunehmen, esse ich sogar Obst und Gemüse. Und trotzdem habe ich kein Gramm an Gewicht verloren.

Wann fühlen Sie sich besonders müde und schlapp?
„Wenn ich morgens aufstehe, fühle ich mich sehr müde. Dann verschwindet die Müdigkeit und kommt erst gegen Abend wieder. Es dauert ein paar Stunden, bis ich mich richtig wach fühle. Sonntags bin ich entspannter und weniger müde. Ich schlafe länger und gehe nicht in die Messe. Sonntag ist ein guter Tag für mich. Seit einigen Jahren bin ich jetzt auf dem Pfad der Wahrheit und mein Leben hat sich grundlegend verändert."

Wie schlafen Sie?
„Ich wache nachts häufig auf, aber dann schlafe ich weiter. Ich wache auf, aber ich bin nicht aufgewühlt, ich bin einfach nur wach. Das geht schon seit ein paar Jahren so. Ich weiß es nicht genau, aber es hat mich auch noch nie beunruhigt."

Wann gehen Sie zu Bett?
„Gegen Mitternacht, aber ich liege schon ab ungefähr 22.00 Uhr auf dem Sofa und gehe dann wie gesagt gegen Mitternacht zu Bett."

• *Ammonium bromatum* •

Was haben Sie für Träume?
„Ich kann mich nie erinnern. Ich träume schon, doch wenn ich aufwache, erinnere ich mich nicht. Vielleicht war das anders, als ich klein war, aber das ist schon so viele Jahre her."

Erinnern Sie sich denn an diese Träume?
„Das ist mir ein bisschen peinlich, aber ich habe oft geträumt, ich würde in mein Bett einnässen. Und es ist auch tatsächlich häufig passiert."

Wie erklären Sie sich das?
„Ach, früher bin ich immer sehr wütend geworden, wenn ich mich gedemütigt fühlte. Ich hatte einen Traum, in dem ich in der Schule war und jeder in die Toilette gepinkelt hat, nur mir gaben sie ein kleines Töpfchen für Kinder und zwangen mich, es mit nach Hause zu nehmen, weil es nirgends einen Platz gab, wo ich es ausleeren konnte."

Wie ernähren Sie sich?
„Ich esse alles gerne, nur zu Mittag esse ich nicht wie die anderen Suppe. Ich esse lieber Gemüse und ein bisschen vom Nachtisch. Ich frühstücke morgens auch nie, nur manchmal esse ich ein wenig Brot. Vielleicht esse ich auch zuviel davon. Selbst wenn ich faste, esse ich trockenes Brot.
Auch zwischen den Mahlzeiten esse ich nie. Nur abends und mittags."

Gar nichts zwischendurch?
„Zwischen den Mahlzeiten trinke ich vielleicht etwas. Wenn ich Wasser trinke, geht es mir jedoch nicht gut. Davon wird mir unwohl im Magen. Ich muss Wein trinken, aber ich trinke nicht viel."

Wie ist es in Ihrem Job?"
„Ach, ich mache diese Arbeit seit acht Jahren, aber zur Zeit strengt sie mich sehr an, denn ich wache ja morgens schon müde auf."

Gab es Operationen?
„Mein Blinddarm wurde entfernt, als ich 18 Jahre alt war und wegen eines Autounfalls ins Krankenhaus kam. Außer Prellungen hatte ich Frakturen an den Ellbogen und seither habe ich dort immer Schmerzen.
Einer meiner Arme ist kürzer, weil er falsch gerichtet wurde. Stellen sie sich das einmal vor. Da bezahlt man seine Steuern, ist ehrlich und tut was man kann, und wenn man dann einmal Hilfe braucht, dann ist das der Dank dafür …"

• *Ammonium bromatum* •

Wo genau sind die Schmerzen?
„Hier tut es weh [*rechter Arm*]. Zuerst dachte ich, ich könnte es nur bei Wetterumschwüngen spüren, aber jetzt kommt der Schmerz abhängig von den Bewegungen, die ich mache. Wenn ich den Arm ruhig halte, schmerzt er nicht, doch ich kann ja nicht die ganze Zeit stillhalten."

Woher kamen diese Knochenbrüche?
„Ich wurde von einem Polizeiauto angefahren. Na, was denken Sie, wer schuld war?

Mein Vater war schließlich selbst bei den Carabinieri, und er sagte mir immer, ich solle der Polizei nicht trauen. Er hatte Recht."

Gab es sonst noch irgendwelche Verletzungen bei dem Unfall?
„Ich hatte eine schlimme Verletzung am Auge, aber das Auge tat davor schon weh. Nach dem Unfall kamen die Krampfanfälle, die ich als Kind hatte, zurück und ich musste einige Jahre lang wieder Medikamente einnehmen."

Nehmen Sie die Medikamente noch ein?
„Nein, ich habe sie selbst abgesetzt, weil niemand die Verantwortung dafür übernehmen wollte.

Mit den Augen habe ich schon Probleme seit meiner Kindheit. Zuerst waren die Tränenkanäle verstopft, die wurden mehrmals geöffnet, als ich noch ein Baby war. Dann sagte man, sie seien geöffnet, aber dann hatte ich Konjunktivitis. Ich erinnere mich nur, dass meine Augen gelb und voller Eiter waren. Ich sagte immer, dass sie sich anfühlten, als ob Sand darin wäre, ich konnte sie nicht einmal bewegen. In der Schule musste ich meinen Kopf drehen, um die Tafel zu sehen und der Lehrer sagte, ich würde mich wie ein Idiot benehmen und würde das mit Absicht tun.

Der brennende Schmerz in meinen Augen war so schlimm, ich wusste nicht, was ich tun sollte. Jetzt habe ich ein Glaukom und muss jeden Tag Augentropfen benutzen, um den Druck konstant zu halten. Außerdem bin ich einmal vom Fahrrad gefallen und habe mir das Gesicht am Boden aufgeschlagen und mich richtig verletzt."

Was hatten Sie sonst noch?
„Als ich klein war, hatte ich häufig Husten; man stellte dann viele Jahre später eine Allergie fest. Ich hatte damals einen Arzt, der viel forschte, und es fiel ihm zu einer Zeit auf, als noch niemand über Allergien Bescheid wusste.

Aber nun geht es mir viel schlechter als damals. Ich bin mittlerweile gegen Staub allergisch und wenn ich schlafen gehe, muss ich etwas für die Bronchien nehmen. Wenn ich das nicht nehme, kann ich nicht schlafen und wache fast stündlich auf."

• *Ammonium bromatum* •

Wie ist das dann? Beschreiben Sie mir das genauer.
„Ich huste dann so stark, dass ich nicht mehr atmen kann. Alles tut mir weh. Ich meine, ich habe nicht nur in der Brust Schmerzen. Das Einzige, was ich jetzt noch tun kann, ist beten. Aber einen Inhalator muss ich trotzdem benutzen."

Warum?
„Meine Nase ist immer verstopft. Glücklicherweise, denn wenn sie es nicht ist, finde ich die hereinströmenden Gerüche einfach ..."

Wie?
„Ich weiß nicht. Im Krankenhaus sagte man mir, das sei eine Sache des Gehirns, doch ich habe in der Bücherei einige Bücher gelesen, in denen stand, dass man über den Geruchssinn eigentlich noch gar nicht viel weiß. Die Gerüche sind ekelerregend. Sie nehmen mir den Atem, besonders wenn ich an öffentlichen Orten bin.

Schon als ich klein war, hatte ich dieses Gefühl, und man sagte mir, ich hätte es in mir, die Wahrheit zu riechen."

Erzählen Sie mir mehr darüber.
„Um ehrlich zu sein, ist es sogar, wenn ich meine Pflicht tue, so dass die Leute mich als Plage empfinden. Ich bin ja jemand, der an der Tür klingelt, wenn man zu Hause eigentlich seine Ruhe haben will.

Gott belohnt uns jedoch nicht dafür, dass wir es uns bequem machen. Die Suche nach dem schmalen, geradlinigen Weg ist eine Verpflichtung, die man mit Hingabe erfüllen muss."

Wie ist Ihre Verdauung?
„Ich habe schon immer Verstopfung gehabt. Meistens gehe ich nur hin und wieder, wenn ich frei habe. Ich nehme nie etwas dagegen ein. Ich glaube, es war schon immer so, seit ich ein kleiner Junge war."

Wie oft haben Sie Stuhlgang?
„Ich habe nicht oft das Bedürfnis, ich kann es fünf oder sechs Tage aushalten, ohne zur Toilette zu gehen. Es ist immer schwierig. Vielleicht wegen der Beschaffenheit.

Meiner Frau fällt es auf, wenn der Drang bei mir kommt. Sie sagt, dass sie mir an diesen Tagen nicht zu nahe kommen kann. Wenn Leute mich ansprechen oder mir nicht zuhören, werde ich ärgerlich und ungehalten. Das kann ich nicht kontrollieren.

• *Ammonium bromatum* •

Ich habe auch fürchterliche Hämorrhoiden. Die behandele ich damit, dass ich eine Kastanie in der Hosentasche trage. Mein Vater hat das auch so gemacht. Die Hämorrhoiden sind ein Familienleiden und die Kastanien ein Familienheilmittel.

Wenn ich nicht daran denke, schmerzen sie. Es ist kein besonderer Schmerz, nur in der Art, dass ich sie immer spüre.

Das größte Problem besteht darin, mich richtig zu reinigen, denn wenn sie richtig schmerzen, kann ich sie nicht einmal berühren."

Gibt es sonst noch Beschwerden?
„Ja, seit ich zugenommen habe, habe ich oft Kopfschmerzen. Der Arzt sagte mir, ich müsse mich damit abfinden und Tabletten nehmen. Die nehme ich aber schon seit 16 Jahren ständig. Und die Kopfschmerzen verschwinden nie.

Früher war es so, dass ich sofort ein Aspirin genommen habe und die Kopfschmerzen verschwanden, aber nun gehen sie erst, wenn sie wollen. Ich kann kein Aspirin mehr nehmen, denn ich habe eine Allergie dagegen entwickelt, nachdem ich einmal Magenblutungen hatte. Seitdem schwillt mein Gesicht an, wenn ich sie nur ansehe. Ich bin noch gegen viele andere Dinge allergisch geworden."

Beschreiben Sie mir die Kopfschmerzen.
„Es sind vor allem Schmerzen in den Schläfen. Die kommen nachts. Wenn ich im Bett bin, schmerzt es nicht so sehr. Das tut es vor allem, wenn ich morgens aufstehe. Wenn ich meinen Kopf nach vorne beuge, fühlt er sich an, als würde er explodieren. Es kann bis zu einer Woche andauern.

Und es ist immer ein schrecklicher Schmerz. Als ob mein Kopf in einem Schraubstock steckt.

Nicht die Art Schraubstock, die flache Seitenteile hat, sondern einer mit scharfen Spitzen, die man bei bestimmten Drehbänken findet."

Und sonst?
„Früher hatte ich nie kalte Füße, heute schon. Meine Waden schmerzten und jetzt habe ich auch weiter oben in den Schenkeln Schmerzen bekommen. Ich bin wegen Krampfadern operiert worden, obwohl ich nur zwei hatte. Die Operation war letzten Frühling. Jetzt sind sie weg.

Ich habe dem Arzt vertraut. Er war wie ein Vater zu mir und sagte mir, dass mit seiner Behandlung meine Kopfschmerzen verschwinden würden und die Venen noch dazu erhalten werden könnten.

In der Familie, in der ich aufwuchs, war das, was der Doktor sagte, absolut Gesetz. Aber solche Ärzte findet man heutzutage nicht mehr.

Ich hasse Medikamente und kann nicht verstehen, wie all diese Menschen sie einnehmen können, als wären sie Süßigkeiten. Trotzdem habe ich ihm geglaubt, diesem Arzt – ich hatte Vertrauen. Und dann stürzte ein Mythos ein.

Darunter litt ich sogar mehr als unter den Kopfschmerzen, den Schmerzen im Bein und der Allergie, die ich nach meinem Magengeschwür entwickelte, aber ich habe nicht den Mut, mich bei der Ärztekammer oder in Patientenforen zu beschweren. Ich kann auch solche Leute wie Gewerkschafter nicht ausstehen.

Ich glaube, dass man seine Nächsten lieben muss, aber wir leben in einer Welt voller korrupter Menschen. So vieles um uns herum ist faul, und so war es schon immer. Es ist einfacher, etwas zu zerstören, als etwas aufzubauen."

Wie geht es mit dem Essen? Vertragen Sie alles?
„Wenn ich esse, schwillt mein Magen an. Das geht schon eine Weile so, seit Jahren. Macht es Ihnen etwas aus, über meine Ernährung zu sprechen?"

Mittelanalyse von Ammonium bromatum

Ideen der Seminarteilnehmer:
- Ein großer Schmerz darüber, betrogen worden zu sein: von der Gesellschaft, dem Vater, der Polizei. Schwindel und Täuschung.
- Er hat einen Platz in einer Gemeinschaft gefunden, die von der übrigen Gesellschaft abgelehnt wird.
- Der Gott der Zeugen Jehovas ist ein strafender Gott, kein Gott der Liebe.
- Ein starkes Gefühl von Hässlichkeit im Inneren, das auf Andere projiziert wird.
- Er fühlt sich abgelehnt, aber er spielt die Rolle desjenigen, der sich bewusst in eine Außenseiterposition gebracht hat.

Menschen mit einer überkritischen Einstellung suchen sich häufig Ideale, von denen sie letzten Endes enttäuscht werden.
- Es ist eine sich selbst bewahrheitende Prophezeiung, dass er entsprechend den Grundsätzen seiner Sekte seinen Nächsten lieben muss, aber eine Rolle lebt, in der er abgelehnt wird.
- Seine Nase ist verstopft, aber darüber ist er wahrscheinlich froh, denn die Gesellschaft stinkt.

Warum handelt es sich hier um ein Ammonium?
- Er fühlt sich in der Schule und in der Gesellschaft ausgeschlossen, deshalb hat er sich einer Gruppe angeschlossen, die insgesamt ausgeschlossen und unbeliebt ist. Jehovas Zeugen kommen nicht ins Haus herein, sondern bleiben an der Tür stehen.

- Er klagt zwar gern, doch er geht damit nicht zur Ärztekammer und legt eine Beschwerde ein oder klagt indirekt in Patientenforen.
- Ausscheidungen werden nicht akzeptiert (wie in seinem Traum).

„Wenigstens gibt es einen Gott, auf den ich immer vertrauen kann."

Repertorisation

Schlaf, Erwachen, häufiges
Blase, Urinieren, unfreiwillig, nachts im Bett
Gemüt, Träume, Urinieren
Allgemein, Wetterwechsel schlechter
Auge, Schmerz brennend
Nase, verstopft
Nase, Geruch, überscharf, strenge Gerüche
Mastdarm, Hämorrhoiden
Kopfschmerz, Schläfen
Gemüt, Fehler, Sprechen beim
Gemüt, vergesslich, Worte beim Sprechen, für; sucht nach Worten
Augen, Schmerz, Sand, wie von
Mastdarm, Trägheit
Kopfschmerz, Nagel wie von, Schläfen
Kopfschmerz, drückend, Schläfen
Allgemein, Konvulsionen
Kopf, Zusammenschnüren, Reifen oder Band, Seiten
Allgemein, Fettleibigkeit
Husten, asthmatisch
Husten, schmerzhaft

Er sagt: „Ich bin auf dem Pfad der Wahrheit", d.h. er weiß wirklich, was die Wahrheit ist. Er kennt den direkten Weg zu Gott. Wir sehen dieselbe Geschichte bei *Kalium bromatum*. *Kalium bromatum* würde sich jedoch eine Religion aussuchen, die in der Gesellschaft mehr Anerkennung findet.

Wenn wir als eines der Hauptthemen der Ammonium-Mittel diese auffällige Enttäuschung betrachten können (und dieses Suchen nach einer großen Enttäuschung, um in diesem hyperkritischen Zustand zu verharren), dann können wir dies mehr oder weniger bei allen *Bromiums* sehen, da die Bromium-Mittel fast durchgehend den unerreichbaren Vater zum Thema haben.

Die innere Einstellung von *Kalium bromatum* lautet: „Ich bin ein armer Sünder und kann ihn nie erreichen, aber ich will mein Bestes versuchen", die von

Ammonium bromatum: „Ich suche den unerreichbaren Vater, aber auch dieser enttäuscht mich." Am Ende verdient sogar Gott ihre Aufmerksamkeit nicht mehr. An diesem Punkt suchen sie sich ein anderes väterliches Ideal. Bei diesem Patienten stellte sich später heraus, dass er Bankangestellter war und täglich viele merkwürdige Dinge tat, die für ihn „Sünden" darstellten. Er hatte so ein Gefühl, als sei er gezwungen, etwas zu tun, das nicht richtig war. Mit einem Handstreich tut er etwas, wofür er von Gott und seiner Gemeinschaft abgelehnt wird und zur gleichen Zeit lehnt er sich irgendwie dagegen auf.

Kalium bromatum und *Ammonium bromatum* haben beide dieses Bild vom unerreichbaren Vater. Das, was nicht erreicht werden kann, stinkt jedoch gleich und ist ihrer Aufmerksamkeit nicht würdig. Beide sprechen von der Wahrheit, doch letzten Endes ist es bei *Ammonium bromatum* häufig so, dass er die Wahrheit nur prophezeit und dann doch in der Rolle des Sünders lebt. Dabei geht ein Prozess vonstatten, der stets jemanden produziert, der ihn ablehnt. „Das ist meiner Aufmerksamkeit nicht würdig und hat mich nicht verdient. Er stinkt, nicht ich!"

Ein gängiger Kommentar eines *Ammonium bromatum* lautet: „Er war so ein guter Mensch. Ich habe all meine Erwartungen in ihn gesetzt, aber er hat mich fürchterlich enttäuscht."

Einerseits sagt er, er könne die Wahrheit riechen, doch er nimmt auch übermäßig Gestank wahr.

Dieses Mittel ist für verschiedene Arten von Krämpfen bekannt. In allen Fällen, die ich bisher zu sehen bekam, waren schwere Krampfleiden in der Kindheit vorhanden.

Es besteht eine deutliche Neigung, zu viel zu essen. Das Mittel ist in der Rubrik „Fettleibigkeit" aufgeführt.

Ammonium bromatum ist bekannt für seine Träume vom Urinieren, aber leider gibt es nicht viele Informationen über die Blase.

Die Verschreibung lautete *Ammonium bromatum* Q1.

Fall 17: Verlauf

Zwei Monate später, wie es bei diesen Fällen häufig so ist, kam er zurück und war viel offener als beim ersten Mal, aber sehr direkt und aggressiv.

„Ich habe drei Kilo abgenommen und fühle mich viel besser. Ich bin weniger aufgeschwemmt und meine Darmentleerung ist ziemlich regelmäßig. Das fing ca. zwei Wochen nach Behandlungsbeginn an. Ich fühle mich leichter, weniger müde. Ich habe mich zu einer Operation entschlossen, um meine Nase zu korrigieren. Seit dem Unfall vor einigen Jahren hatte ich permanent eine Art Knoten in der Nase. Wenn ich mein Gesicht im Spiegel anschaue, kann ich das nicht mehr akzeptieren.

Ich wollte nicht mit allen meinen Freunden darüber sprechen, aber diejenigen, denen ich davon erzähle, sagen ich sei verrückt, mein Geld für so etwas zu verschwenden. Ich jedoch bin der Meinung, dass viele meiner Probleme mit meinem Gesicht zu tun haben. Und atmen kann ich auch nicht so gut, deshalb werde ich diese Operation machen lassen. Man hat mir gesagt, dass es in unserem Krankenhaus jemanden gibt, der Mitleid hat, wenn er sieht, dass man nicht so viel Geld hat, und einen trotzdem behandelt."

Wie schlafen Sie?
„Ich schlafe gut, bin entspannter und auch weniger nervös. Früher war es einfach zu viel. Mein Husten ist komplett verschwunden. Ich habe keine Schwierigkeiten mehr, durch die Nase zu atmen. Ich glaube, dass die drei Kilo Gewichtsverlust enorm geholfen haben. Das hat viel zu bedeuten."

Gibt es Träume, an die Sie sich erinnern?
„[Ärgerlich] Ich verstehe wirklich nicht, warum Sie darauf bestehen, etwas über meine Träume zu hören. Ich weiß, dass diese Dinge mit Astrologie zu tun haben, und wir finden das ein wenig pervertiert. Das ist eine Ablenkung vom Pfad der Wahrheit. Aber wenn es dazu beiträgt, dass sie mir helfen, noch mehr Gewicht zu verlieren, sage ich es Ihnen trotzdem.

Es ist ein bisschen eklig, Ihnen das zu erzählen. Da war eine Rattenbande, die aus der Kanalisation kam. Alle waren in einer Reihe vor dem Filmtheater, weil sie bei einem Trickfilm dabei sein wollten. Ich habe mal im Fernsehen gesehen, dass man nicht einmal mehr in der Lage ist, Trickfilme zu zeichnen. Man macht einfach einen Film mit Menschen und verändert dann mit dem Computer die Farben und die Bilder. Wissen sie, die Kunst und die Fähigkeit zu zeichnen sind total verloren gegangen. Was ist das nur für eine schreckliche Welt, in der wir leben. In dem Film waren viele Tiere. Aber die Ratten mussten vom anderen Eingang her hereinkommen, weil sich alle vor ihnen ekelten. Es war sehr schön, dass sie rehabilitiert wurden. Es war ein Trickfilm über das Phantom der Oper. Kennen sie die Geschichte?

Ein paar Tage, bevor ich den Traum hatte, sah ich den Film im Fernsehen und war beeindruckt. In dem Film war dieser Mann, der nackt auf seinem Bett lag, und Ratten um ihn herum, und er streichelte sie, als ob sie zu ihm gehörten. Am Ende wurde er getötet, aber er war glücklich, denn kurz vor seinem Tod fand er endlich die Liebe seines Lebens. Er war in der Lage, diese Liebe aufzugeben und die Frau einem Mann zu geben, der sie glücklicher machen konnte, als er es getan hätte. Solch eine schöne Frau hätte nicht mit einem Mann wie ihm unter der Erde leben können. Aber sie wäre ohne ihn auch nicht geworden, was sie war und hätte ihre Liebe und Berufung nicht gefunden. Es hat mich so bewegt, dass ich weinen musste."

Was ist mit Ihren Schmerzen?
„Der Schmerz in meinem Arm ist völlig verschwunden. Früher hatte ich diesen Schmerz fast jeden Tag, es war wie ein Zahnschmerz. Um diese Symptome mache ich mir jedoch nicht so viele Gedanken. Jetzt habe ich nur manchmal ein Ziehen, aber das ist selten und geht meistens von selbst wieder weg.

Ich habe auch keine Kopfschmerzen mehr. Ich nahm Ihre Tropfen ein paar Mal und sie waren weg. Wenn ich mich hinlege, hört es auf. Ich spüre es, weil ich manchmal eine Spannung in den Schläfen habe, aber das Pulsieren ist nicht mehr da. Wenn ich mich bücke, kommt es öfter. Ich glaube, dass ich mich nicht mehr beugen kann, weil dies die Haltung der Abtrünnigen ist und ich es mein Leben lang getan habe.

Darf ich Sie fragen, wie diese Behandlung funktioniert? Ich würde gerne wissen, wie diese Medizin gemacht ist. Ich habe eine Menge Geld bezahlt, und dann war da etwas Alkohol drin. Sie sollten wissen, dass wir keinen Alkohol trinken. Warum geben Sie mir nicht die Kügelchen, die Zucker enthalten und viel weniger kosten?

Ich möchte ihnen auch noch sagen, dass es noch einen anderen Arzt gibt, der ist älter als Sie und viel besser. Einmal pro Woche bietet er Konsultationen gratis an für die Leute, die nichts bezahlen können. Ich würde zwar sowieso bezahlen, aber es ist eine Frage des Prinzips."

Wenn diese Patienten bemerken, dass sich etwas gebessert hat, dann liegt es in der Regel an etwas anderem und nicht an dem homöopathischen Mittel. Sie sind selten in der Lage zu akzeptieren, dass die Verschreibung in Ordnung war.

Ammonium iodatum

Fall 18: Erstanamnese

Ein 57-jähriger Lehrer kommt in meine Praxis, der von seiner Frau begleitet wird, die ihn auf eine nicht sehr liebevolle Art und Weise umsorgt. Sie wirkt nämlich auf mich wie eine überbesorgte Krankenschwester und nicht wie eine Ehefrau. Der Mann ist schwerhörig und stellt häufig sein Hörgerät ein, da er mich sonst nicht verstehen würde. Wenn er spricht, schließt er beinahe immer die Augen. Seine Frau erklärt die Situation, während sie durchaus sehr darauf bedacht ist, seine Gefühle nicht zu verletzen. Ihr Mann hat wohl eine schwere Depression und eine tiefe Störung des Beziehungsverhaltens. Er wuchs in einer Familie auf, die fast niemals ihr kleines Dorf verließ. Im Alter von 57 Jahren ist er immer noch nur selten in der Lage, seine häusliche Umgebung zu verlassen. Seitdem er krank ist, bleibt er nur noch zu Hause und geht nirgendwo mehr hin. Er geht lediglich noch zu der Schule, an der er Kunstunterricht gibt.

Außerdem ist er ein sehr guter Fotograf, hauptsächlich macht er Porträtaufnahmen.

Zu seinen Schülern, die zwischen 10 und 13 Jahre alt sind, scheint er ein sehr gutes Verhältnis zu haben. Seine Frau unterrichtet an derselben Schule Literatur. Die Schule ist drei Gehminuten von zu Hause entfernt. Sein Vater war früher Rektor an dieser Schule, also sehr bekannt. Seine Eltern erwarteten von ihm, dem Sohn, dass er dasselbe schaffte, aber letzten Endes machte er beinahe das Gegenteil. Er tat nämlich die ganze Zeit sein Möglichstes, um gefeuert zu werden, weil er nicht als Lehrer arbeiten wollte.

Zu Hause ist er fast immer alleine in seinem Zimmer und arbeitet an seinen eigenen Projekten.

Er hört schlecht und benutzt wie gesagt ein Hörgerät. Er trägt auch sehr, sehr dicke Brillengläser und wenn er spricht, schließt er die Augen. Ständig dreht er an seinem Hörgerät herum und stellt es lauter oder leiser (leiser immer dann, wenn seine Frau redet!).

Was führt Sie zu mir?

„Ich bin sehr geruchsempfindlich! Bestimmte Parfümarten kann ich nicht ausstehen; sie verursachen mir Übelkeit und stören mich sehr. Ich kann bestimmte Gerüche einfach nicht ertragen. Die Ärzte wissen nicht, was das ist, deshalb haben sie mir geraten, zu einem Homöopathen zu gehen. Manche andere Ärzte halten es für wichtig. Für mich jedoch bedeutet es eine ernstzunehmende Unannehmlichkeit. Es macht mich ganz verrückt."

• *Ammonium iodatum* •

Seine Ehefrau fügt hinzu: „Wir sind alle irgendwie in einer Krise, die wir mit ihm zusammenleben. Ich muss ihn immer erst um seine Zustimmung bitten, bevor ich ein Putzmittel verwende und ich kann kein Parfüm benutzen.

Anfangs war es auch etwas peinlich, denn er konnte Körpergerüche nicht ertragen. Vor allem die einiger Frauen."

Wie lange haben Sie das schon?
„Das ist schon seit 30 Jahren so, aber in den letzten zehn Jahren ist es schlimmer geworden."

Welche Gerüche stören Sie am meisten?
„Starke Frauenparfüms oder andere süßliche Gerüche, Terpentin und synthetische Farben, bestimmte Reinigungsmittel, besonders wenn sie sehr stark sind und süßlich riechen. Wenn ich in einen Stall gehe, so stört mich der Geruch dort nicht so sehr wie ein Parfüm. Sogar die Exkremente meines Hundes und meiner Katze. Ich weiß schon, dass das besondere Gerüche sind, aber die machen mir überhaupt nichts aus. Wenn wir aufs Land fahren, dann sind es nicht die Gerüche, die mich stören."

Ehefrau: „Bei der Arbeit muss er Farben verwenden, und wenn er bei Holzarbeiten etwas anstreichen muss, trägt er eine Atemmaske."

„Ich müsste sowieso eine Maske tragen, wegen einer Kollegin. Selbst wenn sie kein Parfüm trägt, dann... Es ist ihr eigener Geruch, der mich stört.

Manchmal kocht meine Frau Peperonata (ein Gericht aus gedünsteten Paprikaschoten, Tomaten und Zwiebeln) und der Geruch macht mich wahnsinnig. Es erinnert mich an Dinge, die meine Großmutter kochte, wir waren immer zwanzig Leute am Tisch."

Was essen Sie gern?
Ehefrau antwortet für ihn: „Fisch isst er auf keinen Fall, egal welcher es ist und wie er zubereitet wird."

„Mir wird dann wirklich übel und ich fange an zu husten und manchmal bekomme ich Atemnot. Oder ich bekomme ein Gefühl, als ob meine Lungen angefüllt wären mit einer unangenehmen Substanz. Die geht dann in meinen Magen und meine Kehle. Meine Angehörigen und Kollegen wissen wie ich bin, ich gehe gewissen Situationen aus dem Weg. Einmal wurde mir während der Prüfungen schlecht."

Haben Sie auch sonst Verdauungsbeschwerden?
„Mein Magen und mein Darm sind oft aufgetrieben, und ich habe viel Blähungen und Magenschmerzen. Ich muss permanent aufstoßen, und das ist schmerzhaft.

• *Ammonium iodatum* •

Ich habe häufig Gastritis, der Arzt hat mir etwas dagegen verschrieben. Wenn ich öffentlich reden muss, leide ich oft an nervöser Erschöpfung. Während der Ferien habe ich das weniger.

Es ist wirklich sehr schmerzhaft. Manchmal weiß ich nicht, ob es mein Magen oder mein Rücken ist, und ich muss mich oft übergeben.

Momentan geht es mir besser, aber... die Blähungen und die Übelkeit gehen ja auch vorbei. Es geht mir aber immer erst besser, wenn ich mich übergebe. Es ist wohl eher ein Schweregefühl und Blähungen, weniger ein Schmerz. Das geht jedoch vorbei, wenn ich mich übergebe."

Haben Sie sich immer schon oft übergeben müssen?
„Als Kind übergab ich mich immer, wenn ich Husten hatte. Ich glaube, das ist ein konditionierter Reflex geworden.

Ich habe mich auch jedes Mal, wenn ich krank war, übergeben, selbst wenn es nichts mit meinem Magen zu tun hatte.

Es waren sehr heftige Anfälle und sind es immer noch. Ich habe das Gefühl, es muss alles heraus, bis nur noch Galle übrig ist."

Was sind das für Situationen?
„Vor allem wenn ich mich in ungewohnten Situationen befinde, oder wenn ich aufgeregt bin. Manchmal kann ich es mir nicht erklären, ich verstehe es nicht. Wenn ich viel esse oder in Eile bin, oder angespannt und nervös bin... Es ist eine Erleichterung, die Toilette aufzusuchen, nicht nur um mich zu übergeben."

Ehefrau fügt hinzu: „In der Vergangenheit übergab er sich fast täglich, sogar mehrmals täglich. Jetzt ist es nicht mehr so häufig.

Ich muss aber auch sagen, dass er einen ausgezeichneten Appetit hat und furchtbar viel isst, auch wenn man das nicht denken würde, wenn man ihn so ansieht."

Gibt es sonst noch körperliche Beschwerden?
„Ich hatte mehrfach Bandscheibenvorfälle in der Vergangenheit, besonders in Zeiten, wenn ich viel im Bett lag. Es gab eine Zeit, da liebte ich es, so oft wie möglich im Bett zu liegen, aber jetzt ist es beinahe befreiend aufzustehen. Ich habe viele Rückenschmerzen und es ist schwierig für mich, eine bequeme Stellung im Bett zu finden, in der ich keine Schmerzen habe. Wenn ich in einem Sessel einschlafe, und das tue ich fast jeden Abend, fällt mir das Aufstehen leichter als vom Bett aus. Und das, obwohl mein Sessel noch nicht mal besonders bequem ist."

Beschreiben Sie mir den Rückenschmerz.
„Es ist ein Schmerz in der Lendengegend. Mein Rücken ist fast immer sehr steif. Wenn ich mich nach vorne beuge, tut es weh, und wenn ich mich abrupt bewege,

• *Ammonium iodatum* •

ist es ein stechender Schmerz. Bestimmte Bewegungen lösen es aus. Wenn ich in der Schule am Schreibtisch sitze und aufstehen möchte, ist es schwer, alles in Gang zu bringen. Das bringt meine Schüler zum Lachen.

Ich bewege mich dann ganz langsam, Stück für Stück, bis es vorbeigeht.

Ich fühle mich viel besser, wenn ich den Rasen mähe oder irgendeine Arbeit im Haus verrichte. Sobald mir durch Bewegung warm wird, kann ich alles tun, selbst in der Kälte. Ich kann einen ganzen Nachmittag lang arbeiten oder spazieren gehen.

Häufig fällt es mir schwer, in Gang zu kommen, aber ich schaffe es doch, die Dinge zu erledigen, die ich tun muss."

Gibt es noch weitere Probleme?
„Meine linke Schulter war kürzlich steif. Ich hatte Schwierigkeiten, sie zu bewegen, deshalb musste ich mich operieren lassen. Dann ging ich zu einem Heiler, einem bescheidenen Mann vom Lande, der Dialekt spricht. Nach fünfzehn Sitzungen ging es besser.

Man sagt manchmal, dass ein Schmerz einen anderen vertreibt. Wenn mein Rücken schmerzt, dann tut meine Schulter weniger weh. Ich habe auch viel Zahnschmerzen. Aber die Hauptursache für meine Sorgen ist meine Schulter gewesen ... bis ich von diesem Mann behandelt wurde.

Jetzt macht sie mir im Alltag oder wenn ich sie bewege nicht mehr so viel zu schaffen. Es gab eine Zeit, da konnte ich nicht einmal mehr meinen Arm heben."

Wie war das?
„Es fühlte sich an, als ob mir jemand in den Nacken geschlagen hätte. Ich muss ziemlich still halten, bis es weg geht. Wenn ich mich wieder bewege, dann ist es schon besser. Aber es ist eine große Anstrengung."

Gab es einen Auslöser für diese Beschwerden?
Ehefrau: „Er fiel damals von einer Leiter und verletzte sich die Sehnen. Wir haben nie verstanden, wie es passierte, aber er pflückte Kirschen und war ganz oben im Baum ..."

Was ist mit dem Hören? Seit wann ist das so?
Ehefrau: „Er ist seit ungefähr 30 Jahren schwerhörig."

„Mir fiel es auf, wenn ich mich aus der Nähe mit Menschen unterhielt oder beim Fernsehen. Mehrere medizinische Untersuchungen blieben ohne Ergebnis. Zuerst schien es ein Problem mit meinem Gehirn zu sein, dann machte man ein CT, das auch nichts zutage brachte. Man dachte, es könnte etwas Ernstes sein. Es gibt ja noch so viel zu entdecken in der Medizin.

• *Ammonium iodatum* •

Meine Mutter war auch ganz taub und mein Vater auf einem Ohr. Aber ich weiß immer noch nicht, was ich habe. Ich weiß nicht wieso, aber um die Abendzeit scheine ich besser zu hören, und all die Geräusche, die mir normalerweise nichts ausmachen, stören mich. Zum Beispiel die Geräusche, die meine Frau in der Küche macht. Und den Fernseher muss ich leiser stellen, sonst werde ich verrückt.

Ich ertrage es nicht, wenn andere Leute Plastikflaschen zerknüllen, um sie kleiner zu machen. Ich muss den Raum verlassen. Ich frage mich, warum ich den Anblick und das Geräusch nicht ausstehen kann. Es stört mich so unglaublich.

In meinem Kopf höre ich so viele verschiedene Geräusche. Früher habe ich mich übergeben und bekam Schwindelanfälle, wenn es so stark war.

Vielleicht ist es wichtig, Ihnen zu erzählen, dass ich häufig Mittelohrentzündungen hatte, als ich ein Kind war. Doch das ist normal, glaube ich. Viele meiner Schüler haben das, und wenn sie größer werden, geht es vorbei."

Seit wann haben Sie Depressionen?
„Seit 35 Jahren in etwa. An einem bestimmten Punkt meines Lebens bekam ich Angst in Menschenmengen und vor dem Reisen, und es fiel mir unendlich schwer, zur Schule zu gehen. Dann fing ich an, verschiedenste Medikamente zu nehmen.

Vor 28 Jahren hatte ich dann noch eine große Krise. Den ganzen Sommer lang blieb ich im Haus und erbrach mich permanent, bis es sich dann auf einem gewissen Niveau stabilisierte. Ich tat meine Pflicht als Lehrer, aber nicht viel mehr. Ich hatte zu nichts Lust.

Dieses Jahr habe ich angefangen, wieder mal in mein Dorf zu gehen, aus dem ich komme. Es schien mir beinahe, als erwachte ich aus einem Traum. Wenn ich dorthin gehe, habe ich das Gefühl, niemals weggegangen zu sein, es ist so ruhig und friedlich dort. Vor ein paar Monaten fingen wir an, wieder kleine Ausflüge zu unternehmen. Es fing alles vor kurzer Zeit an.

Wenn ich mich allerdings weit von meinem Auto entferne, das einen Ort der Sicherheit für mich darstellt, eine zweite Heimat... dann ..."

Was war das für ein Punkt in Ihrem Leben, als es begann?
„Je mehr ich mich das frage, desto weniger verstehe ich es. Es kam einfach von einem Moment zum anderen. Ich habe alles gemacht, um es behandeln zu lassen. Man hat mir gesagt, wenn es heutzutage passieren würde, innerhalb einiger Tage eine Besserung eintreten würde, weil man so viel bessere Medikamente hat. Aber damals...

Ich glaube, wenn das Agnelli [prominenter Geschäftsmann, Ex-Chef von Fiat] passiert wäre, hätte es nicht so viele Jahre gedauert, bis man ihm hätte helfen können."

Ammonium iodatum

Aber was ist die erste Situation, in der Ihnen Ihre Ängste bewusst wurden?
„Es fing alles an, als ich bei einem Fußballspiel war. Ich war inmitten der Menge, die den Platz verließ und fing an, mich unwohl zu fühlen. Eine Weile später wurde mir auf der Autobahn übel. Von da an... Ich musste alles aufgeben, außer der Schule und meiner Familie."

Ehefrau: „Es gab Probleme mit dem Schulrektor, und als mein Mann aufstand, um zu gehen, musste er sich erbrechen."

„Ja, wie ein Kind, das, sobald es das Klassenzimmer betritt, um Erlaubnis fragen muss, wieder zu gehen, weil es sich übergeben muss. Ich hatte einige Kinder mit diesem Problem, und ich konnte sie immer gut verstehen. Vielleicht war ich der Einzige, der sie verstand.

Ich spüre, dass sie große Schwierigkeiten haben, sich zu integrieren, fürchterliche Schwierigkeiten. Ich glaube, dass die Gesetze nur für die Mehrheit der Menschen sinnvoll sind, aber nicht für alle. Wir nehmen die Minderheiten nicht zur Kenntnis, aber sie sind eigentlich diejenigen, die die Stabilität einer Gesellschaft ausmachen.

Es sind so viele, die es nicht schaffen, weil sie überfordert sind. Man kann nicht eine generelle Entscheidung treffen, dass alle Kinder mit sechs Jahren in die Schule gehen müssen. Manche sind ja noch nicht einmal mit 16 Jahren reif dafür.

Es sind aber wohlgemerkt nicht die Kinder, die zu Einzelgängern werden wollen. In keiner Weise. Sie würden gerne integriert sein, aber die Menschen sind in Eile, folgen ihren eigenen Rhythmen, gehen zu Fußballspielen oder sonst was. Es sind so viele, und sie tun tausend verschiedene Dinge und jeder von ihnen fügt sich ein.

Aber die anderen, die Außenseiter, sind auch ein Teil dieser Welt, und sie können eben nicht alle Regeln akzeptieren. Weil diese Regeln sie erdrücken und vernichten würden. Deshalb enden sie, wenn sie keine Eremiten werden wollen, als Drogenabhängige, Anarchisten, Fußballrowdys, eben als Leute, die, anstatt sich einen Platz außerhalb der Gesellschaft zu suchen, ihren Platz darin beanspruchen und dafür kämpfen, obwohl sie von Anfang an wissen, dass sie verlieren werden. Aber sie sorgen dafür, dass sie gehört werden. Immerhin."

Wie geht es mit dem Schlafen?
Ein paar Stunden lang schlafe ich gut. Ich nehme ja Noprom, ein Antihistaminikum (*Das Medikament hat Schläfrigkeit als Nebenwirkung. Es wird normalerweise Kindern verschrieben, selten Erwachsenen. Die Medikamente für Erwachsene wirkten bei ihm nicht.*). Dann aber wache ich auf und die Folter beginnt; ich kann keine bequeme Stellung finden. Wenn das Wetter umschlägt, schlafe ich noch schlechter. Ich muss aufstehen, um Wasser zu lassen, ich bin unruhig und es fällt mir schwer, wieder einzuschlafen.

• *Ammonium iodatum* •

Gibt es Träume?
„Ja. Manchmal erinnere ich mich auch an sie. Ich träume von allem ein bisschen. Manchmal träume ich von Reisen. Glücklicherweise bin ich dann nicht wirklich auf Reisen, wenn ich aufwache. Ausflüge in meiner Gegend. Ich bin überrascht, weil ich in Situationen komme, in denen ich mich normalerweise nicht befinde.

Als ich jung war, hatte ich einen Traum, an den ich mich jetzt erinnere. Es muss etwas sein, das ich nicht mehr habe. Es war immer diese Geschichte, die sich ums Reisen drehte und dass ich das Dorf nicht erreichen konnte. Wenn ich aus dem Haus ging, trat ich in Scheiße und bekam Panik, weil ich zur Schule musste oder zur Messe... ich kann mich nicht erinnern. Meine Schuhe rochen, obwohl ich sie gereinigt hatte."

Was ist mit körperlicher Betätigung?
„Mir geht es oft besser, wenn ich körperlich aktiv war und ich abends richtig müde bin. Ich muss tagsüber Dampf ablassen.

Zum Beispiel verbrachte ich gestern den ganzen Nachmittag damit, einen Walnussbaum zu zerkleinern, damit ich ihn zum Entsorgungsplatz bringen konnte. In kleine Teile, damit sie alle in mein kleines Auto passten. So kann ich es leichter loswerden. Dieses Holz brennt nicht sehr gut und keiner weiß mehr, wie man aus Walnussholz Möbel herstellt."

Was tun Sie sonst in Ihrer Freizeit?
„Ich schnitze gerne Krippenfiguren oder andere Dinge aus Holz.

Ich schaffe etwas, und dann fotografiere ich es. Tiere, Landschaften, Gesichter. Es ist eine Leidenschaft, die in den letzten Jahren stärker geworden ist. Ich bin besonders an Gesichtern interessiert."

Welche Medikamente nehmen Sie ein?
„Verschiedene Beruhigungsmittel und Antidepressiva. Ich gehe zu einem Psychologen und zu einem Facharzt für nervöse Erschöpfung, weil der Arzt, der beides behandelt hat, verstorben ist. Schon vor Jahren.

Wenn ich Ihnen alles erzählen soll: ich hatte eine Prostataoperation. Das Ergebnis ist, wie ich befürchtete, ein verringertes sexuelles Verlangen und verringerte sexuelle Befriedigung. Als ich die Antidepressiva zurückgestuft hatte, bekam ich die gleichen Probleme wie davor. Ich reduziere sie vorsichtig, denn es geht mir gerade recht gut.

Tatsächlich ist es so, dass die meiner Meinung nach recht eingeschränkte sexuelle Beziehung zu meiner Frau sich in letzter Zeit normalisiert hat. Die Prostata hat man mir jedoch zu früh entfernt, das war keine wirklich gute Idee. Ich habe eine hässliche Narbe davon zurückbehalten und es ging mir seither nie mehr richtig gut. Ich habe keine Sympathie für Chirurgen, für Ärzte im Allgemeinen nicht."

Was hatten Sie an der Prostata?
„Sie war stark vergrößert, und ich musste nachts oft aufstehen, um Wasser zu lassen. Danach war es noch schlimmer. Wieder keine sexuelle Befriedigung, in einer anderen Form, ich war eingeschränkt."

Welche Beschwerden gab es noch in der Kindheit?
„Als Kind hatte ich jahrelang Asthma. Das wurde besser, als ich heranwuchs, aber es verschwand niemals ganz. Ich glaube, es hatte mit meiner Persönlichkeit zu tun, weil es fast ganz aufhörte, als ich mich in psychiatrische Behandlung begab.

Ich habe wenige Erinnerungen an meine Kindheit, außer dass ich häufig Husten und Bronchitis hatte. Ich weiß noch, dass unser Hausarzt einige Male in Erwägung zog, mich ins Krankenhaus einzuweisen. Er war jedoch ein sehr guter Arzt und behandelte mich ein paar Mal wegen einer Lungenentzündung zu Hause, obwohl er zwei Mal täglich kommen musste und wir ihn zu jeder Tages- und Nachtzeit anrufen konnten.

Er begriff, dass ich gestorben wäre, wenn er mich ins Krankenhaus geschickt hätte."

Mittelanalyse von Ammonium iodatum

Ideen der Seminarteilnehmer

- Dieser Mann hat eine gewisse Vermeidungs- oder Rückzugsstrategie. Er kann nicht hören und nicht sehen; seine Welt ist sehr, sehr klein.
- Er scheint selbst aufgrund kleiner Beschwerden fast gestorben zu sein.
- Es ist eine Art Selbstbestrafung und eine fast autistische Lebensweise erkennbar.
- Er ist empfindlich gegenüber den Gerüchen der Gesellschaft, braucht jedoch den Kontakt zur Gesellschaft. Dieser Kontakt ist aber leblos, er fotografiert.
- Er ist sehr kindlich, sogar seine Schlaftabletten sind eigentlich für Kinder gemacht.
- Er muss sämtliche Sinne verschließen, sonst muss er sich übergeben.
- Er hat Mitgefühl mit den Kindern in seiner Klasse.
- Als er Rückenschmerzen hatte, war der einzige Mensch, der ihm half, dieser Bauer.
- Trotz seines Bandscheibenvorfalls und der Rückenschmerzen war er in der Lage, harte körperliche Arbeit zu vollbringen, indem er einen ganzen Baum zerteilte.

• *Ammonium iodatum* •

Es besteht kein Zweifel, dass es sich hier um ein *Ammonium*-Mittel handelt. Die andere Seite ist besonders charakterisiert durch seinen Rückzug.

Ist das ein *Iodatum*-Fall? Die Gesellschaft findet er beschissen. Er benutzt seinen Ekel, um sich von Leuten fern zu halten. Da Beziehungen ein Thema darstellen, muss es sich um ein Halogen handeln. Es ist eine gewisse Ambivalenz vorhanden; er braucht zwar Beziehungen, aber er selbst lässt sie fast unmöglich werden.

Aus dem, was seine Frau sagt, ist zu schließen, dass er überaktiv ist. Wenn er von der Schule nach Hause kommt, schließt er sich in seinem Zimmer ein und arbeitet an seinen Fotos oder an Collagen. Dies ist jedoch keine Unruhe, die für andere ohne weiteres sichtbar ist. Es ist eher ein Überarbeiten, das oft bei den Halogenen zu finden ist. Andererseits ist er jemand, der mit seiner Frau zu Hause keine besonders gute Beziehung hat; er arbeitet sehr viel, um Kontakt zu vermeiden und davor zu flüchten.

Solche Menschen haben die Fähigkeit, gute Schnappschüsse oder Fotocollagen von Beziehungsthemen zu machen. Und sie vermitteln den Eindruck, fast zu genau hinzusehen, was mit dem Jodanteil zu tun hat.

Warum ist dies kein Fall von *Ammonium muriaticum*? Er macht nicht den Anschein eines Menschen, der Beziehungen eingeht und wieder abbricht. Er scheint auch nicht die Wut und den Kummer der *Muriaticum*-Menschen zu hegen. *Muriaticum*-Menschen brechen Beziehungen eher ab, als in einer Situation zu verharren, die nicht funktioniert. Wenn sie ihre Geschichte erzählen, geht es immer darum, was sie nicht vergessen und nicht vergeben können. Man hat bei ihnen den Eindruck, dass sie einen Kummer brauchen, den sie kultivieren und mit den Schlechtigkeiten ihrer Mitmenschen anreichern können.

Iodatum-Menschen, auf der anderen Seite, ziehen sich einfach zurück.

Alle Halogene zeigen eine gewisse Aggressivität in ihren Beziehungen, die auf unterschiedliche Art und Weise ausgelebt wird. Im Falle von *Iodatum* wird die Anwesenheit anderer Menschen einfach ausgeblendet. *Muriaticum*-Menschen sind viel aktiver: „Du verstehst mich nicht! Es ist unmöglich, dass wir uns verstehen."

Im Repertorium gibt es sehr wenige Rubriken, die *Ammonium iodatum* beinhalten.

Können wir die Hypothese irgendwie in Form von Symptomen stützen?

Wenn Sie sich die Krankheiten ansehen, die dieser Mann in seiner Kindheit hatte, finden Sie asthmatische Probleme und einen Husten. Das ist typisches *Iodum*-Material.

Die folgenden Rubriken sind die einzigen, in denen dieses Mittel im Repertorium zu finden ist.

Ammonium iodatum

Schwindel, Morbus Menière
Schwindel, syphilitisch
Kopf, Schmerz
Kopf, Schmerz, jungen Menschen, bei
Ohr, Geräusche
Ohr, Geräusche, Schwindel, mit
Kehlkopf, Entzündung
Kehlkopf, Entzündung, chronisch, Katarrh
Atmung, asthmatisch
Atmung, asthmatisch, alten Menschen, bei
Brust, Ödem der Lunge
Brust, Entzündung, Bronchien, Bronchitis
Brust, Entzündung, Bronchien, Bronchitis, Kindern, bei
Brust, Entzündung, Lungen, Pneumonie
Brust, Entzündung, kapilläre, Bronchien
Brust, Entzündung, chronische, Bronchien
Brust, Entzündung, kruppös, Lunge
Allgemein, Arteriosklerose

Alle Halogene sind für Allergien geeignet. Eine Allergie belegt, dass man sich mit der äußeren Welt nicht auseinandersetzen möchte.

Iodum ist vertreten in der Rubrik:

Gemüt, empfindlich, äußeren Eindrücken, gegenüber allen: anac., arg., arn., ars., aur., bac., bani-c., bell., canth., caps., carc., cast., cham., choc., clem., cocc., coff., colch., corv-c., gaert., hep., hydrog., iod., just., kola.,lac-c., lach., lap-c-b., lar-ar., lyc., nit-ac., nux-v., ph-ac., phos., plat., sanic., staph., stry., sul-i.

Folgende Symptome sind bei *Iodum* zu finden:

1. *Träume, Exkremente*
2. *Träume, beschmiert mit Exkrementen sein*
3. *Träume, beschmieren, sich mit Exkrementen*
4. *Träume, Waten im Kot*

Das war mein erster Fall von *Ammonium iodatum*. Zuerst gab ich ihm einen Monat lang *Ammonium carbonicum* ohne Erfolg. Dann studierte ich den Fall erneut und gab *Ammonium iodatum* in Q1. Nach ein paar Tagen bekam der Patient Atemsymptome mit Schwindel und setzte das Mittel ab. Es ging ihm besser, dann kam ein Rückfall. Ich reduzierte die Einnahme auf zwei Mal wöchentlich, daraufhin wurde er stabil und war nach und nach in der Lage, seine allopathischen Medikamente im Einvernehmen mit seinen Spezialisten zurückzufahren.

Fall 18: Verlauf

Bei der nächsten Konsultation berichtete seine Frau, dass er zu Hause „mehr präsent" sei. Wenn sie kochte, beklagte er sich nicht mehr so häufig über die Gerüche und Geräusche. Sein Sexualleben war unverändert.

Nach zwei Monaten erhöhte ich *Ammonium iodatum* auf Q2. Er zögerte, seine allopathischen Medikamente abzusetzen, obwohl seine Spezialisten ihm dazu rieten.

Fünf Monate später kam er alleine zur Konsultation.

Er gab zu, dass er Angst davor hatte, seine allopathischen Medikamente abzusetzen. Er mochte es, dass diese die schädlichen Stimuli, die er um sich herum wahrnahm, dämpften: seine Familie, seine Arbeit, die Schulkinder, die ihn sogar zu Hause besuchen wollten. Er erklärte, dass er nur als Lehrer arbeitete, weil seine Frau darauf bestand. Er wollte als Fotograf arbeiten, aber es war eine starke Familientradition vorhanden – sein Vater und seine Mutter waren beide Lehrer.

Als er jung war, hielten sie ihn für einen klinischen Schwachkopf. Das Lernen machte ihm keinen Spaß, und er schämte sich für seine Familie. Er lebte in einem kleinen Dorf, in dem jeder über jeden Bescheid wusste. Er liebte es, Bilder zu betrachten und das Spiel des Lichts darauf zu beobachten, das den Bildern Sinn gab.

Er glaubt, dass er heutzutage als Kind vielleicht einen Sonderpädagogen als Lehrer bekommen würde, weil er ja vorgab, dumm zu sein. Als er die Schule abgeschlossen hatte, baute er sich eine eigene Dunkelkammer, in der er den ganzen Tag blieb und seine eigenen Fotografien entwickelte. Er vermutet, dass er damals depressiv war, weil seine Eltern ihm einen Job als Kunstlehrer an der Schule vermittelten. Er unterrichtete die Kinder in technischen Fächern.

Sein Kommentar dazu ist, dass das eine „dumme" Beschäftigung war, aber dass es für seine Eltern von Wichtigkeit war, dass er unterrichtete. In den Lehrerkonferenzen benahm er sich, als sei er dumm. Die Lehrer riefen ihn nicht einmal, um eine Glühbirne zu wechseln, also fühlte er sich total nutzlos. Der Hausmeister wurde in seinen Unterricht geschickt, um ihm zu helfen, und er tat alles, was er konnte, um seine Kündigung zu provozieren. Anstatt zu unterrichten, las er Zeitung, aber er schaffte es immer noch nicht, hinausgeworfen zu werden.

Einmal kritisierte ihn der Rektor vor seiner Klasse, aber dieser war auch ein Freund seines Vaters. Je mehr der Rektor ihn beobachtete, desto mehr betrachtete er ihn als einen Popel.

Ich bat ihn, von seinem Vater zu erzählen.

„Er war die Katastrophe meines Lebens." Der Vater war anscheinend eine unbestechliche Persönlichkeit, respektiert im Dorf, er war sogar einmal Bürgermeister. Der Patient fand heraus, dass der Vater eine homosexuelle Affäre hatte [*weint beinahe*] und dass seine Mutter darüber Bescheid weiß. Das war die ekelhafteste Erfahrung seines Lebens. Seine Frau lernte er an der Schule kennen, und sie konnte den Rektor auch nicht ausstehen. Sie war die erste Frau, die über das lachte, was er sagte. Zu Hause machte sie alles.

Er sagte, er fühle sich besser und aktiver. Er wollte etwas Interessantes tun. Seine Fotografien hatte er noch nie ausgestellt, weil er nicht durch Aufträge gestört werden wollte. Er ging umher und „suchte die Gesichter von Menschen", und es dauerte oft tagelang, bis er die richtige Aufnahme hatte. Er liebte Bilder, die eine Geschichte erzählen – ganz gewöhnliche Gesichter, die normalerweise niemand fotografieren würde. Er mochte es, einen Gesichtsausdruck einzufangen und die Schönheit eines gewöhnlichen Gesichtes hervorzubringen. Das war seine Leidenschaft.

Er ertrug Gerüche besser und auch Geräusche schienen ihn nicht mehr so stark zu stören. Er nannte sein Hörgerät seinen Lebensretter, denn er konnte mit dieser wundersamen Maschine Lärm abstellen. Er hatte viel Geld dafür ausgegeben; davor hatte er verschiedene Modelle ausprobiert und fand dann dieses am besten. Das Modell, das er davor hatte, war alt und sperrig und sah nicht sehr attraktiv aus. Eines Tages ging er durch das Dorf und sah ein interessantes Gesicht. Er folgte der Person und versuchte, heimlich eine Aufnahme zu machen. Es stellte sich heraus, dass dieser Mann ein Hörgeräteakustiker war, der ihm dann ein neues Gerät anfertigte.

Er dankte mir und sagte, ich hätte ihm anders als die Ärzte, die ihn nur betrogen hätten, geholfen. Er schätzte diese Hilfe sehr und fragte sich gleichzeitig, warum die Konsultation bei mir so viel Geld kostete.

Ich gab ihm eine Q5, die er wegen Schwindelanfällen absetzte. Die allopathischen Medikamente konnte er absetzen, und er beendete die Besuche bei seinem Psychotherapeuten.

Mit seiner Frau erlebte er mehr sexuelle Intimität und hatte das Gefühl, nochmals seine Jugend zu erleben. Er hatte das Gefühl, seiner Frau gegenüber nicht mehr länger stillhalten zu können. Er liebte sie nicht und sah sie als Gefährtin. Er wunderte sich, dass sie ihn ertragen konnte und sich zu seiner Krankenschwester gemacht hatte und hatte das Bedürfnis herauszufinden, was sie von ihm wollte.

Einige Tage zuvor hatte er bemerkt, wie das Licht schön auf ihrem Gesicht reflektierte. Er machte ein Foto und erkannte zum ersten Mal, wie schön sei-

Ammonium iodatum

ne Frau war, trotz ihrer Falten. Sie erinnerte ihn an die nordamerikanischen Indianer, ihr Gesicht hatte durch die Sonne die Farbe von Terracotta angenommen. Er sah, dass jede Falte eine Geschichte zu erzählen hatte (die zum Teil von ihm selbst geschrieben worden war). Früher fühlte er sich schlecht deswegen, aber nun sah er sich als Bildhauer, der die Falten im Gesicht seiner Frau geschaffen hatte. Er fühlte sich auch als Räuber, der den Leuten, die er fotografiert hatte, ihren Gesichtsausdruck gestohlen hatte.

Das Gehör verbesserte sich nicht. Es wurde keine Otosklerose festgestellt.

Was die Halogene angeht, so sehe ich, dass sich die Überaktivität in jedem Patienten anders darstellt. Es ist wichtig, das „Wo, Wann, Wie" der Aktivität und die damit assoziierten Gefühle zu erkennen. Halogene sind überaktiv, um Beziehungen aus dem Weg zu gehen. Bei *Iodum* ist dies besonders ausgeprägt; zu viel zu tun zu haben ist eine Ausrede, um sich zurückziehen zu können. Der Patient in diesem Fall sagte, er sei mitunter verärgert über seine Frau, weil sie so viel Mitgefühl und Toleranz für ihn aufbringe.

Überaktivität ist häufig mit sozialer Anerkennung gekoppelt, aber bei den *Ammonium*-Mitteln ist das nicht der Fall. Die Überaktivität der *Ammonium*-Patienten richtet sich auf eine bestimmte Sache, die sie von der Gesellschaft abgrenzt oder in Opposition bringt. *Iodum* bezweckt damit eher eine Flucht. Flucht ist ein allgemeines Thema für Halogene, während die Besonderheit bei *Ammonium* in der Opposition zur Gesellschaft liegt. Im vorliegenden Fall besteht eine Art gesellschaftlicher Phobie, die stärker als Misanthropie ist. *Iodum* geht Menschen nicht nur aus dem Weg, es ekelt sie regelrecht vor ihnen.

Ammonium valerianicum

Fall 19: Erstanamnese

Eine Dame von 66 Jahren. Sie besitzt ein Ladengeschäft. Ihre Art sich zu kleiden und ihr Benehmen sind extrem konservativ, ja sogar altmodisch. Mit ihrem Ehemann stritt sie sich während der Konsultation über eine Stunde lang. Alles an ihr ist übertrieben und ihre Symptome beschreibt sie höchst dramatisch.

Sie wirkte nicht sehr sauber, hatte z.B. ungepflegten Nagellack und schien sich nicht um ihr Erscheinungsbild zu kümmern.

„Vor vielen Jahren sagte mir mein Gynäkologe, dass ich eine kleine Operation durchführen lassen müsste. Zu der Zeit gab es jedoch im Krankenhaus keinen freien Platz. Und als man mich dann anrief und ich kommen konnte, waren meine beiden Kinder krank im Bett, so dass niemand mit mir gehen konnte. Dann vergaß ich die Geschichte vollständig. Offensichtlich machte es mir zu der Zeit nicht so sehr zu schaffen.[1]

Dann kam das andere Baby, und ich vergaß die Angelegenheit…

Ich merkte, dass ich plötzlich alt geworden war und eines schönen Tages fiel mir ein, was der Gynäkologe gesagt hatte. Ich ging noch mal zu ihm, aber er war schon verstorben, also ging ich zu einem anderen, der mir sagte, es handele sich um einen erschlafften Muskel. Er gab mir Medikamente, weil ich versuchen wollte, um eine Operation herumzukommen. Ich habe jedoch gelernt, die Kontraindikationen auf dem Beipackzettel wichtiger zu nehmen als die Indikationen, und da stand, man solle diese Medizin nicht nehmen, wenn man ein Glaukom hat. Alle Medikamente, die bei diesem Problem eingesetzt werden, haben jedoch diese Kontraindikation bei Glaukomen. Das sagte ich ihm, aber er sagte, es gäbe keine Alternative. Deswegen bin ich hier.

Sobald ich den Drang verspüre, Wasser zu lassen, kommt es auch schon, und ich schaffe es nicht mehr rechtzeitig zur Toilette. Deshalb vermeide ich es auszugehen. Manchmal passiert es, wenn ich lache oder huste. Das sind so Dinge, die einen anfangs nicht sehr stören. Ich habe zuerst nicht bemerkt, dass ich ein Problem hatte und vergaß es jahrelang. Nur gelegentlich war meine Unterwäsche nass, aber wem passiert das nicht?

---

[1] Die Kinder waren bereits erwachsen, aber zu krank, um mit ihr ins Krankenhaus gehen zu können.

Ammonium valerianicum

Seit zwei Jahren stört es mich allerdings beträchtlich. Ich habe auch schrecklich brennende Schmerzen, ein Gefühl wie glühendes Eisen. Es ist ein innerlicher Schmerz, nicht am Ausgang der Harnröhre. Es erinnert mich daran, als ich Herpes zoster hatte. Ich weiß, dass es kommt, bevor ich Wasser lasse, und dann werde ich schon nervös und bekomme einen Krampf. Nach dem Wasserlassen brennt es wieder sehr stark, und das geht erst nach Stunden vorbei.

Ich habe das Gefühl noch nie beschrieben. Ich habe nicht viel Zeit, mich um meine Zipperlein zu kümmern, auch wenn mein Mann mir da nicht zustimmt. Er sagt, ich sei ein Hypochonder."

Ehemann: „Sie hat eine Anti-Doktor Einstellung. Wenn man krank ist, dann geht man zum Arzt. Sie ist gegen viele Dinge allergisch, gegen zu viele Dinge."

„Du bist still! Ich kann nicht so viele Medikamente nehmen, denn die haben ja alle die gegenteilige Wirkung. Geben sie mir niemals Valium, denn ich springe davon aus dem Bett! Ich hatte Appendizitis und hatte die ganze Nacht Alpträume wegen der Beruhigungsmittel, die man mir gegeben hatte. Beruhigungsmittel verursachen bei mir Alpträume und ich sehe alle möglichen Dinge. Ich kann mich nicht erinnern, nur daran, dass ich ein völliges Durcheinander in meinem Kopf hatte. Viele Medikamente haben bei mir einen Effekt, der gegenteilig zu dem ist, den sie erzielen sollen. Es gab einmal eines, das mich stärken sollte, aber die Wirkung war, dass ich am Arm meines Mannes hing und im Halbschlaf umherging. Sobald ich aufhörte, es einzunehmen, ging es mir sofort besser. Mein Sohn nahm sie dann statt meiner.

Tee macht mir zu schaffen. Früher war ich verrückt nach Kaffee, schon als Kind, aber meine Mutter gab mir keinen. Dann gab es Malzkaffee, aber ich konnte selbst damit die ganze Nacht nicht schlafen. Nachdem ich Kaffee getrunken hatte, schlief ich tief und fest, auch wenn es lange dauerte, bis ich einschlief.

Einmal gab man mir Kamillentee und ich war die ganze Nacht wach.

Meine Mutter sagte, ich sei im Widerspruch zu Gottes Gesetzen.

Es dauerte zu lange."

Ehemann: „Sie hatte eine Hysterektomie und eine Mastektomie."

„Die Hysterektomie hatte ich vor 28 Jahren. Ich hatte so viele Fibrome. Nichts Großes, so weit ich mich erinnere. Ich weiß nicht einmal mehr, warum ich damals zum Gynäkologen ging, so lange ist das her. Man sagte mir, es sei eine ernste Angelegenheit. Ich habe nicht lange darüber nachgedacht. Wenn etwas getan werden muss, dann mache ich es eben. Ich erinnere mich, dass ich dem Arzt sagte, er solle die Operation gleich durchführen, denn wenn ich nach Hause ginge, würde ich nie wieder einen Fuß in ein Krankenhaus setzen. Es gibt Dinge, die tut man und vergisst sie wieder, jedenfalls die Einzelheiten.

• *Ammonium valerianicum* •

Mit 40 Jahren hatte ich einen gutartigen Tumor in der Brust. Ich hätte ja zumindest eine andere Krankheit bekommen können, aber ich habe eben keine Phantasie. Die Ärzte machten sich gleich an die Arbeit. Man muss sie nur schneiden lassen, dann sind sie glücklich. Ab damit! Wenn etwas herausgeschnitten werden muss, dann lasst es uns tun und nicht mehr darüber nachdenken!

Ich fühlte einen Knoten, nachdem mein Mann mir auf die Brust geschlagen und mir sehr weh getan hatte. Ich tue mir ja nicht selbst weh."

Ehemann: „Du hattest auch Herpes. Das musst du dem Arzt erzählen."

„Was hat das denn damit zu tun? Dafür gibt es keine Behandlung. Kann man Herpes heilen? Nein! Also, warum zum Teufel musst du das denn erzählen?

Ich hatte brennende Schmerzen im Gesicht, die ich meinem schlimmsten Feind nicht wünschen würde [*wörtlich sagte sie: einem Hund*]. Stellen sie sich vor: eines Nachts wachte ich auf und roch verbranntes Fleisch. Da dachte ich, ich wäre auf einem Grill eingeschlafen. Früher schlief ich manchmal am Küchentisch ein und träumte mit offenen Augen. Ich konnte deutlich den Geruch von verbranntem Fleisch wahrnehmen und mein ganzes Gesicht brannte."

Ehemann: „Der Optiker sagt, es hätte nichts damit zu tun, aber danach bekam sie das Glaukom."

„Was redest du denn da? Willst du über all die Dinge reden, die man nicht behandeln kann? Dann sind wir morgen früh noch da und verschwenden die Zeit des Doktors. Du musst dir nicht die Mühe machen, eine Liste von all den Beschwerden, die ich habe, anzufertigen."

Ehemann: „Während der Menopause ging es ihr auch überhaupt nicht gut."

„Als ob es dir nicht schlecht gegangen wäre, als du deine männlichen Wechseljahre hattest!

Wer weiß, wann das Glaukom anfing. Ich war jahrelang nicht beim Optiker gewesen und ging hin, weil ich mit meiner Brille nicht mehr so gut sehen konnte, da sagte er mir, ich hätte ein Glaukom."

Ehemann: „Dann ging sie zu einem anderen, der sagte, sie hätte kein Glaukom. Aber sie nimmt trotzdem jeden Abend die Tropfen."

„Manchmal sehe ich doppelt, und dann sehe ich ein liebliches Wäldchen, mit einigen Bäumen und einem einzigen kleinen Häuschen. Wenn ich die Tropfen nehme, geht das weg.[2]

„Ich ging nur hin, um meine Augengläser kontrollieren zu lassen. Und er sagte mir, ich solle zu einem Psychiater gehen.

---

[2] Diese Wahnvorstellung stellt für sie das Glaukom dar.

• *Ammonium valerianicum* •

Manchmal habe ich Tagträume von diesem Häuschen. Aber wenn ich hineingehe, dann verlaufe ich mich, weil es viel größer ist, als es von außen scheint. Wie diese kleinen japanischen Autos, die mein Sohn verkauft. Von außen sehen sie aus wie eine bemalte Sardinendose. Ein kleines Auto, das sich zwischen all den anderen Autos verliert. Aber innen sind sie so geräumig wie eine Familienlimousine.

Mein diastolischer Blutdruckwert ist zu hoch, er liegt zwischen 110 und 115. Mit der richtigen Pille kann man ihn auf einem erträglichen Niveau halten, sagt mein Arzt. Meine Beine schwellen jedoch an.

Deshalb nehme ich die Blutdrucktabletten nicht. Gibt es nicht eine nette kleine Operation, die den Blutdruck korrigiert? Ich habe mal im Fernsehen gesehen, dass eine kleine Drüse oberhalb der Nieren entfernt wird und der Blutdruck dann konstant bleibt.

Aber machen Sie mir bitte keine falschen Hoffnungen. Ich kann es nicht ausstehen, wenn ich ausgetrickst werde und hasse Enttäuschungen. Um die Zeit, wenn ich normalerweise meine Periode hätte, spüre ich noch immer ein Brennen im Gesicht, es ist furchtbar schmerzhaft. Nur auf der linken Seite. Deswegen war ich schon bei einer Ihrer Kolleginnen, die mir etwas gab, das auf jeden Fall helfen würde. Sie sagte, es sei ein klassischer Fall, den man mit dieser Medizin behandle. Ich habe es noch in meiner Handtasche, ich bewahre alles auf. [*Lachesis*].

Wissen Sie wie viele von diesen kleinen Pillen sie mir gegeben hat? Wissen Sie wie viel Geld ich für nichts ausgegeben habe? Wissen Sie, dass ich einen Geschmack im Mund hatte, als ob ich verfaultes Fleisch gegessen hätte? Wissen Sie, dass ich ein so schlimmes Brennen im Mund bekam, dass ich drei Monate lang meine dritten Zähne nicht tragen konnte und sie nur zum Essen benutzte? Wissen Sie, dass die Hitzewallungen schlimmer als zuvor waren? Wissen Sie, dass ich zwei Mal meine dritten Zähne erneuern lassen musste, bei zwei Zahnärzten, und man mir letzten Endes sagte, es handele sich um ein neurologisches Problem?

Bitte heilen Sie meine Neuralgie nicht! Man hat mir schon so oft gesagt, dass man sie nicht heilen kann, und wenn ich eine Verschlimmerung ertragen muss, dann wäre es mir lieber, wir sagen jetzt Auf Wiedersehen und gehen nach Hause.

Ich bin schnell satt und ich mag nicht immer dasselbe essen. Ich koche nicht gerne. Ich esse gerne Fleisch und liebe Huhn in Schokoladensoße. Hatten sie schon einmal Patienten, die Huhn mit Schokolade essen?

Ich war vor ein paar Jahren mit meiner Schwester in Mexiko, und dort servierte man uns das in einem Restaurant. Nur ein Mexikaner kann sich so etwas ausdenken. Die ideale Vermählung: Huhn und Schokolade... Schade, dass ich das erst vor ein paar Jahren entdeckt habe. Sonst hätte ich einen Mexikaner geheiratet."

Ehemann: „Jetzt isst sie überhaupt kein Gemüse mehr, sie mag es nicht. Aber sie hat solche Verstopfung."

„Ich würde am liebsten nur Süßigkeiten essen. Doch dann stelle ich mich auf die Waage, und ich möchte nicht dick sein. Ich mag Süßigkeiten mit viel Sahne, Pudding und Schokolade.

Wenn ich im Bett liege, habe ich Schmerzen, die in meinem Rücken anfangen und dann zu den Hüften und bis in die Knie reichen. Es sind brennende Schmerzen, die unbeschreiblich sind. Wie Mäuse auf der Flucht aus der Hölle…- Das habe ich bei Wetterumschwüngen. Wenn ich ruhig auf dem Bett liegen bleibe, wird es nach einigen Stunden etwas besser. Doch ich ertrage die Schmerzen nicht, und ich mag das Bett nicht, deshalb stehe ich auf.

Ich kann Wetterumschwünge spüren. So wie ich alle plötzlichen Veränderungen spüre. Es fällt mir schwer, mich anzupassen, und dann kommt schon wieder eine Veränderung.

Ehemann: „Auf diese Art kann sie immer eine Extrazigarette rauchen."

„Wenn ich gehe, verschwindet der Schmerz. Ich würde sagen, es fühlt sich wie Ischias an, aber das hatte ich schon, und es geht nicht weg vom Gehen. Ich glaube, es ist ein bisschen wie der Schmerz in meinem Gesicht. Doch der Trigeminusnerv reicht ja nicht bis in den Rücken.

Ich hatte schon häufig Ischias. Auf welcher Seite weiß ich nicht mehr. Ich muss die Schmerzen einfach vergessen, aber letzten Endes kann ich das doch nicht.

Ich leide schon seit Jahren an Schlaflosigkeit. Ich nehme nur Melatonin, denn das ist das Einzige, was hilft. Die anderen Sachen vergiften mich und dann habe ich einen Monat lang diesen ekligen Geschmack im Mund und den Geruch von Medikamenten in der Nase.

Ich wache oft auf, ich wälze mich im Bett hin und her. Ich sollte stillliegen, aber ich schaffe das im Bett nicht. Nichts hilft dagegen.

So war ich schon als Kind. Ich schaffe es nicht, so zu sein wie alle anderen. Meine Mutter sagte das auch. Ich war immer das Gegenteil von allen anderen Familienmitgliedern und habe sie verrückt gemacht."

Ehemann: „Vor einigen Jahren wurde sie wegen Panikattacken behandelt, die sie während des Autofahrens bekam. Immer wenn sie im Auto war; es machte keinen Unterschied, ob sie fuhr oder ich. Das kannst du dem Doktor erzählen."

„Das zahle ich dir später heim.

Er hat es Ihnen erzählt, was soll ich dazu sagen?

Früher bekam ich die Panik nur wenn ich überholen musste. Wenn ich an meinem Platz blieb, passierte gar nichts. Aber manchmal war ich dann hinter einem Traktor. Wir leben auf dem Land, und da hat man die oft auf der Straße. Ich bin mit 30 km/h hinter ihnen hergefahren und konnte nicht überholen.

Einmal überholte ich jemanden, und dann sagte mir ein Mann, was er von mir hielt – ich war anscheinend der durchtriebenste Mensch auf der Straße. Nur weil er so langsam vor mir her fuhr...

Oh, ich weiß nicht, was er von mir hielt. Ein Fisch auf dem Trockenen. So wurde ich ja schon immer behandelt."

Mittelanalyse von Ammonium valerianicum

Ideen der Seminarteilnehmer

- Die Patientin hat eine veränderte Wahrnehmung: sie sieht kleine Häuschen, ihre Wahrnehmung der Größe des Autos ist unproportional.
- Die *Ammonium*-Seite zeigt sich in ihrem Ekel, dem Thema des „Fisches auf dem Trockenen", der Unfreundlichkeit gegenüber ihrem Ehemann, den Allergien und den ekelerregenden Geschmacksempfindungen.
- Das kleine Auto geht in der Menge der anderen verloren.
- Sie springt in schneller Reihenfolge von einem Symptom zum anderen.

Ihre Schmerzen beschreibt sie als „Ratten aus der Hölle". Sie beschreibt deutlich eine brennende Empfindung, als sie über die Ischiasschmerzen und den Herpes spricht. Dies ist jedoch häufig anzutreffen, wenn wir es mit Nervenentzündungen zu tun haben und kann deshalb eher als organisches Symptom gewertet werden, als dass es ihren generellen Empfindungen zuzuordnen ist.

- Sie beschreibt ihre Schmerzen als furchterregend. Böse Menschen werden in die Hölle geschickt. Zu Beginn der Konsultation erzählte sie, ihre Mutter habe gesagt, dass sie sich in ihrem Dasein gegen die Gesetze Gottes stelle. Sie spricht von verbranntem Fleisch, und das ist in gewisser Weise auch ein Bild aus der Hölle.
- Sie ist eine sehr eigenwillige, widerspenstige Person.
- Ihre Reaktionen auf Medikamente sind gegenteilig zu dem erwarteten Effekt. Das stellt ein für hysterische Persönlichkeiten typisches Paradox dar.
- Am Ende hatte man das Gefühl, dass man eigentlich nicht wusste, wegen welcher Beschwerden sie kam.
- Wenn sie über ihre Beschwerden sprach, schwang ein Gefühl von Hoffnungslosigkeit mit.

Bei solchen Patienten hat man am Ende oft selbst ein Gefühl von Hoffnungslosigkeit und Nutzlosigkeit. Sie haben all diese verschiedenen Leiden, doch man kann nicht genau sagen, was eigentlich mit ihnen los ist. Sie selbst konstatiert, dass man nichts tun kann. Sie kommt, weil sie um Hilfe und Unterstützung bitten will (und zieht folglich doch noch in Betracht, dass etwas getan werden kann). Doch in einer Mehrheit der Fälle bringen diese Patienten auf eine extreme Art und

Weise zum Ausdruck, dass ihr Leiden einfach so ist wie es ist, und Punkt! „Sehen wir mal, wie schrecklich meine ganze Existenz und mein Leiden sind."
- Sie braucht eine Beziehung, in der sie streiten kann (mit ihrem Ehemann), aber inwiefern unterscheidet sie sich von *Muriaticum*? Sie hat keinen Kummer und möchte die Beziehung nicht abbrechen. *Muriaticum* macht keinen hysterischen Eindruck und verfügt über viel Einsicht und inneres Verständnis.

Sie gibt eine Vorstellung, als wäre sie im Theater. Sie dramatisiert und betont, um deutlich zu machen, dass das alles zu viel und zu intensiv ist.

Die Lage des Falles erfordert eine symptomatische Herangehensweise. Es besteht der Eindruck, dass das zentrale Problem nicht gelöst werden kann. Alles spielt sich auf der Oberfläche ab. Die Symptome sind extrem, die Schmerzen übermäßig stark und unerträglich. Die Patienten erklärte, man solle lieber Teile ihres Körpers herausschneiden, als sie die Schmerzen länger ertragen zu lassen.

Repertorisation

Blase, Urinieren, unfreiwillig

Gemüt, Hysterie

Gesicht, Schmerz, neuralgisch

Allgemein, Schmerzen, neuralgisch

Schlaf, Schlaflosigkeit

Gemüt, Erregung, Schmerzen, während der

Schlaf, Schlaflosigkeit, Klimakterium, im

Sie gibt noch eine weitere deutliche Erklärung ab: Als der Gynäkologe ihr eröffnete, dass sie eine Operation brauchte, sagte sie, es müsse gleich passieren. Sie konnte den Gedanken nicht ertragen, leiden zu müssen.

Sie springt von einem Thema zum anderen. Hier muss man verstehen, warum sie das tut. Wenn jemand von einem Thema zum anderen springt, haben wir viele Möglichkeiten der Interpretation. Es könnte sein, dass jemand nur einen Leerlauf während der Konsultation vermeiden möchte, weil er die Stille nicht erträgt. Häufig ist es auch eine Strategie, um tieferes Nachfragen zu verhindern. Dies ist dann kein rationaler Entschluss mit der Absicht abzulenken, sondern das genaue Gegenteil: ein verzweifelter Ruf, man möge doch verstehen was sich abspielt.

Diese Menschen leben in einer Welt der Empfindungen. Alles wird sofort in den Bereich der Sinnesempfindungen transportiert. Es ist eine sehr kritische Haltung vorhanden, und alles muss hier und jetzt, dringend und sofort stattfinden. Als ob ein Organ für die Unterscheidung wichtiger und weniger wichtiger Dinge fehlt. Sie sind unfähig, ihre Aufmerksamkeit in die Richtung zu lenken, wo sie benötigt wird.

Alles, was innerhalb des Systems passiert, wird als Symptom empfunden. Alles wird sofort zur Sinneswahrnehmung und als pathologisch interpretiert. Deshalb springen sie von einem Punkt zum anderen, um Ihnen alles zu erzählen, was ihnen in diesem Moment in den Sinn kommt.

Neuralgische Schmerzen sind bei allen *Valerianicum*-Mitteln vorhanden.

Die extreme Aufgeregtheit während des Schmerzes finden wir bei allen hysterischen Mitteln:

Gemüt, Erregung, Aufregung, Schmerzen, allgemein, während: aloe., am-val., arg., aur., cham., coloc., mill.

Die Dekompensation während der Menopause ist ein alltägliches Symptom bei *Valeriana*.

Die Blasensymptome sind eher der *Ammonium*-Seite zugehörig.

Die Hysterie, die Widerspenstigkeit und die Erregung gehören zu allen *Valeriana*-Mitteln.

Fall 19: Verlauf

Die Patientin rief drei Tage nach *Ammonium valerianicum* an und beschwerte sich darüber, dass die Tropfen so scheußlich schmecken. Sie bekam ein Placebo, das sie aber noch scheußlicher fand. Sie rief beim Apotheker an, der ihr mitteilte, dass die Tropfen sehr stark verdünnt seien. Daraufhin teilte sie mir mit, dass das der Grund dafür sei, dass die Tropfen so fürchterlich schmeckten.

Ich erklärte ihr, dass ich das Problem verstünde, aber nicht wüsste, wie ich es lösen könnte. Sie gab nach und sagte zu, es nochmals zu versuchen.

Bei solchen Patienten ist es wichtig, sich nicht auf ihren Ärger einzulassen, indem man auf dieselbe Weise reagiert – ähnlich wie bei hysterischen Patienten. Wenn Sie versuchen, ihnen darzulegen, dass sie geheilt werden können, schalten sie jegliche Möglichkeit aus, mit Ihnen zusammenzuarbeiten. Häufig suchen sich diese Patienten jemanden, der ihnen extrem mächtig erscheint, der ihnen bestätigt, dass ihre Krankheit so ungewöhnlich, stark und extrem ist, dass nichts auf der Welt sie heilen kann.

„Ich hatte von Anfang an Erfolg mit dem Mittel, ich bin wirklich erstaunt. Das Problem war ja, dass ich es nicht rechtzeitig zur Toilette schaffte, und jetzt geht es gut. Ich kann das, was ich gerade tue, zu Ende bringen und dann ruhig zur Toilette gehen.

Nach zwei oder drei Tagen bemerkte ich schon eine Besserung. Jetzt macht es mir nicht einmal etwas aus, wenn ich fließendes Wasser höre, und das war zuvor eine

• *Ammonium valerianicum* •

Katastrophe. Ich habe das Gefühl, dass die Symptome sofort wieder da sind, wenn ich aufhöre, die Tropfen zu nehmen. Jedenfalls fühle ich mich nicht mehr wie eine alte Frau, die man auf den Schrottplatz bringt.

Manchmal passiert es noch, wenn ich lache oder huste.

Das Brennen ist so gut wie verschwunden. Es kommt noch hin und wieder, aber nicht so schlimm wie früher.

Mein rechtes Knie ist besser als ein Barometer. In meinem Knie fühle ich Temperaturveränderungen im Voraus. Ein Spezialist schlug vor, Kortison zu injizieren, aber... Ich traue diesem fürchterlichen Zeug nicht so besonders. Um ehrlich zu sein, hatte ich auch kein Vertrauen in das, was Sie mir gegeben haben. Aber mein Mann mischte die Tropfen sogar in die Zahnpasta, damit ich sie nehme. Anfangs spuckte ich sie aus. Ich kann den alkoholischen Geruch nicht ertragen, aber genau genommen schmecken sie ja nach nichts. So hatte ich auch den Eindruck, dass sie gar nichts enthalten.

Letzten Endes können Dinge, die total nutzlos sind, auch sehr hilfreich sein. Glauben sie nicht?

Der Schmerz tritt hauptsächlich auf, wenn ich im Bett liege. Ich wache gelegentlich davon auf. Das Einzige, was ich tun kann, ist aufwachen und auf- und abgehen. Das hilft schon, aber trotzdem ist es lästig. Ich werde ständig daran erinnert, dass ich ein Knie habe.

Gehen hilft mir schon. Ich habe schon einmal versucht, ihre Tropfen zu nehmen, als die Schmerzen richtig stark waren, aber ich möchte nicht zu viel davon nehmen, denn ich habe den Eindruck, sie könnten dann nicht mehr wirken.

Ich war schon seit zwei Jahren nicht mehr beim Augenoptiker. Die Tropfen für das Glaukom hatte ich weiterhin genommen, aber ich hörte damit auf, als ich mit Ihrer Behandlung anfing. Mein Augendruck, der sich zwischen 21 und 23 bewegte, liegt jetzt bei 19. Was halten Sie davon? Manchmal schiele ich noch, aber wenn so etwas passiert, dann nehme ich einfach ein paar Tropfen unter die Zunge und fühle mich gleich besser."

Ehemann: „Dein Blutdruck ist auch stabiler."

„Sobald ich mit Ihrer Behandlung anfing, hatte ich gleich viele Träume. Viele scheußliche Tiere, die aus meinem Körper wuchsen. Ich hatte den Eindruck, ich sei die Arche Noah der Würmer. Jeder nur erdenkliche Wurm war da. Es war ein Stück der Nabelschnur da, die bei meiner Geburt nicht ordentlich abgeschnitten wurde, und diese Würmer wurden von dem scheußlichen Geruch meines Bauchnabels angezogen. Die kamen gar nicht aus meinem Bauch. Das war selbst mir zu viel. Ich bin noch nicht einmal eine gute Begleitung für einen Angler. Das wären selbst für jemanden, der gerne angelt, zu viele Würmer gewesen.

Ich hatte einen anderen Traum, in dem ich Schnecken braten musste. Da trat eine Menge Schleim aus. Jedes Mal, wenn ich das Feuer löschte, quoll all dieses Zeug aus dem Topf. Der Topf klebte mit all dem klebrigen Schleim an meiner Hand fest. Wenn ich also kochen wollte, musste ich meine Hand nah am Feuer halten, denn durch den Schleim war es unmöglich, sie abzulösen. Ich musste allerlei merkwürdige Bewegungen vollführen, um zu vermeiden, meine Hand zu verbrennen.

Frösche, Schnecken, Muscheln und Schalentiere finde ich abstoßend. Ich würde mich selbst aufessen, bevor ich diese Tiere essen würde. Mein Vater war verrückt nach Schnecken. Wenn er welche gegessen hatte, konnte ich eine Woche lang nicht in seine Nähe kommen, weil der Ekel sich so in meinem Gedächtnis eingebrannt hatte.

Wissen Sie, ich glaube, dass wir auf gewisse Weise auch Schnecken sind. Mein Mann kann sich nun doch nicht entschließen, ein besseres Auto zu kaufen. Er benutzt immer noch seinen Firmenwagen. Wenn wir unseren Wohnwagen daran anhängen, schauen uns die Leute an, als wären wir Zigeuner. Nein, ich mag Zigeuner. Und sie haben Recht, wenn sie stehlen. In dieser Scheißwelt haben die Leute das verdient."

Nach vier Monaten:
„Meiner Blase geht es viel besser. Nur manchmal verliere ich ein paar Tröpfchen. Meinem Rücken geht es auch viel besser. Ich bin zu dem Osteopathen gegangen, den Sie mir empfohlen hatten, aber es ging mir schon davor besser.

In meinen Träumen kommen immer Tiere vor. Aber jetzt sind es normale Tiere. Keine so hübschen, sonst würden Sie ja denken, ich wäre verrückt! Jetzt träume ich von haarigen Tieren, und ich denke, wenn es irgendwelche Würmer gibt, dann sind sie in den Bäuchen dieser Tiere versteckt. [*Errötet*] Ich habe geträumt, dass eines von ihnen Würmer erbrach und in seinem Anus ein Spaghettigericht kochte. Ich dachte zuerst, es wären Würmer, aber am Ende waren es nur Spaghetti. Und sie hatten keinen üblen Geruch. Es gibt ja auch Würmer, die gut für den Boden sind, oder die, mit denen man in Sardinien diesen Käse macht. Den habe ich einmal probiert, er war sehr gut.[3]

Ich war neugierig auf diese Scheußlichkeit, die die Schafhirten essen, während so viele reiche Leute sie darum beneiden, weil sie an diesen Käse nicht herankommen.[4]

Ich erinnere mich noch an einen Traum, in dem jemand oder etwas vollständig grün wurde, anstatt schwarz gekleidet zu sein. Bei so einer Farbe denke ich

---

[3] Der Verkauf dieser Käsesorte ist illegal.
[4] Es geht ihr mehr um das Geld als um den Käse.

an Hoffnung und an Pflanzen. Die Pflanzen haben Insekten, die davonfliegen können."

Aus klinischer Perspektive bewegt sich diese Dame in die richtige Richtung. Sie ist immer noch als Patientin bei mir. Seit fünf Jahren bekommt sie dasselbe Mittel. Ob wirkliche Heilung für sie in Aussicht steht, kann bezweifelt werden.

Die Träume stellen für sie einen bedeutsamen Schritt dar. Immer wenn wir solchen Tieren begegnen, kann man davon ausgehen, dass sie die unterentwickelte, instinkthafte Seite repräsentieren. Wenn Tiere sich aus einem Lebewesen, das so ganz anders ist als wir (einem Wurm), zu einem Lebewesen, das uns ähnelt (einem Säugetier) entwickeln, dann ist das eine Evolution in die richtige Richtung. Es sieht hier so aus, als sei sie in der Lage, etwas, für das sie früher Ekel empfand, zu integrieren.

Wir können über die Schnecken, die das Leibgericht ihres Vaters waren, spekulieren, denn auch hier empfand sie Ekel. Womöglich passierte in ihrer Kindheit etwas Schreckliches.

Denken Sie an den Fall von *Zincum valerianicum* im dritten Kursabschnitt. In diesem Fall war auch das hysterische Verhalten vorhanden und wir sahen eine erhöhte Wahrnehmung von Sinnesempfindungen.

Bei *Ammonium valerianicum* ist die Zunge stark betroffen. Sie spürt den ganzen Ekel und viele andere Dinge, die *Ammonium* belasten.

Das Brennen kann häufig beobachtet werden. Klinisch betrachtet scheint diese Empfindung mit dem Gefühl, dass etwas aus der Hölle kommt (und von der Gesellschaft abgelehnt wird) den Nerven zugeordnet zu sein.

Weiterhin sind bei diesem Mittel die Eliminationsorgane, wie z.B. in diesem Fall Blase und Rektum, häufig betroffen.

Ammonium muriaticum

Fall 20: Erstanamnese

Eine Friseurin im Alter von 23 Jahren. Sie war Ärzten gegenüber sehr kritisch eingestellt. Während der Konsultation war sie sehr aggressiv und übermäßig kritisch. Es war etwas Merkwürdiges an ihr. Sie war sehr gut angezogen und trug teure Designerkleidung, aber bei der Untersuchung stellte sich heraus, dass sie nicht sehr reinlich war. Ihre Unterwäsche war richtig schmutzig, doch sie hatte eine Menge Make-up aufgelegt.

Wie die anderen Patienten dieser Gruppe war ein Ausdruck von Ekel auf ihrem Gesicht zu sehen. Sie war ausgesprochen direkt und fing bald damit an, sehr schlecht über Ärzte zu reden.

„Ich habe Rückenschmerzen und hatte schon einmal eine Operation wegen eines Bandscheibenvorfalls. Die Rückenschmerzen sind immer noch da. Ich habe jahrelang Physiotherapie bekommen, ohne Erfolg. Ich habe alles gemacht, sogar Wassergymnastik. Sobald ein minimales Gewicht auf meinen Schultern lastet, kann ich nicht mehr leben wie zuvor. Ich kann nicht mehr reiten gehen, nicht einmal Fahrrad fahren kann ich.

Wenn ich etwas mehr als normalerweise arbeite, oder wenn ich länger sitze als gewöhnlich, dann sind die Schmerzen schrecklich. Ich muss die ganze Zeit in Bewegung bleiben und leichte Tätigkeiten verüben. Und doch kommt es erbarmungslos immer wieder. Es fing vor zwei Jahren plötzlich mit einem Schmerz in meiner linken Gesäßhälfte an, da wurde ich nach zwei Monaten gleich operiert. Am Anfang lautete die Diagnose Ischias und ein Bandscheibenvorfall wurde ausgeschlossen. Na ja, nach einem Monat unbeschreiblicher Schmerzen hatte ich dann einen kompletten Vorfall der Bandscheibe, als ich eine kleine Bewegung machte. Da fing die Tortur [*wörtlich sagte sie: mein Golgatha*] an. Ich bin mir sicher, dass ich nicht in diesem Zustand wäre, in dem ich heute bin, wenn man rechtzeitig das Richtige getan hätte. Ich habe die Ärzte dann auch tatsächlich verklagt und habe schon ein Vermögen für Rechtsanwälte ausgegeben.

Ich habe anscheinend einen zusätzlichen Wirbel und das ist ein Mysterium. Niemand hat bisher professionell genug gearbeitet und es für notwendig befunden, eine Röntgenaufnahme zu machen, um herauszufinden, ob es sich um L4-5 oder L5-S1 handelt.

Wenn ich lange sitze, dann fängt der Schmerz an der Stelle an, wo operiert wurde und erstreckt sich bis in meinen Oberschenkel hinunter. Ich glaube, da ist eine Entzündung und in dieser Position wird zu viel Belastung ausgeübt [*auf den Ischiasnerv*]. Ich muss dann aufstehen und mich bewegen.

Ammonium muriaticum

Wenn ich plötzliche Bewegungen mache oder meinen Rücken beuge, habe ich stechende Schmerzen im Bereich der operierten Stelle.

Ich habe noch immer schreckliche Schmerzen, sogar die Narbe ist bisher noch nicht richtig verheilt; ich kann sie nicht einmal vorsichtig berühren. Das sage ich ihnen bereits, nur falls Sie auf die glorreiche Idee kommen sollten, mich nachher zu untersuchen.

Die Ärzte untersuchen einen ja heutzutage nicht mehr, nur noch die Homöopathen. Ich war schon bei vielen von ihnen, Sie sind ganz bestimmt nicht der erste... und vielleicht auch nicht der letzte.

Ich neige dazu, diesen Bereich einfach auszuschalten, zu blockieren, und die Stelle oberhalb davon einzusetzen. Abends habe ich dann tödliche Schmerzen.

Überlegen sie einmal, wie viele Physiotherapeuten es da draußen gibt, und ich kann ihnen das Eine sagen, und zwar kostenlos: ich war bei allen von ihnen. Aber das Ergebnis war jedes Mal unbrauchbar. Die einzigen Tage, an denen ich mich wohl fühle, sind die Tage, an denen ich nicht viel mache. Ich sollte wie diese Pflanze leben [*sie zeigt auf eine meiner Pflanzen, sucht sich jedoch diejenige aus, die mit ihren ziemlich vergilbten Blättern am unglücklichsten aussieht*]. Obwohl, wenn man mein Temperament in Betracht zieht, ist das unmöglich. Ich muss mich einfach auf ein Mindestmaß an Aktivität beschränken, sei es bei der Arbeit oder beim Sport. Wenn ich nur ein kleines bisschen laufen gehe, muss ich mich hinterher hinlegen.

Ich bemerkte die Rückenschmerzen nicht rechtzeitig, weil ich nur den Schmerz in meinem Gesäß spürte. Alles kam so plötzlich. Mein Rücken tat davor noch nie weh.

Machen Sie sich keine Gedanken, wenn ich gleich aufstehe und umhergehen muss. Ich kann nicht lange sitzen bleiben. Nicht einmal beim Arzt.

Wenn ich eine Weile im Bett gelegen habe, muss ich aufstehen. Ich bin eine verlorene Seele, eine Verbannte. Ich habe das Gefühl, umhergehen zu müssen, weil mein Rücken in diesem ganzen Bereich schmerzt. Bis vor zwei Jahren habe ich sonntags ausgeschlafen. Jetzt bin ich um 5.00 Uhr morgens bereits so ungeduldig, dass meine Wut meine Zähne zerfrisst. Bis 9.00 Uhr kann ich es aushalten, aber nur weil ich im Bett bleiben will. Wenn ich aufstehe, muss ich schrittweise, mit ganz kleinen Bewegungen anfangen, sonst versteift sich alles.

Anfangs half es noch, auf einer harten Matratze zu schlafen, die fast wie ein Holzbrett war, doch dann...

• *Ammonium muriaticum* •

Jetzt wache ich mitten in der Nacht auf und habe solche Schmerzen. Wenn ich dann aufstehe, bohrt sich der Schmerz tief in meine Hüften und ich brauche einen Kran um mich bewegen zu können.

Als ob ich verprügelt worden wäre.

In der Tagesmitte geht es mir etwas besser. Gegen später fühle ich mich wieder müde.

Bei Wetterwechsel habe ich größere Schmerzen in der Gegend wo operiert wurde, und wenn ich meine Periode habe, bin ich zwei Tage lang am Rande des Wahnsinns. Seit der Operation.

Ich versuche sehr, stabil zu bleiben. Die Welt dreht sich, und ich möchte aussteigen, so wie man von einem Zug aussteigt. Doch sein Leben kann man nicht ändern, so wie man die Fernsehprogramme mit der Fernbedienung umschaltet.

Ich habe schon immer viel gelitten, aber jetzt scheint der Bereich, wo operiert wurde, auch noch entzündet zu sein. Meine Periode überlebe ich mit Ibuprofen und für die Rückenschmerzen habe ich Nimesulid.

Ich halte den Schmerz aus, aber ich bin wie ein wildes Tier in einem Käfig.

Ich verstehe Ärzte im Allgemeinen nicht – Anwesende ausgeschlossen. Homöopathie ist eine andere Art der Medizin, nicht nur weil Sie hier vor mir sitzen.

Die Aussagen, die ich bekommen habe, waren alle widersprüchlich, obwohl jeder dieselben Röntgenaufnahmen vor der Nase hatte.

Ich hatte früher überhaupt nichts... und jetzt fühle ich mich wie ein Eisblock.

Ich habe Ärzte schon im Alter von 14 Jahren gehasst. Ich musste wegen meiner Venen zu einem gehen und wurde informiert, dass ich an einem kleinen blauen Fleck operiert werden müsste. Der war da bereits gewesen, als ich geboren wurde. Das habe ich versucht, ihm zu erzählen, aber es war nutzlos. Ich hatte überhaupt keine Beschwerden damit.

Man sagte mir, es handele sich nur um einen kleinen Schnitt, aber als ich aufwachte, war der Schnitt so groß und darunter war eine Rille, die so tief war, dass ich aussah wie der Teufel. Die Biopsie zeigte, dass gar nichts da war.

Ich und Ärzte, wir gerieten immer aneinander. Es ist nicht so, dass ich von Anfang an kein Vertrauen hatte... aber mit all den Problemen, die ich schon hatte...

Es brennt und juckt, und ich würde es gerne abreißen.

Es war zu einer Zeit, als ich viel arbeitete und meinen Laden umorganisierte. Die Arbeit war hart, zu schwer für meinen Rücken, und vielleicht habe ich es übertrieben. Ich glaube jedoch auch, dass es eine genetische Komponente gibt. Meine Eltern hatten beide Bandscheibenoperationen. Eine meiner Schwestern hatte

Ammonium muriaticum

eine, die andere zwei, und mein Bruder geht nicht zum Arzt, weil er Angst davor hat, obwohl er Rückenschmerzen hat. Es ist also unser gemeinsames Schicksal, aber ich bin eben das schwarze Schaf, denn ich hatte schon drei Vorfälle. Ich, die ich niemals jemandem etwas zuleide getan habe.

Ich schlafe schlecht. Ich habe immer viel und gut geschlafen, aber jetzt wache ich früh auf. An den Tagen, an denen ich frei habe, geht es mir viel besser. Die Arbeit wirkt sich auch schlecht auf meinen Schlaf aus. Und bei der Arbeit spüre ich den Schmerz intensiver.

Wenn ich eine Weile an derselben Stelle stehe, ist der Schmerz so stark, dass ich Sterne sehe. Das ist auch so beim Haarewaschen oder wenn ich mich vornüber beuge.

Ich bin stundenlang schlaflos; mein Schlaf ist gestört und kürzer als früher.

An einen Traum erinnere ich mich, der hat mir gut gefallen. Ich bin mit meinen Schwiegereltern, meinen Eltern und meinem Ehemann zusammen. In den 30er Jahren – die Häuser waren nicht so schön wie heute und hatten schmiedeeiserne Geländer.

Ich hatte unter einer Brücke einen kleinen Platz ausgegraben. Da machte ich Brot und bot es meinen Schwiegereltern und meinem Mann an. Sie sagten, das Brot sei wunderbar, und nach und nach kamen andere Menschen und fragten, ob sie auch welches haben könnten. Sie fragten mich nach dem Rezept. Ich sagte, es sei sehr einfach, aber sie schafften es nicht, es nachzumachen. Dann wurde ich eingesperrt, weil ich angeblich ohne Lizenz etwas verkauft hatte. Aber ich hatte ja nur versucht, meine Liebsten glücklich zu machen und konnte doch nichts dafür, dass das Brot so gut war. Ich hatte den anderen nur das Rezept gegeben und überhaupt nichts verkauft.

Wussten Sie, was für ein Vergehen das ist, sogar wenn man kein Geld dafür nimmt? Es wird zumindest als unlauterer Wettbewerb angesehen.

Ich mache gerne Desserts und esse sie auch sehr gerne, außer Creme caramel. Für eine Tafel Schokolade würde ich töten.

Ich habe ein schreckliches Verhältnis zum Essen. Ich esse liebend gerne, vor allem Süßes, aber nicht zu viel. Ich liebe Pasta, und wenn ich zu viel Süßes gegessen habe, muss ich mit herzhaften Dingen wieder ein Gleichgewicht herstellen.

Essen bereitet mir keinen großen Genuss. Ich tue nichts mit viel Genuss. Wenn ich Probleme habe, besonders sentimentaler Natur, dann macht mein Magen dicht und ich mache mir Sorgen, weil ich ja sowieso schon schlank gebaut bin. Ich nehme Vitamine, weil ich wegen des Gewichtsverlustes besorgt bin. Eine Zeit lang war ich anorektisch. Ich ekelte mich vor allem – vor allem Leber, Innereien, Würste, Soßen, Fleisch in Tunke und Zwiebeln.

Ammonium muriaticum

Alle in meiner Familie sind lang und dünn, doch die anderen sind athletisch gebaut und ich nicht.

Ich bin an der Universität, und bei den Prüfungen bin ich besser als die Mädchen, die jünger als ich sind.

Ich studiere Erziehungswissenschaft. Im Moment kann ich wegen anderer Verpflichtungen nicht hingehen. Aber ich habe eben jetzt erst eine gewisse finanzielle Stabilität erreicht.

Ich hätte es gerne schon früher getan, jetzt tue ich es für mich selbst. Es sind 42 Prüfungen abzulegen, das ist schrecklich. Obwohl ich die, die ich am wenigsten mag, schon abgelegt habe. Von nun an wird es nur noch einfacher.

Wenn ich Prüfungen ablege, habe ich das Gefühl, mit den Leuten, die eine bessere Ausbildung haben als ich, in Konkurrenz zu stehen. Doch die Panik gleicht so manches aus.

Während der Prüfungen verliere ich drei Kilo an Gewicht. Nach der Arbeit und der Hausarbeit studiere ich. Vor der Prüfung bin ich aufgeregt und esse weniger, weil ich so angespannt bin, und wenn es dann losgeht, bin ich ein nervöses Wrack.

Mit 16 wurde ich schwanger, doch ich habe zum Glück nicht gleich geheiratet. Ich habe das Kind verloren. Dann lernte ich einen anderen Mann kennen und wir heirateten. Jetzt bin ich wieder getrennt von ihm und lebe mit jemand anderem.

Ich wurde Friseurin, weil meine Mutter das so wollte. Es ist ja auch in gewisser Weise praktisch für mich. Meine Schwestern machen das auch, und eine hat einen gut eingeführten Salon. Ich verdiene gutes Geld.

Zuerst hatte ich das Gefühl, in die Fußstapfen meiner Familie treten zu müssen. Ich kam jedoch mit den Kundinnen nicht zurecht, mit den reichen, schönen und vor allem mit den gebildeten...

Ich habe mein Leben schon früh ruiniert. Doch ich glaube, dass ich noch genügend Zeit vor mir habe. Ich habe die einzige Universität ausfindig gemacht, an der ich mit meinem Lehrerdiplom problemlos studieren konnte.

Ich werde einen akademischen Grad haben.

An mir selbst mag ich nicht, dass ich immer nervös und aufgebracht bin. Ich werde ganz emotional, wie ein kleines Mädchen, und dann verurteile und kritisiere ich mich selbst. Glücklicherweise gelingt es mir dann, andere Leute anzusehen und zu merken, dass sie schlechter dran sind als ich.

Ich habe in meinem Alter schon viel mehr geschafft. Ich kann einen Haushalt führen, eine Scheidung durchstehen und mit Autoritäten verhandeln.

Die Prüfungen verändern mein Leben nicht, aber sie versetzen mich in eine besondere Art der Nervosität.

In der Schule ist mir das auch schon immer passiert. Deshalb habe ich mir ja eine einfache Schule ausgesucht. Meine Eltern waren mir nie eine Hilfe.

Es war eine solche Enttäuschung. Sie waren nur daran interessiert, dass ich ihre Pläne, die sie für mich gemacht hatten, ausführe, dann wären sie glücklich gewesen.

Ich habe eine Weile gebraucht, bis ich merkte, in welche Richtung mein Leben gehen würde.

Mit 16 Jahren war ich schwanger und verlor das Kind in der zehnten Woche. Ich wollte zu der Zeit nicht schwanger sein, und auch danach wollte ich es nie mehr. Wir hatten einen großen Konflikt darüber, ob wir es behalten sollten oder nicht und dann hat sich das Problem von selbst gelöst.

Es war ein großes Ereignis, und ich habe dabei meine Überzeugungen eingebüßt. Es war sehr dramatisch. Bevor wir jedoch einen Entschluss fassen konnten, ob wir es behalten sollten oder nicht, hat etwas anderes für uns entschieden.

Es gab zwei Ereignisse, bei denen ich Gewicht verlor. Einmal verlor ich in einer Woche sieben Kilo. Für einen Menschen mit meinem Körperbau kommt das einer Vernichtung gleich.

Das erste Mal hatte ich einen tiefen Herzenskummer und dann war es etwas, das die ganzen Probleme mit meinem Vater zurückbrachte. Anstatt sich wie ein Mann zu verhalten, hat er mich einfach gescholten. Bei der zweiten Geschichte ging ich den Weg des Abgewiesenwerdens und Verlassenseins. Zu der Zeit hatte jedoch mein Mann Schwierigkeiten, er hatte eine Identitätskrise.

In meinen Gefühlsbeziehungen bin ich sehr sentimental. Außer dem habe ich keine Probleme. Aber unglücklicherweise oder glücklicherweise sind sie das Wichtigste in meinem Leben. Ich fühle mich sehr zerbrechlich."

Mittelanalyse von Ammonium muriaticum
Ideen der Seminarteilnehmer

- Es ist eine Menge Konkurrenzdenken erkennbar: Konkurrenz mit den Studentinnen und mit ihren Gleichgesinnten (die noch nicht so viel wie sie durchgemacht haben).
- Viel Ekel.
- Mehr Aggression als in den anderen Fällen. Man kann deutlich sehen, dass sie gegen die Ärzte kämpft; diese bestätigen ihr Gefühl, zurückgewiesen zu werden.

- Es ist viel Leiden in ihrer Geschichte.
- Sie bricht Beziehungen ab.

Repertorisation

Rücken, Schmerz, Sitzen schlechter
Träume, erfolglose Anstrengungen, verschiedene Dinge zu tun
Gemüt, Eleganz, Mangel an
Gemüt, verletzlich, emotional
Allgemein, Speisen und Getränke, Schokolade, Verlangen nach
Haut, Jucken, schmerzhaft
Gemüt, boshaft, tückisch, rachsüchtig
Gemüt, beschimpfen, beleidigen, schmähen

Die Patientin erklärte, dass sie ursprünglich einen Hass auf Ärzte entwickelt hatte, weil sie diese kleine Operation an einem Mal durchführen lassen sollte, die dann doch zu einer größeren Operation wurde. Letzten Endes war es dann doch kein Tumor, aber die zurückgebliebene Narbe ist immer noch sehr groß. Ein Arzt, so wie eine Mutter oder ein Vater, hat die Aufgabe für einen zu sorgen. Doch dieser tat etwas, das für sie immer eine schmerzhafte Narbe hinterlassen wird.

Alle *Ammonium*-Patienten müssen gegen Autoritäten kämpfen. Sie fühlen sich von Autoritäten zurückgewiesen. In diesem Fall können wir etwas beobachten, das in den anderen Fällen nicht so offensichtlich war, und das ist das Gefühl, betrogen worden zu sein. Und das kann nicht vergessen werden und wird nie vergehen. Dieses Gefühl kommt von einer Mittelgruppe, die am Kummer festhält.

Die Sache ist die, dass ihre Identität auf einer falschen Grundlage aufbaut. Letzten Endes ist sie nicht in der Lage, mit sich selbst, so wie sie ist, zufrieden zu sein. Sie verschafft sich Befriedigung, indem sie wie die anderen die Universität besucht. Ihre Zensuren müssen besser sein als die der anderen, und selbst wenn sie schon sehr erfolgreich ist, dann nimmt sie diese etwas gehässige Haltung ein. Anstatt zu spüren, dass sie sich in einer Gruppe von Gleichgesinnten befindet, die alle mit den gleichen Anforderungen zu tun haben, sieht sie vor allem die Konkurrenz.

Betrachten Sie einmal, was sie in Bezug auf Konkurrenz gesagt hat. Was bedeutet sie ihr? Welchen Erfolg, welche Befriedigung verschafft ihr der Wettbewerb? Sie konkurriert nicht mit anderen, um die Beste zu sein, oder um sich selbst ein Gefühl von Glück oder Stolz über ihre Leistung zu verschaffen. Sie konkurriert, um die anderen zu besiegen. Um die anderen, die reich und jung sind, die mehr Zeit zum Studieren haben als sie selbst, zu übertrumpfen.

• *Ammonium muriaticum* •

Auf eine gewisse Weise erscheint sie hochnäsig. Das ist jedoch auf einen Mangel an Selbstbewusstsein zurückzuführen. Bei *Platinum* basiert die Hochnäsigkeit darauf, dass sie sich besser fühlt als die anderen. Die unangenehme Art dieser Patientin ist keine wirkliche Hochnäsigkeit, sondern eher der Ausdruck ihres Stolzes, den sie so zum Ausdruck bringt: „Ich habe keine Angst vor Ihnen, auch wenn Sie Arzt sind. Ich kann Ihnen sagen was ich denke. Sie werden mich nie als Patientin behalten, denn Sie sind nur einer von vielen."

Es bereitet ihr irgendwie Vergnügen, andere abzukanzeln, und das ist ihr wichtiger als das, was sie eigentlich zu sagen hat. Sie konnte ihren Stolz darüber nicht verbergen, dass sie mir direkt erklärte, wie sehr sie Ärzte hasst. Damit gab sie ihre Erklärung ab. Wenn man eine Konsultation in diesem Umgangston beginnt, vermittelt man dem Arzt indirekt: „Ich mag Sie nicht und ich vertraue Ihnen nicht."

Was für eine Beziehung soll sich denn entwickeln, wenn die erste Aussage des Patienten ist, dass er Ihnen nicht vertraut? Sie hat eigentlich die Vorzeichen für die Beziehung gesetzt.

Betrachten Sie auch genau, welche Bedeutung die schmerzhaften Narben haben. Sie hat eine Narbe, die nie richtig verheilt ist. Das ist die typische Einstellung dieser Mittelgruppe.

Muriaticum-Menschen setzen ihre Bösartigkeit nicht in Handlungen um. Es handelt sich bei ihnen um verbale Aggressivität. Die Aggressivität dient dazu, Beziehungen zu beenden.

Ammonium sulphuricum

Fall 21: Erstanamnese

Ein 56-jähriger Mann kommt mit der Diagnose Polymyalgia rheumatica, Psoriasis sowie weiteren Autoimmunkrankheiten.

„Mir wurde gesagt, dass meine Krankheit vor einigen Monaten anfing, aber das glaube ich nicht, denn ich hatte schon vor vielen Jahren Probleme. Die können vielleicht versuchen, mir weiszumachen, was sie für richtig halten. Aber ich bin nicht dumm: ich habe selbst Nachforschungen angestellt und weiß wahrscheinlich besser Bescheid. Ich meine, dass ich in den vergangenen Monaten eine Menge Bücher gelesen habe und nur aus diesem Grund gelernt habe, das Internet zu benutzen. Mein Enkel hat mir dabei geholfen.

Ich stellte fest, dass jeder Rheumatologe und jeder Dermatologe, den ich konsultierte, eine andere Meinung hatte. Sie waren sicherlich ehrlich, das würde ich zumindest hoffen, aber am Ende wussten sie genau so wenig wie ich über diese Krankheiten. Und sowieso sind die Behandlungsmethoden ja für alle Autoimmunkrankheiten mehr oder weniger gleich. Warum behandeln also nicht Immunologen diese Krankheiten? Sind die in einer anderen Kaste als die Krankenhausärzte?

Ich glaube, dass die Ärzte in den Krankenhäusern einen Chefarztstatus anstreben und Geld machen, während die anderen, die ja so selten wie weiße Fliegen sind, [italienische Redeart] fleißig studieren und forschen. Und trotzdem bleibt ihr Wissen in den Büchern verborgen, und man gibt ihnen keine Macht. Sehen Sie sich doch einmal an, was mit Dr. Di Bella passiert ist[1]

Es fing mit Schmerzen in den Leisten an, es waren schlimme Schmerzen. Ich konnte nicht mehr ins Fitnessstudio gehen, weil ich diese Schmerzen in der Leiste und in den Knien hatte und mich nicht mehr niederknien konnte. Es geht nicht darum, ins Fitnessstudio zu gehen, es geht um die Disziplin, das ist eine Lebenseinstellung. Kennen sie sich mit Kampfkünsten aus? Ich habe viele verschiedene praktiziert. Es ist eine Übung wie eine Religion. Im Moment praktiziere ich Aikido, aber ich habe auch schon Kendo und Karate gemacht. Ich möchte nicht

---

[1] Di Bella ist inzwischen verstorben. Er war in Italien ein berühmter Arzt und Lehrer, ein Physiologe. Er entwickelte eine Behandlungsmethode für bestimmte Krebsarten, mit der er nach eigenen Angaben gute Erfolge erzielte. Die Autoritäten der Onkologie führten jedoch einen Krieg gegen diesen Mann und er wurde zum Außenseiter gemacht.

• *Ammonium sulphuricum* •

vom Thema abkommen, aber ich bin auch schon viel wegen dieser Kampfkünste gereist.[2]

Vor Jahren wurde mein Arm einmal steif. Das war der Anfang.

Im letzten Jahr ging es mir nicht gut, ich war immer müde und schwach. Manchmal hatte ich Schmerzen, die dann wieder verschwanden. Aber jedes Mal wurde es schwieriger, mich davon zu erholen.

Ich habe den ganzen Winter über Shiatsu-Behandlungen bekommen, aber sie haben nicht geholfen.

Vor ein paar Monaten ging es mir richtig schlecht. Ich war total steif und musste fast 10 Tage lang im Bett bleiben und konnte mich nicht bewegen.

Die Schmerzen wanderten umher und ich hatte eine Temperatur von 38.7°C. Ich fühlte mich sehr unwohl.

Ich musste Kortison nehmen, weil es mir sonst nicht möglich gewesen wäre aufzustehen. Ich hätte das normalerweise nicht gemacht, aber ich hatte eine Harnwegsinfektion. Dazu kamen noch mehr Schmerzen, vor allem in den Beinen. Diesmal waren die Schmerzen noch schlimmer. Also sagte ich mir „Genug!" und sah mich nach einer anderen Lösung um.

Meinen Beinen geht es wieder besser, aber jetzt habe ich Schmerzen in den Armen.

Es sind keine Gelenkschmerzen, so wie man es erwartet. Ich habe schreckliche Schmerzen in den Muskeln; deshalb ist auch die Diagnose so ungewiss. Sie sagen, es sei entweder eine Polymyalgie oder psoriatische Arthritis.

Ich habe eine fürchterliche Hitze in mir, und ein starkes Unwohlsein. In der Hitze und Kälte ist es viel schlimmer, ich muss mich am besten in einer kühlen Umgebung aufhalten. In den Bergen geht es mir besser.

Mir geht es nicht gut, aber ich möchte kein Kortison nehmen.

Ich habe Aspirin bekommen, aber davon habe ich Magenschmerzen bekommen. Ich weiß wirklich nicht, was ich tun soll. Ohne das Aspirin sind die Schmerzen wirklich schlimm.

Zur Zeit habe ich einen starken, dumpfen Schmerz, der immer im Hintergrund vorhanden ist, und mehrere kleine, schlimme Schmerzpunkte an verschiedenen Stellen.

Die starke Versteifung war ursprünglich auf der linken Seite, jetzt sind die Schmerzen allerdings rechts stärker.

---

[2] Er war in Japan und China, um Meisterschaft in diesen Kampfkünsten zu erreichen.

Ammonium sulphuricum

Ich kann nicht liegen bleiben. Wenn ich aufstehe und mich ein bisschen bewege, verschafft es mir Erleichterung. Aber dazu bin ich nicht immer in der Lage.

Das Brennen ist in den Armen und in den Schultern sehr stark, sogar mein Bein brennt.

Seit vielen Jahren schon leide ich an schrecklichen Kopfschmerzen, seit ich ein Teenager war. Die sind so schlimm, dass ich mich von einer Brücke stürzen könnte, es ist fürchterlich. Die Kopfschmerzen kommen immer häufiger, obwohl man schon alles versucht hat.

Ich habe mich schon viel mit Lebensmittelallergien beschäftigt und war jahrelang Makrobiotiker. Ich konnte die makrobiotische Diät nicht einhalten. Man darf keine Süßigkeiten essen. Versuchen Sie bloß nicht, mir das auch zu verbieten, dann stehe ich gleich auf und gehe!

Optalidon hat mir geholfen, aber das hat zu gut gewirkt und wird nicht mehr hergestellt. So ist die pharmazeutische Industrie! Wenn etwas wirklich wirkt und Menschen heilen kann, verändern sie es. Macht man das nicht auch mit Autos, die zu gut gebaut sind?

Erinnern Sie sich an die ersten Autos von Fiat? Die sieht man immer noch auf der Straße. Und jetzt schauen sie mal, ob die heutigen Modelle auch so gut gebaut sind...

Ich habe auch aufgehört zu rauchen und zu trinken. Die Süßigkeiten habe ich stark eingeschränkt, doch ich gebe sie nicht ganz auf.

Ich muss im Bett bleiben, im Schatten oder in der Dunkelheit. Ich kann derzeit nur schlafen, wenn ich ein starkes Zäpfchen nehme. Die Anfälle halten bis zu einigen Tagen an. Die Kopfschmerzen haben mein Leben ruiniert. Egal was ich tat, ich musste mich immer nach ihnen richten. Dieser unglückliche Umstand hat es mir verwehrt, ein Leben wir alle anderen zu führen. Ich wollte sein wie die anderen, das habe ich mir immer als kleiner Junge gesagt.

Ich habe mit den Kampfkünsten begonnen, um einen Weg im Leben zu haben, einen Meister und einen Kodex. Damit mir jemand sagt, wohin ich gehen soll und wie ich dorthin komme. Ich dachte, dass mein Leiden damit zu tun hätte, dass etwas mit mir nicht in Ordnung wäre. Deshalb habe ich mich für die fernöstliche Philosophie interessiert. Wenn man davon ausgeht, dass man selbst Meister seines Schicksals ist, dann glaube ich nicht, dass Dinge zufällig passieren. Obwohl ich oft nicht wusste, was ich zu tun hatte. Aber wir weichen vom Thema ab...

Normalerweise fangen die Schmerzen um 3.00 Uhr nachts an. Bevor es ganz schlimm wird, stehe ich auf und bespreche meinen Anrufbeantworter, um den Leuten zu sagen, dass ich keine Anrufe entgegennehme, und ich sage alle meine Termine ab.

• *Ammonium sulphuricum* •

In den letzten Jahren hat es sich mit dem Kortison verändert. Früher war es anfangs wie ein Nagel, der mir in den Kopf gebohrt wurde. Wenn ich diese Stelle berühre, tut sie immer noch weh [am Scheitel]. Dann wanderte der Schmerz nach links. Manchmal verschwand der Schmerz oben und ein anderer Schmerz kam. Die schlimmsten Schmerzen waren jedoch immer hier [*zeigt zum Scheitel*].

Dann veränderte sich der Schmerz und meine Augen tun jetzt auch weh. Sie fühlen sich an, als ob Sand darin wäre und ich kann sie kaum in der Augenhöhle bewegen. Sie sind ganz heiß.

Ich werde nervös und habe Angst, nicht voranzukommen, weil es mir so schlecht geht. Ich musste in meinem Leben schon Tausende von Dingen aufgeben.

Ich nehme sofort etwas ein. Bevor es schlimmer wird, auch wenn es noch nicht so ernst ist. Ich döse ein, aber ich schlafe nicht. Ich gehe in eine tiefe Meditation, und dann falle ich in eine Art profunder Trance. Es ist anders als gewöhnlicher Schlaf, denn es ist ein sehr tiefer Zustand, voller Träume und Bilder, die ich nie an die Oberfläche bringen kann. Doch ich weiß, dass sie in der Tiefe meines Selbst arbeiten. Normalerweise ist der Anfall dann vorbei, wenn ich wieder aufwache.[3]

Alles Toxische ist schlecht für mich, von verschmutzter Luft bis zu Ammoniak. Ich bin sehr anfällig für Vergiftungen.

Im Bett muss ich auf der Seite liegen, in totaler Dunkelheit und mit der Hand über den Augen. Sogar wenn es vollständig dunkel ist, habe ich noch das Gefühl, in der hellen Sonne zu stehen. Als ob ich auf der Spitze eines Berges stünde. Ich ertrage es nicht, wenn jemand in meine Nähe kommt und mit mir spricht. Ich schließe mich wie ein Tier in meinem Zimmer ein.

Ich esse wie ein Eremit. Das Essen muss sehr einfach sein, ohne irgendwelche Soßen, und es darf nicht zu reichhaltig sein. Ich muss immer sehr aufpassen. Rauchen und Alkoholtrinken haben mich krank gemacht; ich habe jahrelang Missbrauch damit getrieben und mich vergiftet.

Heutzutage muss ich nur an einem Lastwagen vorbeigehen und spüre sofort, dass es mir schadet. Ich lese darüber nach, was mir passiert und wie mein Körper reagiert.

Wenn viele Menschen in einem Zimmer sind und die Luft knapp wird, bekomme ich mit Sicherheit nach einigen Stunden Kopfschmerzen.

Ich habe den Geruchssinn eines Jagdhundes. Ich kann ihnen gar nicht sagen, wie sehr ich unter schlechten Gerüchen leide. Meine olfaktorische Empfindlichkeit ist extrem, so wie eigentlich alle meine Sinnesorgane extrem empfindlich sind. Ich benutze nicht einmal ein Aftershave. Wenn ich gewisse weibliche Gerüche wahrnehme, muss ich manchmal sogar aus dem Bus aussteigen.

---

[3] Er erzählte dies, als ob er weiter über dieses Mysterium befragt werden wollte.

• *Ammonium sulphuricum* •

Ich nehme nur reine Seife, um meine Wäsche zu waschen. Ich kann nicht einmal auf einem Kissen schlafen, das nach Waschmittel riecht. Wenn ich in Hotels schlafe, bringe ich immer mein eigenes Kopfkissen mit.

Den Geruch von Vanille liebe ich sehr, und auch den von gutem Gebäck. Wenn die Gerüche stark sind, mag ich sie nicht, aber sie machen mir nicht so sehr zu schaffen wie Parfüm.

Süßigkeiten werden mir nie langweilig. Ich liebe Schokolade, einfache Milchschokolade. Dafür würde ich stehlen. Als Kind stritt ich mich mit meinem Bruder und meinen Eltern um ein Stück Schokolade. An Ostern musste meine Mutter immer die Schokoladeneier wiegen, die wir unter uns aufteilen mussten. Ich traute ihr nicht, wenn sie sie von Hand aufteilte. Ich schäme mich noch heute dafür: ich bin nachts aufgestanden und habe welche geklaut.

Einmal wurde ich erwischt, da habe ich so gut geschauspielert, dass sie glaubten, ich sei ein Schlafwandler. Monatelang haben sie darüber geredet und gingen sogar zum Neurologen mit mir. Ich hatte nie den Mut, zu beichten wie es wirklich war. In meiner Familie denken immer noch alle, ich sei Schlafwandler und Kleptomane.

Das ist mir jetzt peinlich.

Käse hasse ich. Ich kann mich übergeben, wenn man mir zu viel Mozzarella auf den Teller legt, nur ein Gramm zuviel reicht schon.

Ich hatte schon viele Harnwegsinfektionen. In den letzten Monaten kamen sie alle paar Wochen. ... Es handelt sich um eine schlimme Zystitis mit Brennschmerz, vor allem am Ende des Urinierens. Ich muss alle paar Minuten Wasser lassen und am Ende brennt es fürchterlich.

Es ist schwer zu beschreiben, weil es alles so schmerzt.

Ich habe starke Verstopfung. Es können Tage vergehen, bevor ich gehe. Als ich Makrobiotiker war und mehr Gemüse aß, ging es besser, doch ich bekam dafür Darmwinde und mein Magen war noch mehr gebläht.

Ich trinke einen Kräutertee, den mir ein Mönch, den ich kenne, zubereitet. Zur Zeit funktioniert gar nichts.

Es geht mir trotzdem gut, aber man kann ja nicht so viele Tage lang nicht zur Toilette gehen.

Ich gehe nicht oft, selbst wenn ich den Drang verspüre. Wenn ich den Tee nicht trinke, sind die Stühle sehr hart.

Ich muss den Moment abpassen, wenn ich wirklich das Bedürfnis habe zu gehen, dann ist es eine gute Darmentleerung. Andernfalls ist es schwierig und nicht viel kommt heraus. Ich muss immer auf die Signale meines Körpers achten. Er weiß alles und vergisst nichts.

• *Ammonium sulphuricum* •

Als kleiner Junge musste ich mich immer übergeben; ich erbrach alles, was ich gegessen hatte. Ich habe mich sogar erbrochen, wenn ich nichts gegessen hatte und erbrach immer weiter. Ohne irgendeinen Grund.

Mir schlägt alles auf den Magen. Es ist, als ob es eine direkte Verbindung zwischen meinem Geist und der Muskulatur meines Verdauungssystems gibt. Alles bringt mich außer Fassung – ein alberner Film, die wirklichen Emotionen in meinem Leben. Ich meine die wirklichen, echten.

Ich hatte verschiedentlich Probleme mit meinen Zähnen, sie sind alle kaputt. Zuerst hatte ich Zahnfleischtaschen, und dann musste man gesunde Zähne ziehen, weil ich Parodontitis entwickelt hatte und die Zähne sich vom Knochen lösten. Jetzt habe ich oben und unten falsche Zähne.

Ich betrachte die Psoriasis nicht einmal mehr als Krankheit, ich lebe einfach mit ihr. Ich habe so viele verschiedene Dinge probiert, dass es mir am Ende langweilig wurde, und jetzt finde ich mich damit ab. Bitte machen Sie mir nicht wieder Hoffnung, dass man da etwas tun kann, sonst werde ich wieder enttäuscht.

Es fing in der Pubertät an und es war immer ein Auf und Ab. Manchmal habe ich etwas im Gesicht, sonst ist es nur auf dem Rücken, auf der Brust und an den Armen. Es wandert jedoch permanent.

Ich bin immer unterdrückt worden. Ich habe das Gefühl, alle halten mich für wertlos. Ich habe gelernt, dass nur das, was man mit den eigenen Sinnen wahrnimmt, wirklich existiert.

Mein Familienleben mit meiner Frau und meiner Tochter ist wunderbar. Doch ich habe immer das Gefühl, nicht gut genug zu sein, selbst bei den Menschen, mit denen ich lebe.

Im Grunde bin ich ein schüchterner Mensch und schäme mich, wenn ich rebellisch werde.

Ich werde oft enttäuscht, denn ich zeige guten Willen und diese Scheißwelt gibt nichts zurück. Vielleicht ist es aber besser so, denn wenn ich etwas zurück bekäme, wäre es womöglich noch schlimmer.[4]

Das ist genau der Punkt, ich ziehe mich zurück. Ich rufe niemanden mehr an, nicht einmal einen Freund, der eventuell selbst ein Problem haben könnte. Ich bin nicht in der Lage, mich zu einem Kompromiss herabzulassen, nicht einmal dann, wenn es die Person ist, an der mir am meisten liegt auf der Welt. Wenn es nötig wäre, würde ich meinen Sohn an die Polizei übergeben.

Mein Vater war die größte Enttäuschung meines Lebens.

---

[4] *Weil diese Welt so schlecht ist. Was man zurück bekommt ist immer schlechter als das was man gibt.*

• *Ammonium sulphuricum* •

Er erzog uns sehr streng, und ich verehrte ihn wie einen Gott. Er war jemand, an den ich nie heranreichen würde. Ich war nicht auf ihn wütend, ich war wütend auf mich selbst.

Es hat eine Zeit lang gedauert, bis ich begriffen habe, dass er ein Fanatiker mit rechter Gesinnung war, aber er war ein kultivierter Mann. Er war ein Spitzenjurist; unterrichtete an der Universität und schrieb mehrere Bücher. Ständig war er unterwegs bei irgendwelchen Kongressen. Er hatte sogar eine Anhängerschaft, die ihn als ihren Meister betrachtete. Alles was er tat, machte er gut. Er machte sogar Yoga. Ich glaube, er war einer der ersten in Italien, die Yoga ernsthaft praktizierten.

[Weint] Eines Tages kam ich früher als sonst nach Hause und erwischte ihn beim Wichsen in der Küche. Er hatte ein Stück Rindfleisch um seinen Schwanz gewickelt.[5]

Zum Glück war ich alt genug und verließ das Haus am selben Tag. Ich habe ihm nie vergeben, was er mir angetan hat ... anstatt sich zu entschuldigen, anstatt zuzugeben, dass er einen schwachen Moment hatte. Ich erkannte, dass er ein unbedeutendes, kleines Stück Scheiße war.

Zuerst versuchte er, einen Witz daraus zu machen und fragte mich, ob ich es noch nie auf diese Art versucht hätte. Dann, als ich schon von zu Hause ausgezogen war, versuchte er, die Beziehung zu mir wieder herzustellen, indem er mir monatelang Artikel von bekannten Psychoanalytikern über die Bedeutung und den tiefen Wert der Masturbation schickte.

Glücklicherweise traf ich kurz darauf meinen Kendo-Meister.

Ich schlafe nicht schlecht. Aber fragen Sie mich nicht nach meinen Träumen. Ich weiß, dass Ihr Homöopathen solche Fragen stellt, aber ich erinnere mich nicht deutlich. ... Als Kind hatte ich einen furchterregenden Traum, in dem ich mich verlief, an den erinnere ich mich ganz gut. Es war immer ein großes Gebäude, und ich musste zum obersten Stockwerk gelangen, aber ich verlief mich. ... Am Eingang wirkte es noch gar nicht so kolossal. Manchmal stand ich vor einem Fenster und fiel fast hinaus, als ich versuchte, herauszufinden wo ich war. Es schien alles nicht so groß, aber innen war es riesig. Ich ging stundenlang umher, ohne irgendwo hinzugelangen, und am Ende kam ich immer an derselben Stelle heraus: in der Nähe des Ausgangs.

Viele andere Leute gingen dort umher und wussten genau, wo sie hingehen mussten.

Das Gefühl war sehr mächtig, aber es war keine Wut. Ich fühlte mich unwohl und spürte, dass ich viel Energie auf ein Nichts verschwendete.

---

[5] *Er weinte auf eine unkontrollierte Weise, fast wie ein Kind.*

Diesen Traum habe ich sehr gut verstanden. So fühle ich mich auch im Leben. Ich schaffe es nicht, mich anzupassen, so sehr ich es auch versuche. Verstehen Sie?

Seit Jahren schon betrachte ich die Welt durch mein Fenster.

Jetzt bleibe ich hinter meinem Fenster und leide etwas weniger unter dem Neid."

Mittelanalyse von Ammonium sulphuricum

Ideen der Seminarteilnehmer

- Er prahlte mit vielerlei Dingen. Er sagte zum Beispiel: „Ich weiß nicht, ob Sie wissen …" oder „Jetzt weiß ich mehr als die Ärzte." Es war, als ob er sich den Anschein geben wollte, besser zu sein.
- Er theoretisierte: „Es gibt eine direkte Verbindung zwischen meinem Geist und der Muskulatur meines Verdauungsapparates." Er braucht eine Theorie über die Zusammenhänge der Dinge.
- Er hat ein starkes Gefühl, höher zu stehen. „Ich könnte mich von einer Brücke werfen", wenn es schlecht geht; er ist bereits oben. Die Aussagen „Ich könnte mich nicht niederknien" oder „Selbst im Dunkeln habe ich das Gefühl, auf dem Gipfel eines Berges in der Sonne zu stehen", machen deutlich, dass er sich in höherer Position befindet.
- Er braucht einen Meister und einen Verhaltenskodex, um zu wissen, wo er hingehen soll und wie er dahin kommt.
- Er verehrte seinen Vater wie einen Gott – er war sein erster Meister.
- Das Thema der Vaterfigur ist stark ausgeprägt.
- Allgemein: wandernde Schmerzen, Harnsymptomatik, Bewegung, Reisen, Brennen, Garstigkeit („Versuchen Sie nicht, dasselbe mit mir zu machen, sonst stehe ich gleich auf und gehe"), Leben an der Grenze, Überempfindlichkeit gegen äußere Stimuli und gegenüber Gerüchen.

Hinsichtlich der Figur des „Meisters" sind einige Dinge zu berücksichtigen. Die Situation, die er mit seinem wirklichen Vater erlebt hat, wäre für die meisten Menschen schwierig. Aber man kann doch argumentieren, wenn so ein Erlebnis ausreicht, um die Beziehung zu einer Person total auszulöschen, bereits davor Probleme bestanden. So reagiert jemand, der nur darauf wartet, dass eine Person endlich einen Fehler begeht, damit er das Image dieser Person zerstören kann. Aus dem, was er über die Beziehung zu seinen Meistern erzählt und wie er darüber spricht, kann man eher auf eine konsumierende Haltung schließen; er tut viele verschiedene Dinge. Es war ihm wichtig, auf irgendeine Art und Weise klar zu machen oder, noch wichtiger, den Anschein zu erwecken, dass er darüber Bescheid weiß.

• *Ammonium sulphuricum* •

In seinem Traum ist dieses große Gebäude. Er kann nur herausfinden, wo er sich befindet, indem er aus dem Fenster sieht. Es ist ein schönes Gebäude, und seine Anstrengungen, ganz nach oben zu gelangen, waren total erfolglos.

Am Anfang sagte er, er habe Tausende von Dingen aufgeben müssen. Die Idee, Dinge aufzugeben, ist bei *Sulphuricum*-Fällen extrem wichtig. In unseren Lehrbüchern wird dies oft als eine Art Eifersucht interpretiert. Da ist jemand, der Anerkennung möchte und sich nie anerkannt fühlt. Diese Menschen müssen gesehen und wahrgenommen werden und wirkliche Anerkennung spüren. Doch das ist unmöglich. Warum? Es ist unmöglich, weil der Erste, der nicht glaubt, dass es möglich ist, diese Anerkennung zu bekommen, *Sulphur* selbst ist. Er hat das bestimmte Gefühl, dass er etwas vorgeben würde, das nicht tatsächlich so ist: „Ich werde nie in der Lage sein, mich in eine so gehobene Position zu bringen, denn wenn ich das täte, wäre es sehr gut möglich, dass man herausfinden würde, wer ich wirklich bin, und das wäre eine Katastrophe."

Es besteht eine horizontale Beziehung zum Konsum vieler Dinge und eine gleichzeitige Unfähigkeit, tiefer in ihr Existenzfeld einzudringen. Diese Menschen spüren deutlich, dass es nicht in ihnen ist, die höchste Stufe der Anerkennung zu erreichen.

Sie haben das Bedürfnis, Ihnen zu zeigen, dass in ihnen schöne und geheime Dinge schlummern, über die Sie Bescheid wissen sollten. Aber sie sprechen darüber nicht, denn es gibt keine Geheimnisse. Es gibt nur ein schönes Gebäude, in dem diese Menschen sich selbst als erstes verlieren.

Es besteht eine Art Neid, Eifersucht oder Mangel an Anerkennung. Es ist eigentlich weniger Eifersucht, als ein Gefühl von Neid. Der Neid ist tiefgreifend, denn andere Menschen sind in der Lage zu tun, was sie selbst gerne tun würden, und was ihnen niemals möglich sein wird. Alles was sie tun können ist zu zeigen, dass sie dort sein *könnten*. Aber es bleibt das Gefühl, dass sie diese Position nicht verdienen.

Bei *Ammonium sulphuricum* sehen wir das Grundthema aller *Ammonium*-Mittel, nämlich einen Menschen, der außerhalb der Gesellschaft ist und den Rest der Gesellschaft beneidet. Es ist ein Mensch, der an der Idee, dass die Gesellschaft stinkt, festhält, weil er nicht mit ihr zurechtkommt. Im speziellen Fall von *Ammonium sulphuricum* ist es nicht nur die Gesellschaft, sondern der Chef, der Vorgesetzte, der Vater; der wichtigste Mann in der ganzen Gesellschaft, der in der Lage ist, alles zu schaffen. Der Neid richtet sich vor allem darauf, dass der *Ammonium sulphuricum*-Mensch selbst gern in dieser Position wäre. Er lehnt jeden ab, der diese Position anstrebt und erfährt häufig große Enttäuschungen durch jeglichen Vorgesetzten oder jede Vaterfigur.

Eine typische Strategie von *Ammonium sulphuricum* ist es, einen kleinen, unbedeutenden Anlass zu finden, um diesen hypothetischen, unerreichbaren Vater zu zerstören.

• *Ammonium sulphuricum* •

Repertorisation

Allgemein, Schmerzen, wandernd
Extremitäten, Schmerzen, rheumatisch
Extremitäten, Schmerzen, rheumatisch, obere Glieder
Extremitäten, Schmerzen, rheumatisch, untere Glieder
Kopf, Schmerz, rheumatisch
Gemüt, Theorien aufstellen
Kopf, Schmerz, Scheitel
Kopf, Schmerz, erstreckt sich bis zu den Augen
Augen, Hitze
Gemüt, Wahnvorstellungen, vergiftet worden, er ist
Nase, Geruch, überscharf
Gemüt, empfindlich, Gerüche gegen
Allgemein, Speisen und Getränke, Schokolade, Verlangen nach
Allgemein, Speisen und Getränke, Süßigkeiten, Verlangen nach
Allgemein, Speisen und Getränke, Käse, Abneigung
Rektum, Verstopfung
Magen, Erbrechen, Essen, nach dem

Natürlich finden wir auch viele typische *Sulphur*-Symptome. Wenn man eine klare Vorstellung davon hat, wie eine *Ammonium*-Verbindung aussieht und wie ein *Sulphur*-Salz, dann kann man auch ohne Arzneimittelprüfung darauf kommen, dass das Mittel wahrscheinlich so aussieht. Natürlich würden viele berechtigterweise argumentieren, dass dies nicht erlaubt sein sollte, so lange es keine Prüfung gibt. Es ist zwar außerordentlich wichtig, dass Prüfungen durchgeführt werden, aber der nächste Schritt bei der Umsetzung einer Prüfung ist ja, den Sinn und die Verwendbarkeit zu extrahieren und klinische Symptome hinzuzufügen. Eine Prüfung ist eine Hypothese, keine Realität. Jede Prüfung ist eine mögliche Vorstellung eines Patienten in einem Zustand, der nach diesem Mittel verlangt.

Denken ist nicht verboten! Denken sollte Freude machen! Es ist durchaus möglich, dass wir zu einer Hypothese gelangen, die jedoch mit Fällen untermauert werden muss, egal ob es sich um eine Arzneimittelprüfung oder eine andere Art der Hypothese handelt.

Jede *Sulphur*-Verbindung hat eine andere Beziehung zu seiner Vaterfigur. Für *Aurum sulphuricum* ist der Vater unerreichbar, und *Aurum* hat ein deutliches Schuldgefühl. Deshalb finden wir da eine aufschiebende Haltung vor: der Vater wird immer noch höher gestellt. Wenn das zu Grunde liegende Problem darin besteht, dass man den Gipfel eines Berges erreichen muss und man in einem bestimmten Moment erkennt, dass man seine Pflicht nicht getan hat, dann kann das der Ausgangspunkt für die Depression sein, für die *Aurum* so bekannt ist.

Ammonium sulphuricum

Wenn die Strategie so ist, dass man den Berggipfel immer höher setzt, dann wird der Vater unerreichbar.

Bei *Ammonium sulphuricum* versucht der *Ammonium*-Anteil, die anderen zu zerstören. Für diese Menschen stinkt der Rest der Welt und verdient es nicht, ihre Teilnahme und Aufmerksamkeit zu erhalten. Im vorliegenden Fall ist das Bild des höher stehenden Vaters einfach gelöscht worden. Aber der Patient sucht weiter nach Meistern, deren Image er dann wiederum zerstören kann.

Wie die meisten *Ammonium*-Menschen versucht auch *Ammonium sulphuricum* sich selbst zu beweisen, dass diese Gesellschaft ihrer Teilnahme nicht wert ist. „Ich habe Recht damit, mich am Rand der Gesellschaft aufzuhalten. Man kann da nichts tun." Wie alle *Sulphuricum*-Patienten versuchen sie permanent, eine Beziehung zu einer nicht erreichbaren Autorität herzustellen.

Bromium-Patienten haben immer mit jemandem zu tun, der unerreichbar ist und fühlen sich stets wie jemand, der diese Position nie erreichen kann. Sie versuchen nicht, sich besser darzustellen, so wie es *Sulphuriker* tun. *Bromium* hat dieses große Schuldgefühl, weil es hohe Erwartungen an sich selbst hat, die es nie erfüllen können wird. Das ist bei allen *Bromium*-Menschen so, nicht nur bei *Ammonium bromatum*. *Bromium* ist nicht jemand, der anerkannt und respektiert werden will, und man wird kein *Bromium* finden, das sich wie ein großer Philosoph benimmt oder andere beneidet, die dies tun.

Bromium ist zumindest authentisch, wohingegen *Sulphur* selbst weiß, dass er innerlich anders ist, als er sich gibt.

Wenn man sich andere *Bromium*-Verbindungen ansieht, die nicht diese *Ammonium*-Thematik haben und sich wie ein Stück Scheiße fühlen, dann sieht man auch jemanden, der weit unten ist, und das ist bei *Sulphur* nicht der Fall. Wenn man *Ammonium* und *Bromium* verbindet, dann hat man jemanden, der ganz, ganz weit unten ist. Das finden wir in *Sulphur*-Verbindungen nicht. *Sulphur* ist jemand, der sich klar auf eine Position zu bewegt, indem er alles ausprobiert, aber nie das Richtige findet. *Bromium* würde sagen: „Ich habe mein Bestes gegeben, um diese Position zu erreichen, aber es war nicht gut genug."

Auf eine gewisse Weise muss jeder Mensch seine Vaterfigur „zerstören", um zu seiner eigenen Identität zu gelangen. Anfangs haben wir jemanden, der uns unterstützt und Konzepte, Grenzen und Regeln vermittelt. Wenn wir unsere „Mutter" los werden, weil wir selbst für unsere Nahrung sorgen können und unseren „Vater" los werden, weil wir unsere eigenen Ideen haben, dann finden wir unsere eigene Identität und werden erwachsen. Für *Sulphur* bleibt hier immer ein Problem zurück. *Sulphur* wird nicht zu einer vollständigen Persönlichkeit mit Sinn für die eigene Identität, weil er sich sein Leben lang anstrengt, besser als sein Vater zu erscheinen. Gleichzeitig spürt er, dass er diesen nie erreichen kann. Dies gilt für alle *Sulphur*-Verbindungen, nur die Art und Weise des Umgangs mit dieser Thematik differiert bei den unterschiedlichen *Sulphur*-Arzneimitteln.

Bei *Natrium sulphuricum* ist der Kernpunkt eines der wichtigsten Themen für alle *Natrium*-Menschen: ein tief sitzendes Gefühl, nicht verstanden zu werden. Sie spüren ein Getrenntsein von anderen, weil, egal was sie tun, andere niemals genau das fühlen können was sie fühlen. Das ist ein intensives Gefühl, dass Kontakt zu anderen unmöglich ist. Für *Natrium*-Menschen sind Beziehungen so schwierig, denn „Meine Erwartung an die Beziehung ist so tief, dass ich in einen derart intensiven Kontakt mit dir treten möchte, und ich meine Seele mit deiner Seele teilen kann". Da gibt es schreckliche Enttäuschungen, denn das ist einfach nicht möglich. „Meiner Erfahrung nach ist es einfach nicht möglich, dieselbe schöne Verbindung wieder herzustellen, die ich mit meiner Mutter hatte." Für diese Menschen bedeutet in Beziehung mit jemandem zu stehen, sehr, sehr engen Kontakt zu haben und erkannt und verstanden zu werden, so wie sie sind. „Ich kann dir meine Schwächen zeigen und du liebst mich immer noch."

Natrium sulphuricum hat enorme Erwartungen an den Vater. Das Problem liegt hier darin, dass es dem Vater unmöglich ist, sie unter diesem Gesichtspunkt zu sehen. Diese Menschen hätten gerne diese tiefe Beziehung, aber sie wissen bereits, dass sie nicht möglich ist. Wie viele andere *Natrium*-Menschen stellen sie sich selbst ständig außerhalb der Gruppe auf und befolgen die gängigen Verhaltensregeln nicht. *Natrium* will nicht am Rand der Gruppe leben, sondern die Welt von außen betrachten. Sie erwarten, dass der andere sie erkennt und findet. „Wenn ich dir keinerlei Signal gebe, abseits stehe und mich reserviert verhalte und du dann in der Lage bist, mich zu erkennen, dann muss es dir wirklich etwas bedeuten."

Der Patient in unserem jetzigen Fall machte einen interessanten *Sulphuricum*-Kommentar bezüglich seiner Psoriasis. Wenn man sich das Bild des unordentlich gekleideten Philosophen vor Augen hält, so hat man den Eindruck, dass da jemand keinen Wert auf sein Erscheinungsbild legt. Mittel wie *Aurum, Platinum, Bromium, Bichromicum* und auch Schlangenmittel benutzen ihr Äußeres, um Aufmerksamkeit zu erregen. Das ist bei *Sulphur* nicht der Fall, eher das Gegenteil. *Sulphur* sieht aus, als lege er keinen Wert darauf, sich von anderen abzuheben. Die Strategie besteht darin, den anderen einzuwickeln und ihn zu der Idee zu verführen, dass da etwas Mysteriöses hinter der äußeren Erscheinung liegt. Das unordentliche Äußere wird dazu benutzt, etwas Wertvolles im Inneren vorzugaukeln.

Die Verschreibung lautete *Ammonium sulphuricum* Q1. Zwei Tage nach der Einnahme kehrten die rheumatischen Symptome zurück, und daraufhin wurden die Einnahmeintervalle verändert. Mit 5 Tropfen täglich erfuhr er eine signifikante Verbesserung, sogar seine Haut wurde deutlich besser. Der Ausschlag selbst hatte sich nicht so sehr verändert, aber der schmerzhafte Juckreiz, der früher bestand, ging in den ersten beiden Monaten bedeutend zurück.

Fall 21: Verlauf

Er nahm dann das Mittel einige Wochen lang einmal wöchentlich. Damit ging es ihm besser, aber die Verbesserung war nicht mehr stark. Deshalb wechselte ich zur Q3.

Vier Monate später:
„Ich fühle mich viel besser. Vor allem die Schmerzen sind besser. Ich habe kein Fieber mehr. Ich hatte sonst immer Fieber, und ich fühle mich auch nicht mehr so schwach. Die Schwäche verschwand mehr oder weniger sofort."

Für *Sulphur*-Fälle ist eine aktive Reaktion typisch, in diesem Fall hinsichtlich des Fiebers. Das Ganze sieht gesünder aus als in anderen Fällen. Der Körper reagiert stark, aktiv und hitzig.

„Der Schmerz verschwand ziemlich schnell. Nach und nach konnte ich meine Arme wieder bewegen, und jetzt kann ich mich überhaupt wieder gut bewegen. Das ist mit dem ersten Mittel passiert."

Sulphuricum-Patienten reagieren in der Regel allgemein sehr schnell.

„Als ich mit dem zweiten Mittel begann, hatte ich einen kleinen Rückfall. Die Schmerzen kamen wieder und vergingen nach ein paar Tagen. Jetzt geht es mir noch besser als zuvor. Manchmal habe ich hier und da Schmerzen, aber es ist mehr ein Unwohlsein. Ich würde sagen, dass sogar die rheumatischen Schmerzen besser sind. Früher hatte ich eine Menge Schmerzen in den Fingern, aber die habe ich jetzt nicht mehr und kann meine Hände viel besser bewegen.

Ich hatte bisher keine Kopfschmerzen, aber ohne Süßigkeiten kann ich nicht leben. Von Süßigkeiten bekomme ich Kopfschmerzen. Normalerweise habe ich am nächsten Tag immer Kopfschmerzen, wenn ich einmal viel Süßes esse. Wenn ich es jetzt tue, habe ich vielleicht einen leichten Schmerz, aber den haben ja viele Leute. Ich fühle mich nicht bedauernswert. Jetzt sitzt der Schmerz über meinen Augen, aber er lässt sich nicht mit früher vergleichen. Das ist das erste Mal in meinem Leben, dass ich das Gefühl habe, dass etwas wirklich bei mir wirkt. Ich kann ihnen sagen, sie haben mich gerettet. Sie haben ja keine Ahnung, wie viel Werbung ich für sie mache, und ich habe sogar angefangen, mich mit Homöopathie zu beschäftigen. Damit ich besser erklären kann, worum es sich dreht und die Leute ermutigen kann, sich damit behandeln zu lassen."

Das ist eine klare *Sulphur*-Beschreibung. Wenn ein Patient so etwas sagt, müssen Sie aufpassen! Das ist ein Mensch, der die Einstellung hat „Dies ist der neue Vater, und den muss ich töten"! Jeder *Sulphuricum*-Mensch will es Ihnen auf jeden Fall recht machen. Er möchte Ihnen glauben und Ihnen zeigen, wie gut Sie sind, und

• *Ammonium sulphuricum* •

Sie nach einer Weile „töten", so wie sie es mit jeder Vaterfigur machen. Meistens haben *Sulphuricum*-Patienten die Tendenz, ihre Reaktion überzubewerten.

Valerianicum und *Muriaticum* erzählen Ihnen, dass die Besserung nicht so stark ist und wahrscheinlich auf etwas anderes als die Verschreibung zurückzuführen ist. *Sulphuricum* tut das Gegenteil.

„Ich habe festgestellt, dass wenn ich starke Schmerzen in der Hand habe, die Haut dunkel wird und die Venen anschwellen. Manchmal habe ich starke Schmerzen in der Hand. Manchmal in der Schläfe, immer auf der rechten Seite. Und falls ich doch einmal Schmerzen im Arm habe, ist es immer auf der rechten Seite.

Ich habe gelesen, dass das Zeug mit der Vaterfigur zu tun hat, und so habe ich dann auch verstanden, warum nur meine rechte Seite schmerzt.

Ich bin zum Grab meines Vaters gegangen. Das schien das Einzige zu sein, was ich tun konnte. Ich habe vor dem Grabstein meditiert."

Nachdem er von zu Hause ausgezogen war, hatte er nie wieder mit seinem Vater gesprochen.
„Letzten Endes hat mich ja die Abstinenz in unserer Beziehung sehr verwundet. Doch ich habe immer darauf gewartet, dass er seine Fehler einsehen würde, anstatt ständig zu versuchen sich zu rechtfertigen und mich zu überzeugen, dass er im Recht war.

Ich habe über Gandhis Leben gelesen und auch etwas, das er geschrieben hat. Ich glaube, dass es keinen Sinn macht, diesen Schmerz in mir drin zu lassen. Aber daran hätte ich früher denken müssen. Viele Menschen haben Schuldgefühle, nachdem ihre Eltern verstorben sind. Ich wollte nicht so gewöhnlich sein. Dann habe ich begriffen, dass selbst wenn er ein Stück Scheiße war, er sein Bestes getan hatte, mir mein Leben zu geben. Ich meine, dass ich, wenn ich zu der Zeit, als ich Makrobiotiker war, ein Kind gehabt hätte, ich es auf eine sehr rigide Weise dazu erzogen hätte, dieses und jenes zu essen, immer in der Annahme, mein Bestes zu tun. Ich war damals fanatisch was das anbelangt, ein riesiges Stück Scheiße!

Als ich dort meditierte, versuchte ich, ihm zu danken. Ich fühlte mich auch ein bisschen dumm dabei, denn vor mir stand nur dieser Marmorblock. Da hatte ich das Gefühl, noch etwas anderes tun zu müssen. Ich beschloss, ehrenamtlich in einer Organisation mitzuarbeiten, die älteren Menschen hilft. Ich habe schon einige Dinge darüber gelernt. Man kann da viel tun, und ich bin froh, meine Zeit nicht mehr im Fitnessstudio zu verschwenden."

Das war wohl zu viel für seine Gefühle, deshalb wechselte er das Gesprächsthema.
„Mit Tomaten und Orangen muss ich aufpassen. Sie rufen eine merkwürdige Reaktion in meinem Magen hervor. So ist es auch, wenn ich zu viel rohes Gemüse esse. Ich bin manchmal ein bisschen müde und schwach, aber früher konnte ich

Ammonium sulphuricum

ja nicht einmal hundert Meter vom Haus weggehen. Ich musste immer anhalten, weil ich mich nicht auf den Füßen halten konnte. Jetzt laufe ich so viel ich will. Ich habe nicht mehr das Gefühl, ein armer Mann zu sein, der am Boden kriecht. An heißen Tagen fühlen sich meine Beine an, als ob sie gebrochen wären, wenn ich gehe. Aber ich werde ja auch älter. Ich spüre diese gewisse Müdigkeit, aber ich weiß nicht, ob sie mit meinem Alter oder meiner Krankheit zusammenhängt.

Das Alter ist ja meistens psychologisch bestimmt. Wenn dir in diesem Alter noch ein neues Leben angeboten wird und du dann aber erkennen musst, dass bei dir etwas nicht in Ordnung ist, dass du etwas versäumt hast... Ich hatte schreckliche Angst, unter die Erde zu kommen, ohne dass man meinen Namen anerkannt hat."

Interessant ist, dass er an dem Grabstein meditiert, auf dem der Name seines Vaters geschrieben steht.

„Ich würde gerne etwas wirklich Verrücktes machen, aber ich habe seit Jahren diesen Albtraum, dass ich im Gehen auf die Straße fallen, mein Gesicht verletzen und meine ganze Identität verlieren könnte. Wissen sie, ich habe ja nie meine Papiere dabei, wenn ich unterwegs bin. Aus Prinzip war ich immer dagegen, Dokumente mit mir zu führen. Wer ist denn der Staat, dass er bestimmen kann, wer ich bin? Wenn ich eines Tages aufwache und mich entscheide, meinen Namen und mein Gesicht zu verändern, dann geht das nicht, weil auf dem Ausweis etwas anderes steht.

Ich glaube, dass ich, wenn ich so sterben sollte, in einem Gemeinschaftsgrab beerdigt werden würde und nichts wäre von mir übrig. Nicht einmal ein Teil meines Körpers, an den sich jemand erinnern würde. Ich gehe nicht gerne auf den Friedhof, weil so viele Leute zum Grab meines Vaters gehen. Eigentlich bin ich darauf wirklich neidisch. Bei mir wäre es nie so. Doch jetzt glaube ich, dass ich das loslassen kann.[6]

Ich bin sehr nostalgisch und versuche immer, meine schönen Erinnerungen loszulassen. Ich versuche, die schönen Momente meiner Jugend zu vergessen, als ich glaubte, alles wäre möglich. Jetzt ist alles vergangen und ich spüre diese Nostalgie.

Eine wiederkehrende Problematik ist die, dass ich nicht reagieren kann wie ich möchte. Ich bin ein Mensch, der gerne kämpft, aber ich habe nicht die Waffen, um zu kämpfen. Ich reagiere und ich kann kämpfen, doch wenn man „buh" zu mir sagt, höre ich auf zu kämpfen und meine Beine kollabieren. Und das ist noch

---

[6] Auf italienischen Friedhöfen gibt es Gemeinschaftsgräber für die Fälle, in denen viele Menschen sterben (z.B. im Krieg).

• *Ammonium sulphuricum* •

nicht alles. Ich könnte ja daran denken, dass ich meine eigenen Ideen habe. Ich könnte in der Lage sein, mit meinen Ideen für eine Revolution zu kämpfen, aber ich habe sie alle verloren. Außerdem habe ich die Neigung, mich sehr schnellaangegriffen zu fühlen und mit jedem zu streiten, der mir widerspricht. Wenn ich streite, dann weiß ich was ich sage.

Ich habe geträumt, ich wäre auf einen Baum geklettert, um Pfaueneier zu essen. In Wirklichkeit mag ich Wachteleier sehr gerne. Ich habe es mit enormer Anstrengung geschafft, zum Wipfel des Baumes zu gelangen. Der Baum war eine Akazie mit vielen kleinen Ästen voller Dornen und ich verletzte mich überall. Und dann war ich noch getäuscht worden, weil in der Baumkrone ein männlicher Pfau saß und demnach keine Eier da waren. Da dachte ich, ich muss wirklich dumm sein, denn ich hätte ja von Anfang an wissen müssen, dass bei Vögeln die männlichen Tiere die schöneren sind und die Weibchen sich verstecken. Als ich dann herunterkam, ging ich zu einem Bauern und bat ihn um ein paar Gänseeier. Und mit nur einem Gänseei hatte ich so ein wunderbares Mahl, für das ich andernfalls ein Dutzend der anderen benötigt hätte.[7]

Dieser Traum ist deswegen interessant, weil er deutlich macht, dass der Patient in der Lage und auch bereit ist, seine Perspektive zu ändern.

---

[7] Beachten Sie den Größenunterschied zwischen dem Ei einer Wachtel und dem eines Pfaus.

Erläuterungen zur Methode

1. Symptome

1.1 Die Begrenztheit der Symptome

Der Wert und die Verwendbarkeit von Symptomen wird vor allem durch folgende Faktoren begrenzt:

- Ungenauigkeit der Symptome
- Vereinfachungen komplexer Zusammenhänge
- Übersetzungs- bzw. Verständnisfehler
- Unausgeglichenheit der Symptomanzahl: zu viele oder zu wenige

Vom Standpunkt der Arzneimittelprüfung aus betrachtet sind Symptome natürlich eminent wichtig. Vor allem klinischen Symptomen ist große Bedeutung beizumessen. Im Falle einer *Kalium*-Verschreibung haben wir immer eine gewisse Steifigkeit, z.B. eine unbewegliche Wirbelsäule und eine steife Gangart, und wenn wir bei diesen Patienten eine größere Elastizität beobachten können, dann ist das mehr als eine körperliche Besserung. Wir können daraus schließen, dass das gesamte System sich verändert. In unserer Literatur haben wir Listen von Symptomen und der Grad, in welchem ein Symptom im Repertorium eingetragen ist, hat eigentlich gar nichts zu sagen. Es ist vielmehr wichtig zu begreifen, inwiefern dieses Symptom für das betreffende Mittel, die Familie oder den Einzelfall wirklich charakteristisch und wichtig ist. Es gibt hier also vielerlei Einschränkungen und Erwägbarkeiten, aber was eigentlich zählt, ist die Individualität des Falles... des Menschen selbst.

Die Schwierigkeit für den Therapeuten besteht darin zu erkennen, auf welche Weise einzelne Symptome verwendet und bewertet werden können. Es ist immer eine Herausforderung, in der Analyse eine Verbindung zwischen unseren verschiedenen Beobachtungen und der Synthese der Symptome herzustellen. Um es kurz zu sagen, wir müssen verstehen, was von Bedeutung ist und was nicht! Wenn wir mal ehrlich sind: letztendlich benutzt ja jeder von uns sein eigenes Verständnismodell. Jeder von uns hat seine eigene Art und Weise, die Informationen des Patienten aufzunehmen, darüber nachzudenken und mit dem Patienten in Beziehung zu treten. Wir müssen jede der erhaltenen Informationen einbeziehen und verarbeiten, so wie es unserer eigenen Interpretationsweise entspricht. Dann machen wir es richtig!

Gelegentlich verifizieren wir unsere Verschreibungen jedoch auf der Basis von Büchern, die eventuell nicht zuverlässig sind und deren Autoren, deren Arbeitsweise und deren Sichtweise der Welt wir gar nicht kennen.

• *Erläuterungen zur Methode* •

Gründe für die Unzuverlässigkeit von Symptomen literarischer Quellen können also sein:
- dass die Autoren keine eigenen Erfahrungen verarbeitet haben,
- dass Informationen fehlen oder unvollständig sind,
- dass oberflächlich durchgeführte Prüfungen zu Grunde gelegt werden,
- dass die verwendeten Substanzen nur unzulänglich beschrieben sind.

Ich habe mit der „klassischen" Kent'schen Arbeitsweise einige Erfolge gesehen, aber eben auch nicht in allen Fällen. Deshalb habe ich mich bemüht, eine neue Methode zu finden, wie Symptome studiert, gegliedert und bearbeitet werden können, um in der Lage zu sein, so zuverlässig wie möglich Erfolge zu erzielen.

Wir brauchen ein neues Modell zur Erforschung und zum Studium der Arzneimittelwirkungen, damit die oben genannten Einschränkungen schnellstmöglich überwunden werden können.

Dies erfordert:
- eine Verbesserung der Organisation der verstreuten Daten und Fakten, die wir bereits haben und …
- eine neue Herangehensweise für die Synthese der vorhandenen Informationen
- ein neues Denkmodell zur Findung des Similes

Das, was in Ihrem Kopf und Ihren Gedanken zurückbleibt, wenn Sie ein Buch gelesen oder ein Seminar besucht haben, stellt eine Synthese der aufgenommenen Einzelfakten dar. Die Schwierigkeit besteht nun darin, diese anhand bestimmter Regeln für einen individuellen Fall zur Findung des richtigen homöopathischen Mittels zu nutzen.

Es ist wichtig, dass wir genau verstehen, was wir meinen, wenn wir über „Symptome" sprechen. Erst dann können wir auch die Konzepte, mit denen wir arbeiten, wirklich nachvollziehen.

Homöopathische Symptome sind:
- Phänomene, denen wir während der homöopathischen Prüfungen oder in der klinischen Erfahrung begegnen
- verbale und nonverbale Äußerungen und Erscheinungen, objektiv oder subjektiv, die wir in einem biologischen System beobachten können.

Ein homöopathisches Symptom ist etwas, das in unserer Materia medica oder im Repertorium niedergeschrieben ist. Aber Vorsicht: im Repertorium sind die homöopathischen Symptome verstreut und aus ihrem spezifischen Kontext herausgenommen dargestellt. Es handelt sich bei einem Symptom immer um ein Phänomen, also etwas, das wir objektiv wahrnehmen können, doch die Schwierigkeit besteht darin zu verstehen, worum es sich eigentlich wirklich dreht (nämlich subjektiv bezüglich des Falles betrachtet). Eine der dümmsten

Wahnideen der Homöopathen ist zu glauben, dass wir wirklich objektiv sein können. In dem Moment, wo wir sagen, wir seien objektiv, haben wir ein Phänomen bereits entsprechend unserer eigenen Weltanschauung interpretiert. Die Objektivität wird immer mit Subjektivität gemischt, schon im Moment der Wahrnehmung eines Symptoms.

Wenn Sie behaupten, *Causticum* sei ein „Anarchist", dann ist das nicht objektiv, denn wenn Sie selbst einer wären, sähen Sie das vielleicht gar nicht so!

Wenn wir vom „Gefühl der Verlassenheit" sprechen, so handelt es sich bei *Pulsatilla* oder *Opium* um total verschiedene Zustände, je nach subjektiver Interpretation. Die Bedeutung des Gefühls der Verlassenheit ist für beide ganz unterschiedlich. Nur weil es im Repertorium steht, ist es noch nicht objektiv ein wirklicher „Zustand von Verlassenheit". (nur weil *Pulsatilla* das in einer Prüfung so empfunden hat)

Das Repertorium ist keine Bibel, wie Sie sehen, aber es ist eine Art Wörterbuch, in das viele verschiedene Leute mit klinischer Erfahrung hineingeschrieben haben. Wir können es also sehr wohl benutzen, wenn wir die korrekte Bedeutung eines Symptoms kennen.

Die im ersten Grad angegebenen Symptome deuten häufig auf sehr wichtige Themen bei einem Arzneimittel hin; die fettgedruckten Symptome können uns ebenfalls zuverlässig eine Vorstellung von der Qualität des ganzen Organismus geben.

1.2 Zusammengehörige Symptomengruppen

Lokalsymptome können zu Symptomengruppen geordnet werden.

Es gilt:

- Symptome, die nicht zu zusammengehörigen Symptomengruppen gestellt werden können, sind weniger wichtig (egal welchen Grad sie im Repertorium haben),
- der Grad im Repertorium ist weniger wichtig als die Zusammengehörigkeit von Symptomen,
- Symptome ersten Grades sind wichtiger als alleinstehende Symptome zweiten oder dritten Grades, wenn sie Teil einer zusammengehörigen Gruppe sind.

1.3 Was könnte für die Kalium-Mittel eine zusammengehörige Gruppe von Symptomen sein?

Für die *Kalium*-Mittel ist es typisch, dass sie die Qualität ihrer Schmerzen nicht beschreiben können, dagegen ist für *Arsenicum* und *Picrinicum* zum Beispiel ein Gefühl des Brennens charakteristisch. *Kalium* fällt es schwer, sein Leiden zu verbalisieren, und das ist ein Symptom, das sich so nicht im Repertorium finden lässt. Wir befinden uns hier auf einer höheren Ebene der Beobachtung und

Wahrnehmung, die sich nur durch eine Gruppierung von bestimmten Symptomen erkennen lässt. Im Falle von *Kalium* ist es eben gerade die Fülle an uncharakteristischen, nicht genau definierten Beschwerden.

2. Themen

Bezüglich des homöopathischen Themenkonzepts müssen folgende Grundlagen gegeben sein bzw. beachtet werden:
- Themen sind Konzepte, die einen charakteristischen Aspekt einer Substanz bei ihrer Interaktion mit einem biologischen Organismus darstellen bzw. die Beobachtung dieser Phänomene,
- bei der Definition eines homöopathischen Themas müssen auch somatische Probleme mit berücksichtigt werden, ein einzelnes Wort muss in diesem Fall komplexe Zusammenhänge körperlicher, psychischer und seelischer Natur mit einbeziehen.
- es muss möglich sein, ein Thema verständlich zu machen, zu erklären.

Der Unterschied zwischen „allgemeinen" und „fundamentalen" Themen ist der, dass ein allgemeines Thema interessant sein und ein Charakteristikum darstellen kann, aber es ist nicht so spezifisch. Ein fundamentales Konzept hingegen muss sich in allen Fällen zeigen, egal ob es sich um ein Kind, eine Frau, ein Pferd, einen Mann handelt, in jeglicher erdenklichen Situation.

2.1 Allgemeine Themen

- Charakteristische Themen eines Arzneimittels, die jedoch nicht notwendigerweise in der homöopathischen Literatur zu finden sind.
- Beispiele: „Omnipotenz", „Eisprung" oder „mangelhafte Immunreaktion".
- es handelt sich um ein wichtiges Konzept, egal ob es sich um eine zusammengehörige Symptomengruppe handelt oder nicht.

Bei den *Kalium*-Mitteln ist für gewöhnlich immer eine gewisse Steifigkeit, Starre, etc. erkennbar. Wenn Sie diese Steifigkeit bei einem *Kalium*-Patienten feststellen, dann handelt es sich um ein allgemeines Thema. Sie können aber nicht erwarten, dass ein wenige Monate altes Baby genau so steif ist wie ein Erwachsener von 50 Jahren. Bei einem Kind zeigen sich diese Symptome für gewöhnlich noch nicht so tiefgreifend.

Auch wenn man sich die Häufigkeit der Dekompensation im Klimakterium bei den Schlangenmitteln anschaut, dann handelt es sich hier ebenfalls um ein allgemeines und kein fundamentales Thema. Männer haben nun mal nicht die Menopause der Frauen, und doch kann man nicht daraus folgern, dass Mittel wie *Lachesis* grundsätzlich nicht für Männer oder gar für Menschen unter 50 geeignet sind!

• *Erläuterungen zur Methode* •

Wir müssen uns ganz klar machen, was fundamental ist und was allgemein. Wenn wir uns eine Vorstellung von einem Mittel schaffen wollen, die uns eine praktische Hilfe bei der Wiedererkennung dieses Mittels sein soll, dann müssen wir diese Art des Denkens in unsere Arbeit integrieren.

2.2 Fundamentale Themen

- Diese können die allgemeinen Themen erklären und wichtige Schlüsselsymptome sein.
- Sie stellen ein Konzept dar, ohne das wir weder die Ähnlichkeitsregel anwenden noch ein tiefes Verständnis für das jeweilige Arzneimittel entwickeln können.
- Fundamentale Themen sind wesentliche Grundpfeiler bei der Anwendung eines jeglichen Systems zur Findung des Similes.
- Fundamentale Themen sind nicht unbedingt in der homöopathischen Literatur vorhanden.

Die Aussage, dass *Arnica* bei stumpfen Verletzungen hilft, ist eine relativ oberflächliche Anwendung der Ähnlichkeitsregel. Wenn wir jedoch diese Regel tiefer gehend beachten möchten, dann müssen wir uns die fundamentalen Themen von *Arnica* anschauen. Es ist eine Person, die auf eine grundlegende Weise Probleme mit ihrer Integrität hat bzw. deren Integrität verletzt wurde. Jeder Mensch kann nach einer Verletzung in einen *Arnica*-Zustand kommen, aber dann handelt es sich nur um ein einfaches Symptom und kein (Lebens-) Thema. Denn wenn es sich hierbei nicht um eine tiefere Ebene beim Patienten handelt, dann wird das Mittel auch nur für den gegenwärtigen Moment eine Wirkung haben (was im Falle einer unkomplizierten stumpfen Verletzung ja ausreichend ist). Damit ein Mensch aber zum *Arnica*-Menschen wird, muss die Verletzungsge-

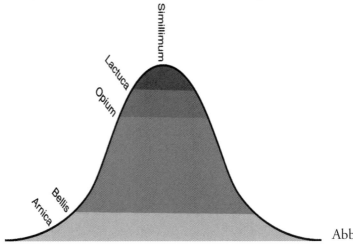

Abb. 1

Erläuterungen zur Methode

schichte sehr tief, also zum Beispiel in seiner Psyche liegen. Es muss sich um mehr als eine Beule handeln und die Erfahrung der Verletzung muss viel weiter zurückreichen.

Bei einer korrekten Anwendung des Ähnlichkeitsgedankens wird nicht nur etwas berücksichtigt, das jeder einmal hat, sondern etwas, das sehr charakteristisch für diese einzelne Person ist.

Zu einer Gemeinschaft oder Gruppe zu gehören, ist für alle Menschen wichtig. Die Art und Weise, wie sich diese Wichtigkeit für *Kalium* darstellt, ist jedoch sehr spezifisch und in allen Fällen sichtbar. Auch dieses scheint also ein fundamentales *Kalium*-Thema zu sein.

Die Bestimmung eines Themas an sich ist ein ganz objektiver Vorgang, ebenso wie es die Wahrnehmung von Symptomen ist.

Manchmal stimmen jedoch unser eigenes Verständnis und die Darstellung des Symptoms im Repertorium nicht überein. Wenn Sie z.B. von einer Dekompensation im Falle der Ovulation sprechen, so ist zu berücksichtigen, dass dieser physiologische Prozess zu Hahnemanns Zeit noch nicht bekannt war.

Um also eine gute Mittelverordnung zu erreichen, müssen wir die fundamentalen Themen identifizieren.

Die Struktur und die Bedeutung eines Mittels und einer Mittelfamilie werden durch die Beziehung zwischen Symptomen, zusammengehörigen Symptomengruppen, allgemeinen Themen und fundamentalen Themen definiert. Eine gute homöopathische Diagnose besteht aus einer Kombination all dieser Faktoren. Die Diagnose bewegt sich in vertikaler Richtung durch die fundamentalen, allgemeinen, lokalen und alle anderen Bestandteile.

Es ist schwierig, eine Baumart nur an den Blättern oder an der Struktur seiner Rinde zu erkennen. Auch in der Fallanalyse muss man alle vorliegenden Informationen zusammenfügen, um zu der richtigen Diagnose zu kommen.

Es reicht auch nicht aus, nur ein einziges Thema herauszuarbeiten. Wir müssen die Dynamik der Geschichte des Patienten und die Beziehung der einzelnen Punkte untereinander verstehen, wenn wir ein Arzneimittel herausarbeiten wollen. Ein Thema ist immer ein Element von etwas anderem. Man kann es sich so vorstellen, wie wenn man den Sternenhimmel betrachtet. Ein Arzneimittel ist wie eine Sternenkonstellation. Die Themen sind die einzelnen Sterne, die die Konstellation bilden. Wir können verschiedene Sterne kombinieren, je nachdem, wie wir die Konstellation gestalten wollen, und erhalten so die Bilder verschiedener Mittel.

Es gibt noch eine andere Ebene der Zusammenstellung von Symptomen und Themen (allgemein, zusammengehörig, fundamental), und zwar das Konzept eines „großen Symptomengebiets". Dieses ist kein Thema, denn ein Thema definiert eine bestimmte Einstellung zu etwas und definiert so eine bestimmte

• Erläuterungen zur Methode •

Gruppe von Arzneimitteln (bzw. Personen). Mindestens ein Symptomengebiet findet sich mehr oder weniger bei allen Arzneimitteln, doch bei einzelnen Mitteln oder Mittelfamilien ist es ein herausragender Aspekt.

Das Symptomengebiet der „Identifikation mit der Gesellschaft" beschreibt insofern nicht ein konkretes Thema, denn wir sind von Natur aus gesellige Wesen und jeder von uns muss sich mit einer Gruppe identifizieren. Es ist keine bestimmte Einstellung oder Haltung damit gemeint. Bei einigen Arzneimitteln dreht sich jedoch die ganze Problematik ihres Lebens um diesen einen Punkt. Das „große Symptomengebiet" ist hier so wichtig, dass es deutlich hervorsticht und der auffälligste Aspekt ist.

Wenn wir mit *Calcium* zu tun haben, dann fällt auf, dass jeder dieser Patienten ein besonderes Bedürfnis hat, unterstützt, gehalten und gefüttert (oder ernährt) zu werden. Bei *Calcium*-Menschen ist dies eine extrem wichtige Grund-Problematik, die ein Leben lang bestehen bleibt.

Statt eines zweidimensionalen Pyramidenmodells wäre vielleicht ein dreidimensionales Modell diverser Themen und Kernpunkte, die miteinander in Beziehung stehen, eine präzisere Darstellung.

Die wichtigste Erkenntnis sind jedoch für mich die beiden folgenden Tatsachen:

1) Die beste Informationsquelle ist immer der Patient.
2) Man studiert Arzneimittel am besten in Arzneimittel-Familien.

Wenn wir schon einmal sagen können, was bei Schlangenmitteln, bei *Ammonium*-Mitteln oder bei *Sulphur*-Verbindungen zu den geläufigsten Symptomen gehört, dann sind wir schon ein gutes Stück auf dem Weg vorangekommen mit dem Ziel, bestimmte Mittel in homöopathische Familien zu stellen. Zur Zeit ist das Konzept der Arzneimittelfamilien gerade sehr in Mode, doch sind diese nicht immer durch tatsächlich geheilte Fälle gerechtfertigt.

Man braucht aber Fallbeispiele aus der Wirklichkeit, um solche gedanklichen Modelle zu stützen. Wissenschaftlich betrachtet ist es angezeigt, nur dann eine Hypothese herauszugeben, wenn diese auch einen Unterbau von guten Fällen hat, ansonsten befinden wir uns schnell im Reich gefährlicher Spekulation.

Ich halte es für außerordentlich wichtig, Substanzen in Gruppen zusammenzufassen, nicht nur weil es Mode ist, sondern einfach weil es effektiv und sinnvoll ist. Es gibt gute Gründe dafür, davon auszugehen, dass bestimmte Substanzen Gemeinsamkeiten aufweisen, wenn sie sich im biologischen System nahestehen. Der Nutzen des Modells homöopathischer Familien aber zeigt sich darin, dass man, auch wenn es in einem bestimmten Fall kein Material in der Literatur dazu gibt, auf diese Theorie zurückgreifen und beispielsweise sagen kann, ich habe dies

Erläuterungen zur Methode

bei anderen *Ammonium*-Mitteln beobachtet und kann also davon ausgehen, dass alle *Ammonium*-Mittel sich wahrscheinlich darin ähnlich sind.

Vor allem bei sogenannten kleinen oder noch wenig geprüften Arzneimitteln kann diese Vorgehensweise in der Praxis sehr brauchbar sein. Was sollte man sonst auch tun?

Ein weiterer wichtiger Punkt ist die Art und Weise, wie wir unser Material an Symptomen verwenden. Kommen wir zurück zur Parabeldarstellung (siehe Abb. 1).

Bei einer Prüfung kommt immer nur der obere Teil der Parabel zum Ausdruck. Wenn Sie die geprüfte Substanz nun als Arzneimittel für Ihre Patienten einsetzen und beobachten, welche Symptome in verschiedenen Fällen geheilt werden, erweitern Sie Ihren Informationsfundus enorm. Patienten kommen oft im Stadium der Dekompensation zu uns. Manchmal sehen wir sie auch davor, manchmal danach.

Ein Baby, das sich ganz normal verhält, wird meistens *Calcium carbonicum* benötigen. Wenn Sie weinen, weil Ihre Mutter gestorben ist, sind Sie *Ignatia*. Anstatt eines Symptoms ein ganzes Thema zu verstehen, ist viel mehr, denn es bedeutet zu versuchen, all die scheinbaren Widersprüchlichkeiten bezüglich eines Mittels in unserer Materia medica zu verstehen. Häufig verändern sich die Symptome ja im Stadium der Kompensation oder Dekompensation ganz wesentlich.

Im Zustand ausgeprägter Kompensation verhält sich *Arnica* wie Superman. Wenn er jedoch dekompensiert, dann müssen Sie ihn nur anpusten, damit er umfällt. Es ist derselbe Mensch mit demselben Problem, aber zu unterschiedlichen Zeitpunkten. *Coca* im kompensierten Zustand geht nicht zum Arzt. Er ist dann übermäßig stark, omnipotent, kann alles schaffen, was er will und erbringt unglaubliche Leistungen. Sobald er dekompensiert, ist er unfähig zu allem und wirkt wie ein Idiot, der nicht einmal aus dem Haus gehen kann. Der *Coca*-Zustand, den das Repertorium beschreibt, ist der der Dekompensation, aber würden wir *Coca* auch im Stadium der Kompensation erkennen?

Der Patient, den wir sehen, zeigt uns immer nur einen Ausschnitt aus seiner Geschichte, nur einen Teil des Mittels! Manchmal hängt die Dekompensation auch mit dem Alter einer Person zusammen, ein anderes Mal ganz einfach mit seiner besonderen Persönlichkeitsstruktur und manchmal führen auch äußere unbeeinflussbare Faktoren dazu!

Es ist wichtig, ein Verständnis für die ursprünglichen Prüfungssymptome einer Substanz zu entwickeln, denn die Prüfung bringt den klassischen dekompensierten Zustand eines Arzneimittels hervor. Das ist recht einfach einzuordnen, wenn wir uns eine Arzneimittelprüfung durchlesen, aber nicht ganz so einfach, wenn

• *Erläuterungen zur Methode* •

wir ein gut geprüftes Mittel in der Materia medica studieren, denn hier steht alles beieinander!

Wenn wir Symptome eines Mittels in der Materia medica finden, die gegensätzlich sind und die uns deshalb oft verwirren, dann ist es wichtig zu wissen, dass beide Symptome nicht unbedingt zur gleichen Zeit in einer Person vorhanden sein müssen und auch nicht können. Menschen sind durchaus ambivalent veranlagt und es können durchaus beide Zustände vorhanden sein, aber zu unterschiedlichen Zeiten und in verschiedenen Situationen.

Häufig trifft man zum Beispiel in einer Person auf Verletzlichkeit und Unverwundbarkeit, oder auf Allmacht und Ohnmacht bzw. Machtlosigkeit. Man kann erst das eine Symptom sehen, dann das andere, auf diese Weise wird die Krankheit offenbar und beide Symptome gehören trotz ihrer Gegensätzlichkeit zum selben Konzept.

Dadurch, dass wir fundamentale Symptome, allgemeine Symptome und zusammengehörige Gruppen von Symptomen als Ganzes sehen, entsteht eine Dynamik. Es gibt innerhalb dieses Ganzen eine Organisation der einzelnen Konzepte zueinander, einen dynamischen Prozess, den es zu erforschen gilt.

Die Ähnlichkeitsregel wird zu oft auf statische Zustände angewendet und nicht auf dynamische Prozesse, wie sie aber im wirklichen Leben die Regel sind. Dies ist der Grund dafür, warum sich das Modell der früher existierenden Signaturenlehre, die von recht einfachen Analogien ausgeht, allein in dieser Form nicht halten ließ.

Die Signaturenlehre ist eine der ältesten Ideen, die Menschen von ihrer Beziehung zur Welt der arzneilichen Substanzen entwickelt haben. Der Gedanke der „wissenschaftlichen Medizin" dagegen existiert erst seit ungefähr 60 oder 70 Jahren. Die Anfänge dafür liegen zwar in Hahnemanns Zeit, aber es dauerte ungefähr noch 150 Jahre, bis die heute praktizierte Schulmedizin daraus erwuchs. Ungefähr in den letzten 50 Jahren hat sich die medizinische Wissenschaft unglaublich weiterentwickelt, aber in jüngster Zeit verändert sich wieder etwas in vielen naturwissenschaftlichen Zweigen. Die Idee, dass wir es mit komplexen energetischen Systemen zu tun haben, die es zu beobachten gilt, gewinnt an Popularität und ist längst wissenschaftliche Realität.

Der Gedanke der Signaturenlehre war eben nicht, dass eine rote Blume gut für Blutkrankheiten und eine gelbe gut für Leberkrankheiten ist. Diese Vereinfachung ihrer Idee wiederum wird der Signaturenlehre auch nicht gerecht.

Doch die Homöopathie und wie wir heute mit ihr arbeiten, sowie die Art, wie wir ein Gedankenmodell untersuchen und anwenden, hat durchaus nicht wenige Übereinstimmungen mit der Signaturenlehre. Wir fügen ja meistens objektive Symptome zusammen und erarbeiten aus den Phänomenen, die wir bei

• *Erläuterungen zur Methode* •

einem Patienten wahrnehmen, eine Analogie. Und wir geben dabei nicht nur den objektiven Phänomenen, sondern auch vielen sehr subjektiven Dingen eine große Bedeutung.

Eines der wichtigsten Prinzipien, die wir bei unserer Arbeit zu berücksichtigen haben, ist die Individualität eines jeden Falles. Je mehr Gewicht man auf die Subjektivität legt, desto stärker tendiert unsere Arbeit in Richtung einer analogen, individuellen Betrachtung. Dabei betrachten wir immer:

1. die Substanz
2. das Arzneimittel
3. der Patient.

Meine persönliche Vorgehensweise besteht darin, einen Zusammenhang zwischen diesen Prozessen zu finden: der Dynamik der Substanz, der Dynamik des Arzneimittels und der des Patienten. Es ist Ziel meiner Studien zu belegen, dass diese drei Bestandteile vom Standpunkt der Ähnlichkeit dieselben Inhalte haben.

Der Grund dafür, dass so viele Schamanen und Medizinmänner verschiedene Substanzen als Heilmittel identifizieren konnten, ohne sie auf wissenschaftliche Weise untersucht zu haben, liegt darin, dass sie in der Lage waren, das „Leiden" dieser Substanz zu erkennen. Dies geschah nicht, indem sie die Farbe einer Substanz oder die Fotografie einer Substanz betrachteten, sondern indem sie ihre Überlebensstrategie beobachteten, also ihre Dynamik!

Diese Arbeitsweise kann uns helfen, ein Verständnis für die Energie eines Falles zu entwickeln, vor allem dann, wenn uns aus homöopathischer Sicht Informationen fehlen. Sie gibt uns Anregungen, die in der homöopathischen Literatur nicht vorhanden sind. Dabei geht es nicht um eine „anstelle von"- oder eine „besser als"-Homöopathie, sondern um eine wertvolle Ergänzung.

Selbst wenn Sie sich Literatur von vor vielen hundert Jahren ansehen, dann finden wir auch dort Symptome, die wir als „homöopathisch" bezeichnen würden. Diese wurden durch unsere homöopathische Forschung lediglich wieder hervorgehoben.

Jeder von uns hat ein anderes Modell, nach dem wir einen Patienten studieren und sein Mittel erkennen, denn jeder von uns geht von einem anderen Standpunkt der Beobachtung aus. Auch das macht die Individualität in der Homöopathie aus! Für einige Homöopathen ist es besonders wichtig zu verstehen, wie die Familienstruktur sich zusammensetzt. Andere wollen direkt in die Tiefe des Falles vordringen und ignorieren die Beziehung, die der Patient zu seiner Umgebung hat. Es handelt sich hier jedoch lediglich um unterschiedliche Herangehensweisen, nicht um eine andere Homöopathie!

Was beobachten Sie von Ihrem eigenen Standpunkt aus, welche wählen Sie als wichtige und außergewöhnliche Symptome aus? Was funktioniert für Sie persönlich? Wie können Sie Substanzen, Arzneimittel und Menschen wirklich und effektiv studieren?

In jedem Fall werden Sie anwenden, was Ihrer eigenen Individualität und Ihrer Persönlichkeit entspricht. Es ist unmöglich, die Arbeitsweise einer anderen Person anwenden zu wollen (sonst brauchen Sie *Bromium*!). Uns allein obliegt die Verantwortung dafür, dass wir die verschiedenen Konzepte erfolgreich in unsere Praxis einbringen und unsere eigene Methode daraus entwickeln. Wir haben es als Homöopathen mit einer riesigen Menge an Informationen zu tun, die völlig ungeordnet ist. Bei jeder Substanz, die wir studieren, müssen wir eine neue Perspektive einnehmen und es gibt keinen starren, festgelegten Rahmen, den wir verwenden können, um Dinge zu verstehen.

Viele Homöopathen haben versucht, einen solchen Rahmen, innerhalb dem wir strukturiert vorgehen und arbeiten können, zu schaffen. Doch wir haben es letztendlich bei jedem einzelnen Menschen mit einem individuellen System zu tun, das seinen eigenen Rahmen hat. Sie als Therapeuten müssen in sich selbst die besten Werkzeuge finden, die Sie bei ihren Patienten zum Einsatz bringen können und die Sie immer weiter verbessern können, um dann selbst herauszufinden, was im Einzelfall berücksichtigt und gesehen werden *muss*.

In jedem einzelnen Fall verbinden wir unterschiedliche Bestandteile miteinander und wir können nicht davon ausgehen, dass ein einziges statisches Gedankenmodell für die Dynamik verschiedenster individueller Fälle angewendet werden kann.

Bei den *Kalium*-Mitteln haben wir uns von Anfang an entschieden, diese Mittel im Hinblick auf die Stellung ihrer Individualität innerhalb der Gesellschaft zu studieren. Wir hätten bei dieser Mittelfamilie auch ihre Schwäche oder ihre Steifigkeit untersuchen können. Oder wir hätten jede einzelne *Kalium*-Verbindung im Kontext des jeweils anderen Bestandteils (im Hinblick auf ihren *Carbonicum*- oder *Muriaticum*-Anteil) betrachten können.

Bei der Klassifikation von Arzneimitteln in Familien haben wir in der Regel ein starres Modell der „Familie", ohne aber jemals festgelegt zu haben, was es überhaupt bedeutet, Teil einer „Familie" zu sein und wie groß die Gemeinsamkeiten zu sein haben. Bevor wir das nicht definiert haben, ist der Name der „Familie" nur ein leerer Begriff, der zumindest vom homöopathischen Standpunkt aus keinerlei Berechtigung hat.

3. Fallaufnahme

Die Fallaufnahme ist wahrlich eine Kunst und Sie werden sehen, dass sich diese Kunst im Laufe der Zeit und in Abhängigkeit von den Erfahrungen, die Sie machen, wandeln, verfeinern und weiterentwickeln wird. Wir alle haben eine ganz

• *Erläuterungen zur Methode* •

persönliche und individuelle Art und Weise, mit Menschen umzugehen, ihnen zuzuhören, uns in sie hineinzuversetzen und eine Beziehung zu ihnen aufzubauen. Deshalb gibt es genauso viele Arten, einen Fall aufzunehmen, wie es Homöopathen auf dieser Welt gibt.

Die Kunst der Fallaufnahme besteht darin, scheinbar Gegensätzliches zu vereinen, Subjektivität Raum zu geben und doch zu überwinden. In dem Moment nämlich, wenn wir Symptome nicht nur in ein individuelles Gedankenmodell integrieren, sondern repertorisieren wollen.

Die Kunst der Fallaufnahme besteht aus folgenden scheinbaren Gegensätzen:
- Kreativität und Technik
- Fachwissen und Improvisation
- Analogie und Logik
- Subjektivität und Objektivität
- Männlichen und weiblichen Aspekten

Immer wenn Sie versuchen, mit einem Patienten, einer Substanz oder einem Arzneimittel eine Beziehung herzustellen, werden Sie auch mit der Frage konfrontiert, „was passiert mit meinem eigenen System, wenn ich diese Informationen lese und mich mit diesem Patienten beschäftige?" Beobachten Sie doch einmal, was passiert, wenn Sie einen Patienten, ein Beziehungsgefüge, einen Baum studieren.

Das Studium eines *Kalium*-Falles wird bei vielen von uns eine Menge Mitgefühl hervorrufen. *Kalium*-Menschen zu begegnen kann jedoch auch extrem langweilig sein. Der beim Therapeuten entstehende Eindruck kann also ein ganz unterschiedlicher sein. Jedes Mal, wenn man mit etwas in Kontakt tritt, ist ein Teil der eigenen Person mit einbezogen. Ich als Therapeut trete auch als Mensch, als Individuum in Kontakt mit dem speziellen Thema des Patienten und reagiere darauf, wie auch immer.

Die Fallaufnahme ist genau der Moment in der Beziehung zwischen Patient und Homöopath, in dem der Homöopath versucht, nachzuvollziehen, auf welchem Weg sich der Patient befindet. In welchem dynamischen Prozess befindet sich dieser Patient, diese Substanz, dieses Mittel? Was ist das für eine Energie? Wo geht das hin?

Aber wir beobachten das nur, denn die Therapie ist lediglich eine Begleitung des Patienten auf seinem Weg. Wir dürfen nicht der Illusion unterliegen (und auch dem Patienten nicht dieses Gefühl vermitteln), dass wir das Leben eines Menschen verändern könnten oder dürften. Wir können ihn lediglich in seinem System auf die bestmögliche Art und Weise unterstützen.

Bei der Fallaufnahme suchen wir nach der Strategie, mit der dieses System sich zu seinem Umfeld in Beziehung setzt. Und diese Strategie führt uns zu den grundlegenden Elementen, aus denen sich eine Hypothese über die Struktur des gesamten Systems formulieren lässt. Wenn wir die beobachteten Symptome lediglich als irgendeine Liste betrachten, dessen Punkte es nur nacheinander zu repertorisieren und abzuhaken gilt, dann erhalten wir nur eine nichtssagende Liste von Mitteln und keine Erkenntnis, die daraus folgt. Es ist eine Sache, ein wunderbares Musikstück zu spielen, eine andere ist es, nur die Noten, die eine nach der anderen gespielt werden, vom Notenblatt abzulesen. Wir müssen den dynamischen Prozess suchen und erkennen, nicht nur isolierte Einzeldaten.

Sie werden nun fragen: wie wird dieses in der Praxis umgesetzt? Welchen Weg muss ich in der Fallaufnahme gehen?

Die Fallaufnahme besteht aus der Beobachtung der objektiven Tatsachen und der Erschaffung eines therapeutischen Feldes.

3.1 Die Beobachtung

- Die Beobachtung ist ein Instrument, um eine Beziehung mit dem Patienten einzugehen.
- Die Beobachtung von Phänomenen ist individuell abhängig vom Beobachter, also hier dem Behandler (dieses wird z.B. auch bei Versuchen in der naturwissenschaftlichen Forschung berücksichtigt und nach Möglichkeit durch bestimmte Versuchsanordnungen minimiert).
- Die Beobachtung ist abhängig von den verwendeten Anamnese-Modellen, nach denen der Behandler vorgeht (so ist die Fallaufnahme eines Homöopathen, der nach der Bönninghausen-Methode arbeitet, anders gewichtet als die eines nach der Sankaran'schen Vitalempfindung forschenden Therapeuten).
- Beobachtungen können positiv <u>und</u> negativ sein – wenn wir etwas beobachten, berücksichtigen wir oft nur, was wir sehen. Es ist aber sehr aussagekräftig, darauf zu achten, was wir nicht sehen. Wenn jemand in einer zweistündigen Konsultation seinen Partner, Familie oder Kinder nicht erwähnt, ist das ungewöhnlich und muss festgehalten werden. Das ist dann zwar eine negative, aber eine ebenso wichtige Beobachtung.

Die Beobachtungsfähigkeit des Therapeuten wächst natürlich mit der Erfahrung. Die Fähigkeit, gut beobachten zu können, kann auch nicht in der Schule unterrichtet und geübt werden. Wir können ebenfalls nicht darauf hoffen, dass wir sie von anderen einfach so erlernen können. Es handelt sich um das Erfühlen von Eindrücken, um Empathie, um Lebenserfahrung und es erfordert eine gewisse emotionale Intelligenz. Manch eine(r) hat es …

Es ist immer auch ein Bestandteil der homöopathischen Anamnese, nicht-verbale Phänomene zu beobachten. Denken Sie nur an die Fälle, die wir besprochen haben. In der Mehrheit der Fälle sind die ersten Dinge, die wir beobachten können, nicht die brennenden Schmerzen oder Gefühle von Einsamkeit, sondern wie sieht der Patient aus? Wie geht er auf mich zu? Wie ist sein Gesichtsausdruck und wie sind seine Gesten? Was empfinde ich selbst bei seinem Anblick?

Unsere Aufgabe in der Anamnese ist es zunächst nur, diese Phänomene zu notieren, anstatt sie sogleich zu interpretieren. Erst später können wir versuchen, gute Informationen aus den beobachteten Phänomenen herauszuarbeiten und wir können vielleicht sogar schon in ihnen eine Dynamik erkennen, die es uns erlaubt, an eine bestimmte homöopathische Arzneifamilie oder an ein bestimmtes Mittel zu denken.

3.2 Die Schaffung eines therapeutischen Feldes

Wir sollten uns bewusst machen, dass wir als Therapeut immer in einer Beziehung zu unserem Patienten stehen. Dieses therapeutische Feld, wie wir es nennen, unterscheidet sich von Therapeut zu Therapeut, denn der Patient erzählt dem einen oder anderen Behandler durchaus verschiedene Dinge auf unterschiedliche Art und Weise. Man sollte es nicht meinen, aber die Geschichte, die er erzählt, ist sehr veränderlich.

Hierzu ist es notwendig sich darüber bewusst zu sein, dass man mit einer anderen Person in Beziehung steht, und... dass man seine eigene Beobachtungsfähigkeit sorgfältig schult.

Das therapeutische Feld ist etwas, das entsteht, wenn wir uns in Beziehung setzen, und das kann die Beziehung zu einer Substanz, zu einem Arzneimittel, zu einem Patienten sein. Wenn es uns nicht bewusst ist, dass unsere Reaktionen beim Studium oder der Beobachtung eines Patienten mit unserer eigenen Person zu tun haben, dann entgeht uns eine Menge an Information, und wir werden diese auch falsch interpretieren. Wir sind Bestandteil der Geschichte des Patienten, genau in dem Moment, wo er sie uns erzählt, und das hängt vor allen Dingen mit unserer persönlichen Art der Beobachtung und des Verstehens zusammen. Schon allein indem wir eine Situation beobachten, nehmen wir an ihr teil und beeinflussen und verändern wir diese.

Daher ist es unerlässlich, so offen und vorurteilsfrei wie nur möglich zu sein für das, was uns ein Mensch erzählen möchte (in einer Prüfung oder während der Anamnese), sonst erhalten wir am Ende nur eine Liste von Symptomen, die in bereits vorher von uns definierte Kategorien passen.

Die beiden größten Illusionsgebilde, die in der Homöopathie existieren, sind die „Objektivität und die „Gesamtheit der Symptome. Unsere Arbeit ist nicht wirklich objektiv, das haben wir gerade erläutert. Wenn Sie nur das berücksichtigen, was wirklich objektiv ist, dann grenzen Sie 90% der beobachteten Phänomene aus. Was bedeutet denn Objektivität? Einige von uns verfügen über psychologisches Wissen und sehen zum Beispiel in einem Fall, dass bestimmte Ängste vor dem Hintergrund einer schwierigen Kindheit als normale Reaktion anzusehen sind. Wenn man keine psychologische Ausbildung hat oder nicht tief genug in den Fall vordringt, dann würde man diese Ängste vielleicht einfach als unbegründete Panikattacken werten.

Was bedeutet also objektiv? Auf welcher Grundlage wird Objektivität bestimmt? Ist nicht alles subjektiv?

Auch die Idee von der Gesamtheit der Symptome können wir schlicht vergessen. Wir können niemals die Gesamtheit der Symptome analysieren, das ist einfach nicht möglich und es wird auch niemals gemacht. Außerdem ist das auch gar nicht wichtig oder interessant! Wenn diesem Modell der Gedanke zu Grunde liegt, dass die Fallanalyse besser ist, je mehr Symptome man hat, dann sind wir bei der amerikanischen Idee angelangt, wo alles, was größer ist auch besser ist.

Versuchen Sie, aus einem Fall herauszuziehen, was wichtig ist, ansonsten verlieren Sie nur Zeit. Es geht darum, das Bedeutsame zu erfassen und nicht darum, möglichst viel Zeit mit dem Patienten zu verbringen. Die zusätzlich verbrachte Zeit kann schnell auch einmal dazu führen, wieder Verwirrung in den Fall zu bringen und ihn dann doch noch zu verderben. Denn es gilt ja zu erkennen, was wirklich wichtig ist in diesem Fall!

3.3 Der Spontanbericht

Mit dem Spontanbericht des Patienten werden wir eine Fülle von wirklich wichtigen Informationen erhalten und wir sollten bemüht sein, diese möglichst im Originallaut mitzuschreiben oder aufzuzeichnen. Trotzdem werden, abhängig vom Mitteilungsbedürfnis des Patienten, eine Reihe von Fragen offen bleiben. Erfahrungsgemäß beziehen sich diese vor allem auf die Grundbedürfnisse des Patienten, weil dieser einerseits nicht meint, dass diese Informationen von Wichtigkeit sein könnten und sie ihm vielleicht andererseits als ganz „normal" erscheinen.

- ... so flüssig wie möglich! Seien Sie nicht ungeduldig, wenn der Patient nicht gleich die richtigen Worte findet und antwortet, das ist in Ordnung – beachten Sie dabei nur, dass er nicht gleich die richtigen Worte oder Antworten gefunden hat. Versuchen Sie so wenig wie möglich zu tun, nicht unnötig zu unterbrechen und ermöglichen Sie es Ihrem Patienten so, wirklich spontan zu erzählen.
- Helfen Sie dem Patienten, einen Kontext zu finden – wenn möglich indirekt. Es ist dabei geschickt, die Situation einfach zu benennen oder sie in einen Zusammenhang zu stellen, wenn der Patient den Kontext nicht sofort selbst beschreibt.
- Fordern Sie den Patienten auf, noch einmal näher auf das vorherige Thema einzugehen, wenn er sich unterbricht. Wenn er plötzlich über die Formel 1 reden will (und nicht über seine Beschwerden), bedenken Sie, dass er uns dadurch viel über *seine persönliche Art*, die Formel 1 zu erle-

ben, erzählen kann. So können wir herausfinden, mit welcher „Brille" er die Welt sieht.
- Fordern Sie den Patienten lieber auf, Symptome und ihren Kontext ausführlicher zu schildern als sich von ihm „erklären" zu lassen, warum das alles wohl so gekommen sein mag. Wir wollen nicht nur wissen, was wir jetzt vor uns haben, sondern wir müssen auch die ganze Geschichte drum herum kennen. Wir brauchen auch die ganz persönliche Sichtweise, nicht nur eine rationale Beschreibung. Die Patienten sind nämlich daran gewöhnt, ihre Krankheiten mit Hilfe von Fachausdrücken medizinisch exakt zu schildern. Sie können Ihnen oft genau erklären, „warum" das gekommen ist oder „warum" es sich so entwickelt hat. Übergehen Sie es einfach und unterstützen Sie Ihren Patienten, seine Geschichte mit seinen eigenen Worten zu erzählen.
- Ermutigen Sie den Patienten, seinem Inneren zu vertrauen – er soll wissen, dass seine Art zu (über-)leben, seine Art, mit seinen Symptomen zu leben, seine Art mit dem Leben umzugehen, gut und richtig ist. Nur so kann Vertrauen entstehen und sich ein positives therapeutisches Feld entwickeln. Nur dann werden sie alles erfahren, was wichtig zu wissen ist.
- Wichtig ist die eigene Ansicht des Patienten bezüglich des Problems, mit dem er zu Ihnen kommt. Er wird Ihnen zwar immer wieder erzählen, was sein Hausarzt oder der Arzt im Krankenhaus gesagt hat, aber fragen Sie ihn lieber nach seinen eigenen Eindrücken.
- Signalisieren Sie aufrichtiges Interesse und seien Sie authentisch dabei. Es wird den Patienten dazu bringen, Ihnen Dinge anzuvertrauen, die wichtig sind.

3.4 Erfragung der Grundbedürfnisse

Hierin geht es vor allem um

- die Beziehung des Patienten zu seiner Umwelt,
- die Beziehung zu sich selbst.

Einer der wichtigsten Gründe dafür, dass wir für die einzelnen Arzneimittel Themen herausgearbeitet haben, liegt darin, dass wir dadurch befähigt sind, konkrete Fragen zu stellen, die gleich in die richtige Richtung gehen.

Sollten wir nämlich eine direkte Befragung durchführen müssen, dann dürfen wir nicht einfach irgendwo mit unserem allgemeinen Befragungsschema anfangen und fragen, was für ein Wetter dem Patienten denn am liebsten ist oder ob er Salz mag oder nicht etc. Wenn man nämlich schon den Gedanken an ein bestimmtes Mittel hat, sei es *Kalium* oder *Natrium*, kann man versuchen, die Befragung in die jeweilige Richtung zu lenken.

Das, was man typischerweise in all unseren Fällen zu untersuchen hat, ist auch die Basis jeder naturwissenschaftlichen Analyse biologischer Systeme:

• *Erläuterungen zur Methode* •

1. Wie wird Energie beschafft?
2. Wie wird Energie bewahrt?
3. Wie wird Energie verbraucht?
4. Wieviel Energie wird in die Fortpflanzung investiert?
5. Wie funktioniert der Konkurrenzkampf?

All diese Dinge sind essenzielle Bestandteile des Überlebensmechanismus eines Systems. Letztendlich muss jeder Mensch und jedes Tier, egal ob jung oder alt, sich mit diesen grundlegenden Problemen seines Daseins auseinandersetzen und lebt nach individuellen Regeln, anhand derer sein System existiert und mit seiner Umwelt verbunden ist.

Energie zu beschaffen hat beim System Mensch vor allem mit der Ernährung zu tun, mit Verlangen nach bestimmten Speisen oder speziale Essgewohnheiten, Mangel an Appetit oder Heißhunger (vielleicht auch nur in bestimmten Situationen). Aber man denke auch an nicht-physische Arten, „seine Batterien aufzuladen" (manch einer zieht Energie aus Yoga und Meditation, aus Kunst und Musik, der eine läuft und der andere braucht ganz viel Ruhe und Entspannung). Es gibt viele Dinge, die unsere Energieaufnahme beeinflussen.

Ist die Energie erst einmal vorhanden, wie wird sie im System bewahrt? Wie arbeitet das System, um die Energie aufrecht zu erhalten? Ist der Patient ein guter „Verbrenner", d.h. wird z.B. die Nahrungsenergie gleich wieder abgegeben (z.B. in Form von Wärme oder motorischer Energie)? *Phosphorus* beispielsweise nimmt Energie auf, nur um sie gleich danach sofort wieder zu verlieren.

Was wird getan, um die Energie zu verbrauchen? Der Patient benötigt die Energie nicht nur für sein Überleben, also um seine Körperfunktionen in Gang zu halten. Was tut er in seinem Leben zusätzlich zu den Grundbedürfnissen, wofür er ebenfalls Energie aufbringen muss oder will? (z.B. Arbeit und Job, Familienpflichten, Ehrenämter, Hobbies).

Wie eine Art sich fortpflanzt, ist ebenfalls ein extrem wichtiger Aspekt. Das soll nicht heißen, dass man Kinder haben muss, um als gesunder oder glücklicher Mensch zu gelten. Es geht mehr um den symbolischen Aspekt. Für jede Pflanze und jedes Tier ist es in gewisser Weise wichtig, etwas zu schaffen, das über das eigene Ich hinausgeht. Darum schreiben Menschen Bücher oder bauen Häuser. Unbewusst geht es darum, etwas zu schaffen, das über uns selbst und unsere Lebenszeit hinaus bestehen bleibt. Fehlt diese Art von Energie ganz nach dem Motto „ich lebe jetzt und nach mir die Sintflut", dann geht es nur um das reine individuelle Überleben und dann entstehen häufig Probleme.

Auch der Aspekt des Konkurrenzkampfes ist von Bedeutung, auch wenn der klassische Kampf ums Dasein beim Menschen ein anderer als z.B. bei den Tieren ist. Häufig wird es als gesund empfunden, beim Spiel oder Wettkampf ein Konkurrenzdenken zu entwickeln, denn es bedeutet, es wird alles getan, was möglich ist, um die eigenen Fähigkeiten auf gesunde Weise zu verbessern. Das ist evolutionär gesehen biologisches Standardverhalten. Bei Pflanzen und Mineralien findet Konkurrenz übrigens genau so statt wie bei Tieren, auch wenn wir es auf Anhieb nicht so erkennen können. Wie also ein jeder reagiert und sich in Beziehung zu anderen setzt, das ist eine wichtige Frage und entscheidet sicher darüber, ob ein Tiermittel, ein pflanzliches oder ein mineralisches Mittel gebraucht wird.

4. Analyse

4.1 Hierarchisierung von Informationen

Folgende Punkte stehen in der Hierarchie ganz oben:

- Es ist eine **Strategie** erkennbar (nicht nur ein Symptom), die schon immer oder schon lange existiert hat (so kann ein „kleines" oder „lokales" Symptom durchaus auf einen tieferen Zustand oder ein Thema verweisen, wenn es schon „**von Anfang an**" immer da war).
- Themen und Symptome zeigen sich, die **in einem deutlichen Zusammenhang** zueinander stehen (z.B. unterscheidet sich ein „ich kratze mich, wenn ich vor Leuten reden muss" stark von der Aussage „ich kratze mich nach dem Duschen"). Die übliche Verschreibung wäre zwar gleich, aber der Kontext ist hier enorm wichtig. Es wird etwas ausgesagt über die generelle Strategie dieser Person, nämlich dass in einer ganz bestimmten Situation Symptome auftreten, die irgendwie bedeutend ist für diese Person.
- Themen und Konzepte werden häufig sichtbar, wenn Symptome in engem Zusammenhang mit einem oder mehrerer, der elementaren **Grundbedürfnisse** des Patienten stehen.

Wenn es bei einem Patienten etwas gibt, das bereits seit langer Zeit besteht, dann bedeutet das, dass es sich nicht nur um den momentanen Zustand z.B. der Dekompensation handelt. Es bedeutet, dass diese Art sich zu verhalten oder diese Strategie zur Grundstruktur des Ganzen gehört. Bei unserer analogen Arbeitsweise ist es eine Sache, ein Symptom zu studieren, aber eine ganz andere, ein Thema zu verstehen und das Problem zu sehen, weswegen dieses eine Symptom als Teil der ganzen Strategie eingesetzt wird. Wir suchen nicht nach einem alten Bild, nach alten Symptomen, sondern nach der schon lange existierenden Überlebensstrategie des Individuums.

4.2 Vernetzung von Informationen

Eine weitere Forderung an eine gute und effektive Analyse des Falles ist, alles in einen schlüssigen Zusammenhang zu bringen, nämlich folgende Informationen sinnvoll und begründet zu vernetzen: Symptome, Modalitäten, Symptomgruppen, allgemeine und fundamentale Themen, Strategie und Grundbedürfnisse, das

Miasma, Analogien und Signaturen und nicht zuletzt Arzneimittelkenntnisse und Prüfungssymptome.

Im Zeitalter des Computers ist dieser Schritt zunächst auch scheinbar einfach. Die Repertorisation von Symptomen mit den gängigen EDV-Programmen bringt immerhin eine Vorauswahl bestimmter Mittel, die uns zumindest einen Hinweis geben können, in welche Richtung wir Ausschau halten könnten nach dem Simile. Aber man hüte sich hier vor Perfektionismus! Die scheinbare Objektivität und Logik der Computerprogramme täuscht ein wenig darüber hinweg, dass es sich auch hier nur im Wesentlichen um eine Sammlung von Prüfungssymptomen der Polychreste und einiger kleinerer, gut geprüfter Mittel handelt. Aber nicht jeder Patient vermag in das schon bestehende Schema hineinzupassen!

Die Vernetzung der Symptome stellt aber nicht nur ein Ergebnis der Tabellenkalkulation dar, sondern dient vor allem dem tieferen Verständnis des Falles, wie es sich aus dem Zusammenfügen der einzelnen Puzzleteilchen zum Ganzen ergeben sollte. Hier bringen uns zum Beispiel die so genannten Modalitäten weiter, denn sie sind es, die Symptome und Themen sinnvoll miteinander verbinden. Diese sind auch in der Beziehung zum Patienten wichtig, denn man kann dem Patienten direkt vermitteln, dass das, was passiert, in einem ganz bestimmten thematischen Kontext steht. Die homöopathischen Modalitäten helfen Ihnen, ein Symptom in einem größeren Zusammenhang zu sehen. Wenn zum Beispiel ein Patient in der Öffentlichkeit in Ohnmacht fällt, dann ist das etwas anderes, als wenn er zu Hause in Ohnmacht fällt. Das objektive Symptom heißt „Ohnmacht" und das findet sich im Repertorium wieder. Die Situationen, in denen der Patient in Ohnmacht fällt, machen daraus jedoch unterschiedliche Symptome von unterschiedlicher Wertigkeit.

4.3 Gruppenanalyse und Differentialdiagnose

Mit Hilfe der vernetzten Informationen ist ein individuelles Bild des in Frage kommenden Mittels entstanden, für das eine ganz bestimmte Gruppe von Arzneimitteln in Frage kommt. Hier können Polychreste neben unbekannten, kleineren Mitteln gleichwertig nebeneinander stehen, was diese Methode so reizvoll macht.

Nun gilt es also anhand der homöopathischen Mittelfamilien, die u.a. das Ergebnis des Studiums von zahlreichen meiner geheilten Fälle unter Langzeitbeobachtung sind, zu differenzieren.

5. Zusammenfassung

Wie stehen wiederum diese Themen und Symptome in Zusammenhang

• *Erläuterungen zur Methode* •

mit den grundlegenden Bedürfnissen des Systems? Das ist eine der wichtigsten Fragen, die wir uns stellen müssen, um die wichtigen Themen und Symptome klassifizieren zu können. Und wie bekommen wir diese Informationen am besten vom Patienten?

Bei jeder homöopathischen Fallaufnahme sollten wir versuchen, zunächst möglichst still zu bleiben und nur zu beobachten, was sich zeigt. Wir sollten so wenig wie möglich fragen, um der Person die Möglichkeit zu geben, sich frei auszudrücken.

Wie bekommen wir also nun die Informationen, die wir benötigen, um ein passendes Arzneimittel zu finden?

Wir sehen die charakteristischen Symptome der Dekompensation und den Zusammenhang innerhalb der Symptome (wenn viele Symptome in die gleiche Richtung zeigen). Wir finden Symptome, die schon lange oder immer da waren, besondere Modalitäten von Symptomen, die auf eine bestimmte Strategie hinweisen. Bestimmte Grundbedürfnisse des Patienten als Grundstrukturen seines Systems. Und wenn wir diese Dinge zusammenfügen, können wir eine Vorstellung davon erlangen, wie ein Individuum sich Energie verschafft, diese bewahrt und wieder verbraucht. Bei all den Fällen, die wir gesehen haben, haben wir immer wieder diese Punkte zu definieren versucht.

Vergessen Sie die Grade der Symptome eines Mittels im Repertorium! Sie machen absolut keinen Sinn und bedeuten gar nichts! Häufig ist ein Symptom im ersten Grad viel wichtiger als eines im dritten. Wenn ein Symptom im ersten Grad deutlich ein Thema des Falles betont, dann ist es viel bedeutsamer als irgendein anderes Symptom, das in einem höheren Grad aufgeführt ist.

Es wird notwendig sein, dass wir uns von Prüfungssymptomen hin zu klinisch geprüften Symptomen entwickeln. Die beste Arzneimittelprüfung kann Ihnen keine so guten Informationen liefern wie ein Fall, den Sie erfolgreich mit diesem Mittel behandelt haben. Der Patient wird über seine Beschwerden und Symptome sehr detailliert und wahrheitsgemäß berichten, weil er sie erlebt bzw. schon lange erlebt hat und sich von Ihnen dadurch Linderung und Heilung erhofft. Das ist viel exakter als die Schilderung von Prüfungssymptomen durch einen Homöopathen oder einen Prüfer, wie gut auch immer diese sind.

Gemäß des derzeit vornehmlich herrschenden homöopathischen Denkmodells ist die Arzneimittelprüfung ein grundlegender Bestandteil des Mittelstudiums, aber wir müssen einwenden: **ein Mittel wird erst dann zu einem Heilmittel, wenn es auch klinisch erfolgreich angewendet wurde.**

Arzneimittelindex

Acidum 142
Acidum picrinicum 142
Adamas 16
Ammonium 75, 186, 209, 253
Ammonium bromatum 202
Ammonium carbonicum 189, 221
Ammonium iodatum 75, 212
Ammonium muriaticum 220, 236
Ammonium sulphuricum 244
Ammonium valerianicum 225
Anhalonium 8
Argentum nitricum 201
Arnica 264, 267
Arsenicum 10, 32, 33, 37, 38, 105, 107, 156, 157, 262
Arsenicum sulphuratum flavum 37
Aurum 75, 255
Aurum sulphuricum 253

Barium carbonicum 131
Barium phosphoricum 131
Barium sulphuricum 131
Bichromicum 127, 255
Brassicaceae 76
Bromatum 76, 77, 106, 156
Bromium 105, 106, 107, 157, 168, 208, 254, 255, 269

Calcarea phosphorica 8, 77
Calcium 8, 105, 158, 265
Calcium carbonicum 267
Calcium phosphoricum 105
Calcium silicicum 156
Cannabis indica 8
Carbo animalis 16, 20
Carbonicum 16, 17, 18, 20, 21, 22, 141, 194, 196
Carbonicum sulphuratum 16
Carbo vegetabilis 16, 20
Causticum 180, 262
China 170, 245
Chromium 45
Coca 267

Ferrum 179

Galega officinalis 143
Germanium 20
Graphites 16, 20
Gunpowder 128

Hepar sulphuris 142

Ignatia 267
Iodatum 76, 77, 220
Iodum 74, 75, 76, 83, 220, 221

Japan 245

Kalium arsenicosum 10, 27, 34, 76, 77, 105, 179, 181
Kalium bichromicum 39, 121, 126, 127
Kalium bromatum 77, 97, 106, 140, 168, 169, 179, 181, 208, 209
Kalium carbonicum 11, 19, 78, 178
Kalium chloricum 93
Kalium chlorosum 93

Kalium ferrocyanatum 53, 74, 76, 95, 108, 140
Kalium iodatum 68, 76
Kalium muriaticum 84
Kalium nitricum 121
Kalium phosphoricum 111, 177, 178, 179
Kalium picrinicum 131
Kalium silicicum 144, 169
Kalium sulphuricum 161, 177, 181

Lachesis 228
Lycopodium 121

Magnesium 7, 8
Mercurius 32
Murex 195
Muriaticum 91-95, 156, 220, 231, 243

Natrium 255, 275
Natrium muriaticum 92, 117, 118
Natrium sulphuricum 255

Nitricum 127, 128, 129, 130, 201
Nux vomica 32, 75

Opium 8, 262

Phosphorus 8-10, 105, 107, 117-119, 276
Picrinicum 140, 141, 262
Platinum 242, 255
Pulsatilla 155, 262
Pyrogenium 142

Rhus toxicodendron 75

Sepia 74, 195
Silicea 8, 155, 156, 157, 158
Silicicum 157
Spongia 77
Sulphur 108, 121, 169, 170, 256

Valerianicum 232, 257

Zincum valerianicum 235

• Weitere Werke von Massimo Mangialavori •

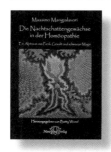

Die Nachtschattengewächse in der Homöopathie
Ein Alptraum aus Panik, Gewalt und schwarzer Magie
Seminarmitschrift v. Betty Wood.
408 S., geb., € 55,-
„Gewalterfahrung ist keine unbedingte Voraussetzung bei der Ätiologie eines Belladonna-ähnlichen Zustands. Es gibt viele Arten der Gewalt. Ich verwende lieber die allgemeine Idee der Deprivation, des gewaltsamen Liebesentzugs: Jemand hat das Gefühl, etwas nicht bekommen zu haben, was ihm als Kind oder als Mensch wirklich zustand. Bei den Solanaceae wurde ein Grundbedürfnis verweigert. Was ich brauche, ist verboten. Es kann ein gewaltiger Eifersuchtsdruck entstehen, wenn diese Person sieht, dass ein anderer das bekommt, was ihr vorenthalten wurde. So entstehen infantile Tötungsimpulse. Dieser verdrängte Triebdruck ist so explosiv, dass er unter allen Umständen zurückgehalten werden muss. Diese dunkle Schattenseite muss unbedingt unter Verschluss gehalten werden und darf nicht ans Licht kommen."
Die Thematik der Belladonna-ähnlichen Mittel wird mit hochklassigen Falldarstellungen plastisch dargestellt. Die Mitglieder dieser Familie und verwandte Mittel werden so genau differenziert, dass ihre Verschreibung leicht wird. Doch hier wird noch mehr gezeigt als eine einzelne Mittelgruppe: ein begnadeter Homöopath gibt Einblick in seine ganze Denk- und Arbeitsweise. Ein Highlight der modernen Homöopathie!

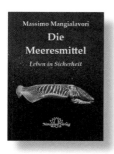

Die Meeresmittel in der Homöopathie
Leben in Sicherheit
Seminarmitschrift von Vicky Burley.
280 Seiten., geb., € 48,-
In dieser editierten Seminarmitschrift des beliebten Autors schildert er in seiner wunderschön portraitierenden Weise 17 tierische und 11 mineralische Meeresmittel mit vielen differential-diagnostischen Hinweisen. So findet man Mittel wie Aqua marina, Spongia, Corallium rubrum, Medusa, Asterias, Murex, Venus, Calcarea carbonica, Homarus, Ambra, Sepia, Gadus, Oleum jecoris, Pecten jacobaeus, Astacus und Badiaga.

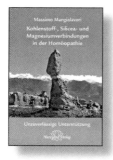

Kohlenstoff-, Silicea- und Magnesiumverbindungen
Unzuverlässige Unterstützung
240 Seiten, geb., € 44.-
Insgesamt werden 19 Mittel vergleichend diskutiert: die Silicea-Artigen (neben Silicium-Salzen u.a. auch das chemisch ähnliche Germanium oder seltene Mittel wie Castor equi und Sphingurus), die Magnesium-Salze sowie die Kohlenstoffe (zu denen neben den Carbos auch Adamas zählt). Mangialavori zeigt uns wie immer gekonnt den roten Faden, der sich durch alle 23 Patientenfälle zieht: es ist das Gefühl von unzuverlässiger Unterstützung.

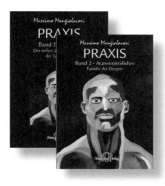

Praxis

Band 1, Theorie: Der tiefere Zusammenhang der Symptome
Band 2, Arzneimittellehre: Familie der Drogen
512 Seiten, kart., € 110,-

„Die Praxis hat für meine Arbeit einen höheren Stellenwert als die Theorie der Arzneimittelprüfung. Das theoretische Studium dynamisierter Substanzen ist gewissermaßen der Funke, der das Feuer klinischer Wirkung und Erfahrung auslöst." Der begnadete italienische Homöopath hat in diesen zwei Bänden zum ersten Mal seine theoretischen Grundlagen selbst niedergelegt. Seine Klassifizierung ordnet die Symptome in allgemeine und spezielle Zusammenhänge. Die Krankengeschichten seiner Patienten bekommen dadurch Sinn und Ordnung. Dieser Sinn spiegelt sich nach dem homöopathischen Prinzip auch in den Mittelbildern wider, die wie meisterhafte Gemälde eines großen Renaissancekünstlers wirken und jede emotionale Nuance des Patienten im Kontext seiner Geschichte plastisch und naturgetreu wiedergeben.

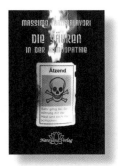

Die Säuren in der Homöopathie

Thema Selbstzerstörung
296 Seiten, geb., € 38,-

Der Autor ist bekannt für seine Fallbeispiele von höchster Qualität. So gibt er wunderschöne Portraits von Acidum aceticum, benzoicum, citricum, gallicum, hydrocyanicum, oxalicum, picricum, fluoricum, muri-aticum und sulphuricum. Ferner findet man sehr treffende Charakterisierungen der Familien der Compositae, Solanaceae und Cactaceae, wie auch der Halogene, Schlangen, Parasiten, Insekten und Spinnen. Auch einzelne Mittel wie Calendula, Millefolium, Gratiola, Chamomilla und andere werden plastisch charakterisiert, und man wird sie in dieser einfachen Prägnanz selten finden. Allein diese Goldkörner würden das Buch schon lohnen. Damit geht es weit über das eigentliche Thema hinaus. Eine echte Fundgrube!

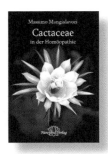

Cactaceae in der Homöopathie

Völlige Selbstgenügsamkeit
192 Seiten, geb., € 19,80

Mangialavori beschreibt, wie Cactaceae bestimmten Patienten auf ungewöhnliche Weise dabei helfen können, die letzten Augenblicke ihres Lebens würdevoll zu verbringen. Obgleich diese Patienten zu krank sind, um auf eine Gesundung zu hoffen, verbesserte sich doch das geistige und körperliche Befinden, so dass ein friedliches Abschiednehmen möglich war.

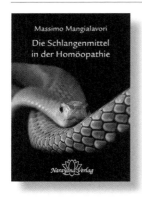

Die Schlangenmittel in der Homöopathie
Wissen, Versuchung und Verlassensein

248 Seiten., geb., € 48.-

In seiner charismatischen und klugen Art zeichnet der erfolgreiche italienische Homöopath Massimo Mangialavori 19 Patientenschicksale auf, die mit Hilfe eines Schlangenmittels oder verwandten Mitteln geheilt werden konnten, und welche er dem gemeinsamen Thema von Wissen, Versuchung und Verlassensein zuordnet. Neben Schlangenmitteln wie Lachesis, Cenchris, Crotalus horridus, Crotalus cascavella, Bothrops, Hydrophis, Naja, Elaps und Vipera beschreibt er hochkarätige Fälle von anderen Reptilien wie Lacerta, Heloderma, Amphisbaena und Tyrannosaurus rex, sowie ähnlichen Mitteln wie Zincum und Melilotus.

Es ist eines seiner spannendsten Bücher und nimmt uns mit auf eine Reise durch die Dualität der Persönlichkeit, es erzählt Geschichten von Versuchung und Verführung, Verrat, Verfolgung und Verlassensein, von Wissen und Macht. Sie lassen einen nicht mehr los, bis man diese faszinierenden Mittel voll verstanden hat und erfolgreich einsetzen wird.

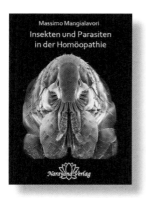

Insekten und Parasiten in der Homöopathie
Selbstliebe und Selbsthingabe

Mit einem umfangreichen Teil über Milchmittel

368 Seiten, geb., € 58.-

Der beliebte italienische Homöopath Massimo Mangialavori führt uns auf eine spannende Entdeckungsreise in das noch kaum erforschte homöopathische Reich der Insekten und Parasiten. Wir treffen auf den lichtscheuen Nachtklubbesitzer mit Rolex und Goldkette, der andere kaltblütig ausbeutet. Sein Heilmittel war Cimex (Wanze). Oder die ehrgeizige, maskuline Apis-Dame, die keine Kinder bekommen kann.

Eindrücklich zeigt Mangialavori die gemeinsamen Themen der Parasiten wie Pediculus capitis (Kopflaus), Pulex irritans (Floh) und Hirudo off. (Blutegel) und bringt uns bildhaft Insekten wie Cantharis, Doryphora (Kartoffelkäfer), Formica, Vespa crabro, Coccus cacti und Coccinella nahe. Auch Spinnen werden skizziert. Das vorherrschende Thema ist eine ausgeprägte Ichbezogenheit mit der Unfähigkeit, eine menschlich reife emotionale Beziehung einzugehen.

• Weitere Werke von Massimo Mangialavori •

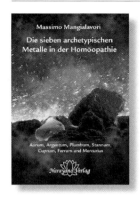

Die sieben archetypischen Metalle in der Homöopathie

Aurum, Argentum, Plumbum, Stannum, Cuprum, Ferrum und Mercurius

240 Seiten , geb. € 48,-
Die sieben kardinalen Metalle Aurum, Argentum, Ferrum, Cuprum, Stannum, Mercurius und Plumbum sind mehr als Elemente. Jedes dieser Metalle ist verbunden mit einem machtvollen Archetypus, wie sie bereits in der Alchemie beschrieben sind.

Metalle sind zielorientiert und haben ein starkes Konkurrenzdenken. Aurum steht für den König mit starkem Verantwortungsbewusstsein, Argentum für die Königin, die andere braucht, um sich darzustellen. Ferrum ist der Soldat und der hilfsbereite, pflichtbewusste Kämpfer.

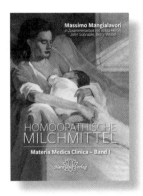

Homöopathische Milchmittel

Materia Medica Clinica - Band I

536 Seiten., geb., € 49.-

Milch ist Urnahrung – für uns Menschen, aber auch für alle Säugetiere. Jedes Tier gibt eine andere Milch, doch alle Milchsorten sind in ihrer Beschaffenheit und Bedeutung ähnlich: Sie fördern die Bindung.

In Homöopathische Milchmittel stellt der bekannte Homöopath und herausragende Kliniker Massimo Mangialavori 14 Milchmittel vor. Dabei behandelt er bekannte Mittel wie Lac caninum (Hundemilch) oder Lac felinum (Katzenmilch) genauso wie neu geprüfte, beispielsweise Lac suis (Schweinemilch) und Lac loxodonta africana (Elefantenmilch).

Jedes Kapitel beginnt mit einer kurzen Beschreibung des Tieres, aus dem das Mittel hergestellt wird. Daraufhin werden die Krankheiten, die sich in der Praxis gezeigt haben, und die zentralen Themen und Beziehungsmuster der Milchmittel aufgelistet.

Besonders aufschlussreich ist der Abschnitt über die Differenzialdiagnose, die es ermöglicht, die genauen Gemeinsamkeiten, aber auch die Unterschiede zwischen den Milchmitteln zu erkennen. An der Unterscheidung von anderen Mitteln der Materia Medica wird das außergewöhnliche homöopathische Wissen von Massimo Mangialavori deutlich.

Für jedes Milchmittel hat Mangialavori einen geheilten Fall mit Follow-ups ausgesucht, den er über einen langen Zeitraum begleitet hat. Diese äußerst detaillierten Fallstudien, die der Autor auf fesselnde Art wiedergibt, vermitteln einen lebendigen Eindruck seiner Anamnese-Kunst.

• Weitere Werke von Massimo Mangialavori •

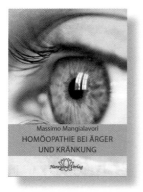

Homöopathie bei Ärger und Kränkung
Ein alltägliches Thema in der homöopathischen Praxis
64 Seiten., geb., € 9.80

Beschwerden durch Ärger und Kränkung – ein alltägliches Thema in der homöopathischen Praxis. Kränkung kann sich ausdrücken als ein Gefühl von Scham, verletzter Ehre oder verlorenem Selbstvertrauen.

In diesem Werk beschreibt der bekannte italienische Homöopath Massimo Mangialavori die wichtigsten homöopathischen Mittel, die sich in seiner Praxis bei diesem Themengebiet bewährt haben. Hierbei geht er auch besonders auf weniger bekannte, oft in Vergessenheit geratene Mittel ein.

Er stellt eindrückliche Fälle von Ipecacuanha, Senega officinalis und Magnetis polus australis vor und differenziert diese ausführlich zu weiteren Mitteln wie Ferrum magneticum, Antimonium tartaricum, Chelidonium, Ignatia, den Brom- und Chlorsalzen, Paris quadrifolia, Chamomilla, Staphisagria sowie den Scrophulariaceen und Liliaceen.

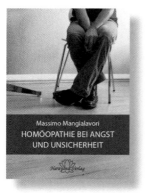

Homöopathie bei Angst und Unsicherheit
468 Seiten, geb., € 55.-

Jeder kennt das Gefühl von Angst und Unsicherheit in bestimmten Situationen. Für manche steht die Unsicherheit jedoch so im Vordergrund, dass sie ihr ganzes Leben bestimmt.

Erstmalig wird dieses wichtige, aktuelle Thema aus homöopathischer Sicht so umfassend dargestellt. Der bekannte italienische Homöopath Massimo Mangialavori analysiert dabei verschiedenste Ausdrucksformen der Unsicherheit und vermag sie in seiner gewohnt brillianten und bildhaften Art homöopathischen Mitteln zuzuordnen.

Wichtige Mittelgruppen sind dabei die Aluminium- und Barium-Salze. Aluminium-Salze begeben sich in eine symbiotische Abhängigkeit zu anderen. Barium-Salze zeigen eher eine generelle Unreife und verzögerte Entwicklung und haben Angst vor jeglicher Veränderung. Weitere Mittel mit ausgeprägter Selbstunsicherheit sind Gossypium (sexuelle Unreife), Saccharum album (Gefühl innerer Leere), Epiphegus (Gefühl von Unzulänglichkeit), Tabacum (überspielen ihr Schwächegefühl), Daphne indica (Aggression gegen sich selbst), Aconitum (Selbstaufgabe) sowie Magnetis polus australis (fehlende Orientierung) und Thallium (tiefes Misstrauen).

Detailliert werden die verschiedensten Facetten dieser Mittel anhand lebendiger Fallbeispiele herausgearbeitet. Abschließend zieht Mangialavori ausführlich Vergleiche zu weiteren Mittelgruppen. Hier kommt sein meisterlicher Umgang mit der homöopathischen Materia Medica besonders zur Geltung.

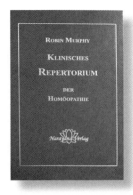

Robin Murphy
Klinisches Repertorium

2.304 Seiten, geb., mit Goldprägung, € 125,-

Deutsche Erstausgabe des „Homeopathic Clinical Repertory", das in den USA bereits große andere Repertorien überholt hat. Ein Vorteil ist seine einfache alphabetische Struktur, die die Handhabung erleichtert und selbst Anfängern einen schnellen Zugang ermöglicht. Viele Homöopathen bestätigten uns, dass das Werk handlich und praktisch ist und dass sie nur noch mit dem Murphy arbeiten, seit sie ihn kennengelernt haben. Vom Umfang steht es anderen großen Repertorien nicht nach (über 2.300 Arzneimittel).

Einzigartig bei diesem Repertorium ist ein klinischer Teil, der Krankheitsbilder und Diagnosen zusammenfasst, die in anderen Repertorien über die Rubriken verstreut sind. Außerdem gibt es Kapitel über Impfungen, Konstitution und Vergiftungen und einen Wortindex, wie man es in anderen Repertorien so nicht findet. Enthält neue klinische Rubriken wie Ebola, ADHS, Chronic Fatigue und Multiple Sklerose.

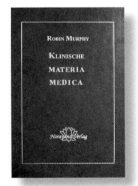

Robin Murphy
Klinische Materia Medica

2.400 Seiten, geb., mit Goldprägung, € 138,-

Die Klinische Materia Medica ist eine der führenden Arzneimittellehren weltweit (engl. Nature's Materia Medica) Bei über 1.400 homöopathischen und phytotherapeutischen Arzneimitteln hat sie einen kompakten Umfang von 2.400 Seiten und ermöglicht somit ein rasches, gezieltes Nachschlagen. In dieser Preisklasse ist sie bezogen auf das Preis-Leistungs-Verhältnis das mit Abstand beste Werk.

Robin Murphy hat es geschafft, die wesentlichen Informationen aus Werken von Anshutz, Bach, Boericke, Burnett, Clarke, Faßbinder, Hahnemann, Hale, Hering, Nash, Phatak, Rademacher und anderen zu entnehmen und prägnant zu einem Arzneimittelbild zusammenzufassen.

Die Mittelbeschreibungen beschränken sich dabei jedoch nicht auf eine Aneinanderreihung möglichst vieler Symptome; vielmehr wird dem Leser beispielsweise anhand von Fallschilderungen aus der Praxis ein besserer Zugang zum Studium der grundlegenden Charakteristika der Arzneien ermöglicht.

Klinisches Repertorium & Klinische Materia Medica im Paket

Paketpreis der umfangreichen und gleichzeitig kompakten Materia Medica und dem dazu passenden Repertorium. Statt € 263.- nur € 245.-

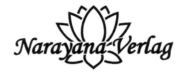

Blumenplatz 2, D-79400 Kandern
Tel: +49 7626-974970-0, Fax: +49 7626-974970-9
info@narayana-verlag.de

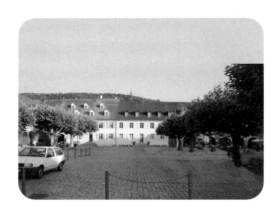

Im Narayana Webshop

www.narayana-verlag.de

finden Sie nahezu alle deutschen und eine umfangreiche Auswahl an englischen Werken zu Homöopathie, Naturheilkunde und gesunder Lebensweise.

Zu jedem Titel gibt es aussagekräftige Leseproben.

Auf der Webseite gibt es kontinuierlich Neuigkeiten zu aktuellen Themen, Studien und Seminaren mit weltweit führenden Homöopathen sowie einen Erfahrungsaustausch bei Krankheiten und Epidemien.

Ein Gesamtverzeichnis ist kostenlos erhältlich.